R. Schweitzer
Leitsymptome
Die Heilpraktiker-Akademie Band 14

Rudolf Schweitzer

Leitsymptome

Differenzialdiagnostisches Vorgehen

Die Heilpraktiker-Akademie Band 14

3., durchgesehene und korrigierte Auflage

ELSEVIER

ELSEVIER

Hackerbrücke 6, 80335 München, Deutschland
Wir freuen uns über Ihr Feedback und Ihre Anregungen an books.cs.muc@elsevier.com

ISBN 978-3-437-58142-7
eISBN 978-3-437-18225-9

Alle Rechte vorbehalten
3., durchgesehene und korrigierte Auflage 2018
© Elsevier GmbH, Deutschland

Wichtiger Hinweis für den Benutzer
Ärzte/Praktiker und Forscher müssen sich bei der Bewertung und Anwendung aller hier beschriebenen Informationen, Methoden, Wirkstoffe oder Experimente stets auf ihre eigenen Erfahrungen und Kenntnisse verlassen. Bedingt durch den schnellen Wissenszuwachs insbesondere in den medizinischen Wissenschaften sollte eine unabhängige Überprüfung von Diagnosen und Arzneimitteldosierungen erfolgen. Im größtmöglichen Umfang des Gesetzes wird von Elsevier, den Autoren, Redakteuren oder Beitragenden keinerlei Haftung in Bezug auf die Übersetzung oder für jegliche Verletzung und/oder Schäden an Personen oder Eigentum, im Rahmen von Produkthaftung, Fahrlässigkeit oder anderweitig, übernommen. Dies gilt gleichermaßen für jegliche Anwendung oder Bedienung der in diesem Werk aufgeführten Methoden, Produkte, Anweisungen oder Konzepte. Obwohl alle Werbemittel mit ethischen (medizinischen) Standards übereinstimmen, stellt die Erwähnung in dieser Publikation keine Garantie oder Anerkennung der Qualität oder des Wertes dieses Produkts oder der Aussagen der Herstellerfirmen dar.

Für die Vollständigkeit und Auswahl der aufgeführten Medikamente übernimmt der Verlag keine Gewähr.
Geschützte Warennamen (Warenzeichen) werden in der Regel besonders kenntlich gemacht ($^{®}$). Aus dem Fehlen eines solchen Hinweises kann jedoch nicht automatisch geschlossen werden, dass es sich um einen freien Warennamen handelt.

Bibliografische Information der Deutschen Nationalbibliothek
Die Deutsche Nationalbibliothek verzeichnet diese Publikation in der Deutschen Nationalbibliografie; detaillierte bibliografische Daten sind im Internet über http://www.d-nb.de/ abrufbar.

18 19 20 21 22   5 4 3 2 1

Für Copyright in Bezug auf das verwendete Bildmaterial siehe Abbildungsnachweis.

Das Werk einschließlich aller seiner Teile ist urheberrechtlich geschützt. Jede Verwertung außerhalb der engen Grenzen des Urheberrechtsgesetzes ist ohne Zustimmung des Verlages unzulässig und strafbar. Das gilt insbesondere für Vervielfältigungen, Übersetzungen, Mikroverfilmungen und die Einspeicherung und Verarbeitung in elektronischen Systemen.

Um den Textfluss nicht zu stören, wurde bei Patienten und Berufsbezeichnungen die grammatikalisch maskuline Form gewählt. Selbstverständlich sind in diesen Fällen immer Frauen und Männer gemeint.

Planung: Ingrid Puchner, München
Projektmanagement: Ulrike Kriegel, Dagmar Wiederhold, München
Redaktion: Dr. Nikola Schmidt, Berlin
Bildredaktion: Adriane Andreas, München
Herstellung: Ute Landwehr-Heldt, Bremen
Satz: abavo GmbH, Buchloe
Druck und Bindung: Printer Trento, Trento/Italien
Umschlaggestaltung: SpieszDesign, Neu-Ulm
Titelfotografie: © fotolia

Aktuelle Informationen finden Sie im Internet unter www.elsevier.de

Vorwort zur 1. Auflage

Das wichtigste Ziel der vorliegenden Lehrbuchreihe besteht darin, den Heilpraktiker-Studenten auf eine Weise zur Prüfung zu begleiten, dass der Weg dorthin trotz aller Anstrengungen Spaß macht. Die Heilpraktikerprüfung hat sich in den zurückliegenden Jahren verändert. Sie wurde um zahlreiche Krankheitsbilder erweitert und hinsichtlich abgefragten Detailwissens erheblich erschwert. Während zuvor vergleichsweise einfache medizinische Grundkenntnisse zum Bestehen der Prüfung ausreichten, geht es nun darum, Erkrankungen unterschiedlichster Fachbereiche nicht nur hinsichtlich ihrer Symptome zu kennen, sondern sie tatsächlich auch in all ihren Aspekten verstanden zu haben. Überprüft wird zunehmend medizinisches Verständnis. Dies muss man nicht bedauern. Der berufliche Alltag des Heilpraktikers kann nur gewinnen, wenn eher vage medizinische Vorstellungen durch Sachverstand ersetzt werden.

Die Heilpraktikerprüfung setzt sich aus einem schriftlichen und einem mündlichen Teil zusammen, wobei in beiden Teilen nahezu ausschließlich schulmedizinische Inhalte abgefragt werden. Es kann demzufolge in der üblichen zwei- bis dreijährigen Ausbildung nicht darum gehen, Teilbereiche der komplementären oder Ganzheitsmedizin zu erlernen. Vielmehr reicht diese Zeitspanne gerade dazu aus, sich die Prüfungsinhalte anzueignen – als Fundament für angestrebte Spezialisierungen im Anschluss an die Prüfung.

Die Lehrbuchreihe ist aus Skripten hervorgegangen, die unterrichtsbegleitend beständig und über viele Jahre an die sich verändernde Prüfungssituation und damit an die jeweils neu zu optimierende Ausbildung angepasst worden sind. Ihr Zweck besteht darin, dem angehenden Heilpraktiker medizinische Lehrbücher an die Hand zu geben, die es ihm ermöglichen, sich den vollständigen Prüfungsstoff aus einem einzigen Werk zu erarbeiten. Die Lehrbuchreihe erhebt den Anspruch, auf jede Frage, die jemals in den Prüfungen gestellt worden ist, eine vollkommen ausreichende Antwort zur Verfügung zu stellen. Sie geht zusätzlich immer dann über dieses Ziel hinaus, wenn ein vollständiges Verständnis medizinischer Inhalte andernfalls nicht hätte erreicht werden können. Von daher werden Sachverhalte so manches Mal eingehender als unbedingt notwendig erörtert, denn Medizin wird genau dann interessant bzw. geradezu spannend, wenn man die Zusammenhänge ganz versteht. Und sie wird mühsam und unbefriedigend, wenn verlangt wird, endlose Auflistungen von Fakten auswendig zu lernen – ganz abgesehen davon, dass auswendig Gelerntes, Unverstandenes sehr schnell in Vergessenheit gerät. Zusätzlich soll das angestrebte Verständnis Reserven für die Heilpraktikerprüfung wie für den nachfolgenden medizinischen Alltag schaffen.

Die Vollständigkeit der Lerninhalte ermöglicht es dem ausgebildeten Therapeuten gleichzeitig, das Lehrbuch in den Folgejahren zum schnellen Nachschlagen zu benutzen, um verloren gegangenes Wissen wieder aufzufrischen. Diesem Ziel dienen zusätzlich einzelne Kapitel, die sich mit wichtigen medizinischen Themen befassen, die (noch) nicht prüfungsrelevant, jedoch auf besondere Weise praxisorientiert sind. Um den Lernenden im Hinblick auf die Prüfung nicht zu überfordern, sind solche Themenbereiche gesondert gekennzeichnet.

Einzelne medizinische Fächer kann man als Puzzlesteinchen betrachten. Sie müssen, um ein Bild zu ergeben, zusammengesetzt werden. Dies beinhaltet auch, dass die Einzelteile zunächst noch kein vollständiges Verständnis erzeugen können, weil dieses Verständnis im Ganzen liegt und nicht in seinen Teilen. Fächer wie Herz/Kreislauf, Atmung, Endokrinologie oder Hämatologie müssen getrennt voneinander erarbeitet werden, doch greifen sie ineinander, sind abhängig voneinander, können im wachsenden Verständnis nicht isoliert bleiben. Von daher benötigt der Studierende zunächst nicht nur Fleiß, sondern auch sehr viel Geduld. Nicht alles wird auf Anhieb verstanden werden. Erst wenn das Bild beginnt, Gestalt anzunehmen, wenn in nachfolgenden Fächern bereits gelernte Inhalte aus neuer Perspektive betrachtet werden, beginnt der eigentliche medizinische Denk- und Lernprozess. Und so besteht ein weiteres Ziel dieser Lehrbuchreihe darin, den Lernenden bis zum Ende seiner Ausbildung dorthin zu führen, wo er begreift, dass Medizin nicht nur spannend ist, sondern letztendlich auch äußerst logisch und in weiten Teilen fast naiv in dem Sinne, dass alles aufeinander aufbaut, das eine aus dem anderen folgt und der Studierende die Symptome einer Krankheit selbst formulieren kann, sobald er ihr Wesen ganz verstanden hat.

Aus dem Erreichen dieses Ziels resultiert gleichzeitig die Befähigung zu medizinisch verantwortlichem Handeln. Ich wünsche den Studenten auf dem Weg dorthin Fleiß und Ausdauer, aber auch sehr viel Freude beim Betrachten des entstehenden Bildes.

Es ist mir ein Bedürfnis, an dieser Stelle denjenigen Dank zu sagen, die auf besondere Weise zum Gelingen der Lehrbuchreihe beigetragen haben. Treffender formuliert wäre sie ohne die Mitwirkung dieser Personen nicht zustande gekommen. Auf Seiten des Verlags ist dies Frau Ingrid Puchner, die das anspruchsvolle Werk von Anfang an in verantwortlicher Position begleitet und mit großem Sachverstand und menschlicher Kompetenz an allen Hindernissen vorbei zum Ziel geführt hat. In besonderer Dankbarkeit blicke ich auch auf die Redaktionsarbeit, für die in Gestalt der geschätzten Kollegin Dr. Gräfin v. Pfeil eine dem Anspruch der Reihe höchst angemessene, ungewöhnlich kompetente Redakteurin gefunden wurde. Die menschliche und fachliche Kompetenz beider Persönlichkeiten finden sich schließlich auch in meiner geliebten Frau Florentine wieder. Sie hat dieses Werk viele Jahre lang mitgetragen, fachliche und sprachliche Unsauberkeiten aufgedeckt, Unverständliches angeprangert und nicht zuletzt klaglos auf zahllose Stunden gemeinsamer Zeit verzichtet.

Bad Wurzach, im Oktober 2011
Rudolf Schweitzer

Vorwort zur 2. Auflage

Die Heilpraktiker-Akademie hat sich in erstaunlich kurzer Zeit zu einem neuen Standard in der Heilpraktiker-Ausbildung entwickelt. Das neuartige Konzept mit der Aufteilung in handliche Einheiten, den zahlreichen Info-Kästen und Zusammenfassungen wurde neben der hochwertigen Ausstattung besonders lobend herausgestellt. Eine geradezu begeisterte Resonanz erfuhr die Tatsache, dass neben der Vollständigkeit der Lerninhalte nun erstmals ein Lehrwerk zur Verfügung steht, welches das Verständnis der Medizin in den Vordergrund rückt, als Alternative zum eher mühsamen Auswendiglernen.

Der Erfolg der Lehrbuchreihe führte dazu, dass früher als geplant eine Neuauflage notwendig wurde. Diese Gelegenheit wurde dazu genutzt, weitere Verbesserungen vorzunehmen, ohne das Konzept des Werkes zu verändern. Besonderes Augenmerk wurde darauf gelegt, die Verständlichkeit der Erklärungsmodelle und medizinischen Zusammenhänge nochmals besser herauszuarbeiten. Die Berücksichtigung der neu hinzugekommenen Prüfungsfragen machte einzelne zusätzlich eingefügte Kapitel und Themenbereiche notwendig. Daneben wurden kleinere Fehler, die scheinbar unumgänglich zu einer 1. Auflage gehören, berichtigt. Zusätzliche Abbildungen dienen dem Verständnis, einzelne fehlerhafte bzw. schwer durchschaubare Abbildungen wurden ausgetauscht. Ergänzt wird die Lehrbuchreihe nun durch einen Gesamtindex, sodass sich die Themen schneller auffinden lassen.

Mein besonderer Dank gilt auf Seiten des Verlags Frau Ingrid Puchner, die auch die 2. Auflage begleitet hat und für die unverändert vertrauensvolle und fruchtbare Zusammenarbeit zwischen Verlag und Autor verantwortlich zeichnet. Für die redaktionelle Bearbeitung der 2. Auflage konnte Frau Dr. Nikola Schmidt gewonnen werden. Ihre fachliche Kompetenz und menschlich angenehme Art erwiesen sich als Bereicherung und Garant harmonischer Zusammenarbeit.

Bad Wurzach, im Mai 2014
Rudolf Schweitzer

Vorwort zur 3. Auflage

Für die dritte Auflage wurden nahezu alle Bände der Heilpraktiker-Akademie umfassend überarbeitet, erweitert und der sich wandelnden Prüfungssituation angepasst. Leider reichte es aus Zeitmangel gerade bei den Leitsymptomen nur noch für eine Durchsicht mit vereinzelten Korrekturen, während die grundlegende Überarbeitung dieses Bandes mit Aufnahme zusätzlicher Differenzialdiagnosen auf die nächste Auflage verschoben werden musste. Diese ergänzenden Themen sollen allerdings lediglich wieder einem vertieften Verständnis dienen. Das aktuell erwartete Prüfungswissen ist auch ohne diese angedachten Erweiterungen abgebildet.

Bad Wurzach, im Sommer 2017
Rudolf Schweitzer

Optimale Nutzung des Buches

Fachbegriffe

Der Einstieg in die medizinische Terminologie ist für den Anfänger schwierig. Dennoch wird von ihm erwartet, dass er sich die Begriffe aneignet. In diesem Buch werden die fachspezifischen Begriffe erklärt und sowohl die deutsche als auch fremdsprachige Bezeichnung angegeben. Im Text wird dann zwischen den Begriffen gewechselt, wenn beide gebräuchlich sind.

Aus didaktischen Gründen werden in diesem Buch außerdem unterschiedliche Schreibweisen bzw. Abkürzungen verwendet (z.B. „s" oder „Sek." oder „Sekunden").

Im Unterkapitel Terminologie sind die wichtigsten Bezeichnungen mit Erklärungen erläutert. In diesem Band finden sich außerdem auf der Innenseite des Rückumschlags die allgemeinen Lagebezeichnungen und Ebenen des menschlichen Körpers.

Abbildungen und Tabellen

Die Abbildungen und Tabellen sind getrennt voneinander innerhalb jedes Kapitels fortlaufend nummeriert.

Die große Menge an Abbildungen zeichnet dieses Buch aus. Nutzen Sie diese zusätzlichen Informationsquellen – ein Bild sagt häufig mehr als viele Worte, ist einprägsam und macht schwierige Zusammenhänge anschaulicher.

Bei den Abbildungen zusätzlich enthaltene Informationen oder auch Diskrepanzen, die im seltenen Einzelfall gegenüber dem Text entstehen, sollten nicht beachtet werden. Von Bedeutung im Hinblick auf die Heilpraktiker-Prüfung wie auch im Sinn des angestrebten Verständnisses sind allein die Ausführungen des Textes.

Querverweise

Der menschliche Körper ist ein überaus fein abgestimmter Organismus, bei dem unzählige Rädchen ineinander greifen, damit er funktioniert. Verweise finden sich daher auch auf andere Bände dieser Reihe und sind z.B. mit ➤ Fach Dermatologie gekennzeichnet.

Abkürzungen

Die verwendeten Abkürzungen finden sich auf S. VIII.

Kurzlehrbuch

Das Studium der Kästen „Merke" und „Zusammenfassung" ermöglicht stichpunktartig ein rasches Wiederholen des Stoffes kurz vor der Prüfung. Damit können Sie überprüfen, ob Sie die wichtigsten Fakten parat haben.

Kästen

Ein System aus farbigen Kästen erleichtert das Lernen.

> **Einführung**
> Hinführung zum Thema

> **ACHTUNG**
> Hinweise auf unverzichtbare Notfall- oder Vorsichtsmaßnahmen

> **MERKE**
> Informationen zum Einprägen, hilfreiche, interessante Tipps, Hinweise oder Merksätze

> **EXKURS**
> interessante Informationen, die über das Thema hinausgehen, um Zusammenhänge aufzuzeigen oder herzustellen

> **HINWEIS DES AUTORS**
> Erfahrungen des Autors, die über das allgemeine schulmedizinische und prüfungsrelevante Wissen hinausgehen

Abkürzungsverzeichnis

A. (Aa.)	Arteria (Arteriae)	ICR	Interkostalraum
AP	alkalische Phosphatase	ISG	Iliosakralgelenk
ASL	Antistreptolysintiter	KHK	koronare Herzkrankheit
ASS	Acetylsalicylsäure	LWS	Lendenwirbelsäule
ATP	Adenosintriphosphat	M. (Mm.)	Musculus (Musculi)
BKS	Blutkörperchensenkungsgeschwindigkeit	min/Min.	Minute(n)
BPH	benigne Prostatahyperplasie	MRT	Magnetresonanztomographie (Kernspintomographie)
BSG	Blutkörperchensenkungsgeschwindigkeit	N. (Nn.)	Nervus (Nervi)
BWS	Brustwirbelsäule	NSAR	nicht-steroidale Antirheumatika
cP	chronische Polyarthritis	o.B.	ohne Befund
CRP	C-reaktives Protein	R.	Ramus (Ast, Zweig, z.B. Gefäßast einer Arterie)
CT	Computertomographie/Computertomogramm (geschichtete Röntgenaufnahmen werden im Computer zu einem Bild hoher Auflösung zusammengesetzt)	RES	retikuloendotheliales System
		SLE	systemischer Lupus erythematodes
		STH	Somatotropin
EKG	Elektrokardiogramm	TIA	transitorische ischämische Attacke
h/Std.	Stunden	V. (Vv.)	Vena (Venae)
HMV	Herzminutenvolumen	Z.n.	Zustand nach
HWS	Halswirbelsäule	ZNS	Zentralnervensystem
HZV	Herzzeitvolumen	ZVD	zentraler Venendruck

Abbildungsverzeichnis

Der Verweis auf die jeweilige Abbildungsquelle befindet sich bei allen Abbildungen im Werk am Ende des Legendentextes in eckigen Klammern.

[A400]	Reihe Pflege konkret. Elsevier, Urban & Fischer Verlag.	[L106]	Henriette Rintelen, Velbert.
[E273]	Mir M. A.: Atlas of Clinical Diagnosis. Elsevier/Saunders, 2. Aufl., 2003.	[L157]	Susanne Adler, Lübeck.
		[L190]	Gerda Raichle, Ulm.
[E580]	Drake R. L. et al: Gray's Anatomy for Students. Elsevier/Churchill Livingstone, 2. Aufl., 2010.	[L215]	Sabine Weinert-Spieß, Neu-Ulm.
		[R246]	Gruber G., Hansch A.: Kompaktatlas Blickdiagnosen in der Inneren Medizin. Elsevier/Urban & Fischer, 2. Aufl., 2009.
[E689]	FitzGerald M. J. T., Folan-Curran J.: Clinical Neuroanatomy and Related Neuroscience. Elsevier/Saunders, 4. Aufl. 2002.	[S007-22]	Putz, R.; Pabst, R.: Sobotta Anatomie des Menschen. Elsevier/Urban & Fischer, 22. Aufl., 2005.
[F439]	Cummings, C. W. et al.: Cummings Otolaryngology: Head and Neck Surgery, Vol. 1. Elsevier/Mosby, 4. Aufl., 2004.		

Glossar zu den Leitsymptomen

Abdomen	Bauch (abdominelle Schmerzen = Bauchschmerzen)
Adipositas	Fettleibigkeit
Adnexe	dem Uterus anhängend (Eileiter und Ovar)
Ästhesie	Empfindung (Parästhesie = para Ästhesie = neben der Empfindung = Missempfindung)
akut	plötzlich einsetzend, kurz dauernd (Gegenteil: chronisch)
Algos (Dolor)	Schmerz (Arthralgie = Gelenkschmerz)
Alkalose	Verschiebung des Serum-pH-Wertes in Richtung alkalisch (> 7,44)
An-, A-	Verneinung (Anurie = keine Harnausscheidung; Anämie = Blutarmut)
Anamnese	Krankengeschichte (eigentlich Erinnerung)
Anorexia	Appetitlosigkeit (= Inappetenz)
anti	gegen, entgegen (Antihypertonika = Medikamente gegen hohen Blutdruck)
Appendix	Anhängsel, Fortsatz (Appendix vermiformis = Wurmfortsatz)
Aqua	Wasser (Aqua destillata = destilliertes Wasser)
Arteria (A.)	Schlagader, Arterie (Plural: Aa. = Arterien)
Arthron	Gelenk (Arthrose = Gelenkverschleiß)
Atlas	1. Halswirbel
Axis	Achse oder 2. Halswirbel
Azidose	Verschiebung des Serum-pH-Wertes in Richtung sauer (< 7,36); wird auch in zusammengesetzten Wörtern verwendet: Laktatazidose ist die Übersäuerung des Blutes durch Milchsäure (= Laktat)
bi- (di-)	zwei (M. biceps = Muskel mit zwei Köpfen)
bradys	langsam (Bradykardie = langsamer Herzschlag)
Caput	Kopf, Haupt (Caput femoris = Kopf des Oberschenkelknochens)
Cerebellum	Kleinhirn (Verkleinerungsform zu Cerebrum = Großhirn)
cerebral (zerebral)	zum Gehirn gehörend, im Gehirn gelegen
Cerebrum (Zerebrum)	Großhirn
Chole	Galle (Ductus choledochus = galleführender Gang)
Cochlea	Schnecke (schneckenförmiger Teil des Innenohrs)
Colon (Kolon)	Grimmdarm, Teil des Dickdarms
Commotio	Erschütterung (Commotio cerebri = Gehirnerschütterung)
Cor (Kardia)	Herz
Diaphragma	Zwerchfell (muskuläre Platte zwischen Thorax und Abdomen)
Dolor (Algos)	Schmerz (Druckdolenz = Druckschmerzhaftigkeit)
Dorsum – dorsal	Rücken – rückwärts, hinter einem Bezugsubstrat
Ductus	Gang, Kanal (Ductus thoracicus = Milchbrustgang)
Duodenum	Zwölffingerdarm, Anfangsteil des Dünndarms
Dys-	das Fehlerhafte, Missempfundene (Dyspnoe = erschwerte Atmung; Dysphagie = Missempfindung beim Schlucken)
Enteron	Dünndarm, Darm (Enteritis = entzündliche Durchfallerkrankung)
Exazerbation	Verschlimmerung, Steigerung, neuerliches Aufflammen einer Krankheit
Exspiration	Ausatmung (spirare = atmen)
Facies	Gesicht, Aussehen, Gestalt
facial (fazial)	zum Gesicht gehörend
Febris	Fieber (≥ 38 °C) (subfebril = Temperaturerhöhung ≤ 38 °C)
Fibrose, Fibrosierung	Vermehrung von Bindegewebe
Fluor	Ausfluss (Fluor vaginalis = Ausfluss aus der Vagina)
Fraktur	Knochenbruch
frontal	vorne, der Stirne zu gelegen (Os frontale = Stirnbein)
Gaster	Magen (Gastritis = Magenentzündung, Magenschleimhautentzündung)
Genu (Gony)	Knie (Gonarthrose = Verschleiß des Kniegelenkes)
Glossa (Lingua)	Zunge (Glossitis = Entzündung der Zunge)
Glottis	Stimmritze (Spalt zwischen den Stimmbändern)
Gony (Genu)	Knie (Gonarthritis = Entzündung des Kniegelenks)
Haima, Häm-	Blut (Hämatom = Bluterguss, Einblutung)
Hepar	Leber (Hepatitis = Entzündung der Leber)
hereditär (kongenital)	angeboren, vererbt
Hernia	Hernie, Bruch der Bauchwand
hyper	darüber (hinaus) (Hyperthyreose = Überfunktion der Schilddrüse)
hypo (sub)	unterhalb (Hypothyreose = Unterfunktion der Schilddrüse)
Hypoxie	Mangel an Sauerstoff im peripheren Blut
Ikterus	Gelbsucht (Gelbfärbung der Haut)
Ileum	Krummdarm, letzter Teil des Dünndarms
Ileus	Darmverschluss
Inappetenz	Appetitlosigkeit (= Anorexia)
Infarkt	ischämisch bedingter Gewebeuntergang
inferior	unten, unterhalb
inguinal	in der Leistengegend gelegen (inguinale Lymphknoten)
Inspiration	Einatmung (spirare = atmen)
Insuffizienz	unzureichende Funktion (Herzinsuffizienz = Herzschwäche)
inter	dazwischen (Interkostalraum = Zwischenrippenraum)
intra (i.)	innerhalb, in, hinein (intrazellulär = innerhalb der Zelle; intramuskuläre, intravenöse Injektion: i.m.-, i.v.-Injektion)
Ischämie	Mangeldurchblutung eines Gewebes
-itis	Wortendung, die eine Entzündung des Wortteiles anzeigt, der davor steht (Arthritis = Gelenkentzündung, Kolitis = Darmentzündung, Hepatitis = Leberentzündung)
Jejunum	Leerdarm (mittlerer Teil des Dünndarms)
kardial	zum Herzen gehörend, das Herz betreffend
Karzinom	maligner Tumor aus Epithelgewebe
Ketoazidose	Azidose des Serums aufgrund vermehrter Ketosäurenbildung
Kolon	Grimmdarm, Teil des Dickdarms (Kolitis = Dickdarmentzündung)
kongenital (hereditär)	angeboren, vererbt
Laktat	Milchsäure
Laktatazidose	Azidose des Serums aufgrund vermehrter Milchsäurebildung
Larynx	Kehlkopf (Laryngitis = Kehlkopfentzündung)
leukos	weiß (Leukozyten = weiße Blutzellen)
Lien (Splen)	Milz
Lipos	Fett (Lipoproteine sind Moleküle aus Fett und Eiweiß)
livide	blau-rötliche Verfärbung
Lupus	Wolf; steht für entstellende Hauterscheinungen (Lupus vulgaris = Hauttuberkulose des Gesichts)
maligne	bösartig (maligner Tumor)
Mamma (Mastos)	weibliche Brust (Mammakarzinom = bösartiger Tumor der weiblichen Brust)
medial	zur Mitte hin
median	genau in der Mitte

Mediatoren	Substanzen, die irgendeine Wirkung im Organismus vermitteln
Medulla	Mark (Rückenmark, Knochenmark)
-mega (Makro-)	groß (Hepatomegalie = Vergrößerung der Leber)
Miktion	Wasserlassen
mollis, molle	weich (Pulsus mollis = weicher, gut unterdrückbarer Puls)
Morbus	Krankheit, Erkrankung (Morbus Bechterew = Bechterew-Krankheit)
Musculus (M.)	Muskel (M. brachialis = Oberarmmuskel) (Plural: Musculi = Muskeln)
Mykose	Pilzinfektion (Antimykotika = Medikamente gegen Pilzinfektionen)
Myo-	Muskel (Myokard = Herzmuskel)
Nasus	Nase
Nephros (Ren)	Niere (Nephritis = Nierenentzündung)
Nervus (N.)	Nerv (Plural: Nn. = Nerven; N. facialis = Gesichtsnerv)
Neuron	Nerv (Neuralgie = Schmerzen im Versorgungsgebiet eines Nerven)
Noxe	Schadstoff, schädigende Ursache
nuchal	der Bereich des Nackens (nuchale Lymphknoten)
Nykturie	nächtliches Wasserlassen (Nyktos = Nacht, Uron = Urin)
obsolet	ungebräuchlich, veraltet
occipitalis	zum Hinterhaupt gehörend (Os occipitale = Hinterhauptbein)
occultus	verborgen (okkulte Blutung = nicht sichtbare Mikroblutung)
Ödem	Schwellung, Flüssigkeitsansammlung
Ösophagus	Speiseröhre (Hiatus ösophageus = Lücke für die Speiseröhre)
oligos	wenig (Oligurie = geringe Harnausscheidung ≤ 500 ml/Tag)
Ovar	Eierstock (Ovum = Ei)
Palpation	Untersuchung durch Betasten mit den Händen
Palpitation	subjektiv als unangenehm empfundenes Herzklopfen
Pankreas	Bauchspeicheldrüse (Ductus pancreaticus = Ausführungsgang der Bauchspeicheldrüse)
para	neben, daneben (parasternal = neben dem Brustbein)
Paralyse	vollständige Lähmung (= Plegie)
Parästhesie	Missempfindung, Sensibilitätsstörung
Parasympathikus	Teil des vegetativen Nervensystems, Gegenspieler des Sympathikus
Parese	unvollständige Lähmung (Hemiparese = Halbseitenlähmung)
parietalis	seitlich, wandständig (Pleura parietalis = äußerer Teil der Lungenhaut, welcher der Thoraxwand innen anliegt)
paroxysmal	anfallsartig (paroxysmale Tachykardie = anfallsartig auftretender schneller Herzschlag)
parvus, parva	klein (Pulsus parvus = kleine Pulsamplitude)
Patella	Kniescheibe
-pathie	von Pathos = Krankheit abgeleitet (Kardiomyopathie = Erkrankung des Herzmuskels; Enzephalopathie = nicht näher definierte Erkrankung des Gehirns)
pectoralis	zur Brust gehörend (M. pectoralis minor = kleinerer Brustmuskel von zweien)
Pelvis	Becken
peri	außen herum gelegen (Perikard = Herzbeutel)
Peritoneum	Bauchfell (retroperitoneal = hinter dem Bauchfell gelegen)
Phalanx	Finger- oder Zehenglied
Pharynx	Rachen (Epipharynx = oberer Anteil des Rachens)
Plegie	vollständige Lähmung (Paraplegie = Lähmung beider Beine)
Pleura	Lungenhaut (Pleura visceralis = inneres Blatt der Lungenhaut)
-pneu, -pnoe	Wortstamm für Luft, Atem und Atmung (Dyspnoe, Tachypnoe; Pneumothorax = Luft im Pleuraspalt)
pollakis	häufig (Pollakisurie = häufige Entleerung kleiner Harnmengen)
polys	viel, zahlreich (Polyurie = Entleerung großer Harnmengen)
prä (pro)	davor (prätibiale Ödeme = Flüssigkeitsansammlung vor der Tibia)
Prostata	männliche Vorsteherdrüse
Protein	Eiweiß
Pulmo	Lunge (Aa. pulmonales = die beiden Lungenarterien)
Pyelos	Becken, Nierenbecken (Pyelitis = Nierenbeckenentzündung)
recurrere	zurücklaufen (N. laryngeus recurrens = aus dem Mediastinum zum Kehlkopf zurücklaufender Nerv)
Rektum	Mastdarm (letzter Darmabschnitt)
Ren (Nephros)	Niere (A. renalis = Nierenarterie)
Rezidiv	Rückfall, Wiederkehr einer Krankheit
rheo, rhein	fließen, strömen (Diarrhö = das „Durchfließen", Durchfall; Steatorrhö = Fettstuhl)
ruber	rot (Nucleus ruber = rötlich gefärbte Nervenzellansammlung im Zwischenhirn)
simplex	einfach, „simpel" (Herpes simplex)
sinister	links (A. subclavia sinistra)
skopein	hineinschauen, untersuchen (Koloskopie = Dickdarmspiegelung)
Skrotum	Hodensack
Soma	Körper (somatisch = den Körper betreffend)
Splen (Lien)	Milz
Steatos	Fett (Steatorrhö = Fettstuhl)
Sternum	Brustbein (das Herz liegt retrosternal)
sub (hypo)	unter, unterhalb (A. subclavia = Unterschlüsselbeinarterie, sublingual = unterhalb der Zunge)
subfebril	Temperaturerhöhung ≤ 38 °C (Febris = Fieber)
Sympathikus	Teil des vegetativen Nervensystems
tachys	schnell (Tachykardie = schneller Herzschlag)
Thorax	knöcherner Brustkorb (A. thoracica = Brustkorbarterie)
Thyroidea	Schilddrüse (vereinfacht für Glandula thyroidea)
Tibia	Schienbein (A. tibialis = Unterschenkelarterie)
Tonsilla	Mandel (Tonsilla palatina = Gaumenmandel)
Trachea	Luftröhre (Bifurcatio tracheae = Aufzweigung der Trachea in die Stammbronchien)
Trauma	Verletzung, Wunde, belastendes Ereignis
Tumor	Schwellung (auch entzündlich), Geschwulst (benigne oder maligne), tastbare Resistenz (z.B. vergrößertes Organ)
Ulcus, Ulkus	Geschwür (Ulcus cruris = Unterschenkelgeschwür)
Umbilicus	Bauchnabel (V. umbilicalis = Nabelvene des Feten)
Urämie	„Urin im Blut" (terminale Niereninsuffizienz)
Ureter	Harnleiter
Urethra	Harnröhre
-urie	Ausscheidung mit dem Harn (Glukosurie = Glukose im Urin)
urogenital	Harn- und Geschlechtsorgane betreffend
Uterus	Gebärmutter (A. uterina = Gebärmutterarterie)
Vagina (Kolpos)	Scheide (Scheide der Frau, aber auch z.B. Vagina tendinis = Sehnenscheide)
Vena (V.)	Vene (Plural: Vv. = Venen)
visceralis, viscerale	zu den Eingeweiden gehörend (Peritoneum viscerale = der Teil des Bauchfells, der als dünne Haut die Bauchorgane überzieht)
Zyanose	livide (= blau-rötliche) Verfärbung der Haut und Schleimhaut

Inhaltsverzeichnis

1	**Von der Anamnese zum Befund**	1
1.1	Anamnestische Überlegungen	1
1.1.1	Erwartungen des Patienten	1
1.1.2	Erste Hinweise	2
1.1.3	Familienanamnese	3
1.1.4	Anamnesemodell	3
1.2	Differenzierung der Beschwerden	4
1.2.1	Lokalisation	4
1.2.2	Art	4
1.2.3	Stärke	4
1.2.4	Dauer	5
1.2.5	Umstände	5
1.3	Befunderhebung	5
2	**Leitsymptome**	7
2.1	Arterielle Hypertonie	8
2.1.1	Definition	8
2.1.2	Anamnese	9
2.1.3	Ursachen	10
2.1.4	Fallbeispiele	10
2.2	Tachykardie	15
2.2.1	Definition	15
2.2.2	Ursachen	15
2.2.3	Tachyarrhythmie	16
2.3	Thoraxschmerz	17
2.3.1	Definition	17
2.3.2	Abgrenzung harmloser von gefährlichen Störungen	17
2.3.3	Anamnese	18
2.3.4	Untersuchung	18
2.3.5	Ursachen	18
2.3.6	Wegweisende Begleitsymptome	24
2.4	Dysphagie	24
2.4.1	Definition	24
2.4.2	Ursachen	25
2.4.3	Wegweisende Begleitsymptome	25
2.5	Heiserkeit und Globusgefühl	26
2.5.1	Definition	26
2.5.2	Ursachen der Heiserkeit	26
2.5.3	Ursachen des Globussyndroms	26
2.6	Husten und Hämoptyse	27
2.6.1	Definition	27
2.6.2	Ursachen des Hustenreizes	27
2.6.3	Hustenanamnese	28
2.6.4	Ursachen der Hämoptyse	28
2.6.5	Wegweisende Begleitsymptome	29
2.6.6	Differenzialdiagnostik	29
2.7	Dyspnoe	29
2.7.1	Definition	29
2.7.2	Ursachen	30
2.7.3	Wegweisende Begleitsymptome	31
2.7.4	Differenzierung kardiorespiratorischer Ursachen	31
2.8	Zyanose	31
2.8.1	Definition	31
2.8.2	Ursachen	32
2.8.3	Formen der Zyanose	32
2.8.4	Diagnostik	34
2.8.5	Wegweisende Begleitsymptome	34
2.9	Lungenödem	34
2.9.1	Definition	34
2.9.2	Ursachen	34
2.9.3	Symptome	35
2.10	Bauchschmerzen	35
2.10.1	Definition und Abgrenzung	35
2.10.2	Vorgehen beim akuten Abdomen	36
2.10.3	Nervale Versorgung abdomineller Organe	36
2.10.4	Ursachen von viszeralen Schmerzen	38
2.10.5	Fortgeleitete Schmerzen	39
2.10.6	Schmerzlokalisation, Ursachen und Besonderheiten	40
2.11	Übelkeit	43
2.11.1	Definition	43
2.11.2	Entstehung des Symptoms	43
2.11.3	Ursachen	43
2.11.4	Wegweisende Begleitsymptome	45
2.12	Aszites	46
2.12.1	Definition	46
2.12.2	Diagnostik	46
2.12.3	Ursachen	47
2.12.4	Symptome	48
2.12.5	Wegweisende Begleitsymptome	48
2.13	Diarrhö	48
2.13.1	Definition	48
2.13.2	Akute Diarrhö	49
2.13.3	Chronische Diarrhö	50
2.13.4	Differenzialdiagnostik von Morbus Crohn und Colitis ulcerosa	51
2.14	Blut im Stuhl	51
2.14.1	Definition	51
2.14.2	Ursachen	52
2.14.3	Blutungsquellen	52
2.14.4	Wegweisende Begleitsymptome	53
2.15	Arthralgie	53
2.15.1	Definition	53
2.15.2	Ursachen	53
2.15.3	Anamnese	54
2.15.4	Untersuchung	54
2.15.5	Differenzialdiagnostische Fallstricke	55

2.16	**Kopfschmerzen**	56
2.16.1	Definition	56
2.16.2	Ursachen	57
2.16.3	Migräne	59
2.16.4	Cluster-Kopfschmerz	59
2.16.5	Spannungskopfschmerz	60
2.16.6	Arteriitis temporalis	60
2.16.7	Trigeminusneuralgie	60
2.16.8	Posttraumatische Kopfschmerzen	61
2.16.9	Hirntumoren	61
2.16.10	Kopfschmerzanamnese	61
2.17	**Schwindel**	62
2.17.1	Definition	62
2.17.2	Systematik	63
2.17.3	Schwäche	63
2.17.4	Physiologischer Schwindel	63
2.17.5	Pathologischer Schwindel (Vertigo)	64
2.17.6	Formen und Ursachen des pathologischen Schwindels	66
2.18	**Koma**	66
2.18.1	Definition	66
2.18.2	Einteilung	66
2.18.3	Ursachen und Komaformen	68
2.18.4	Diagnostik	70
2.18.5	Differenzialdiagnostisch bedeutsame Befunde	70
2.19	**Synkope**	71
2.19.1	Definition	71
2.19.2	Ursachen	71
2.19.3	Vasovagale Synkope	72
2.19.4	Orthostatische Hypotonie	72
2.19.5	Symptome	72
2.20	**Ikterus**	73
2.20.1	Definition	73
2.20.2	Differenzialdiagnostische Überlegungen	73
2.20.3	Ursachen	75
2.20.4	Wegweisende Begleitsymptome	75
2.20.5	Diagnostische Abgrenzung	76
2.21	**Juckreiz**	76
2.21.1	Definition	76
2.21.2	Molekulare Ursachen	77
2.21.3	Juckreizmediatoren	77
2.21.4	Folgen des Pruritus	77
2.21.5	Ursachen des Pruritus	78
2.21.6	Lichen ruber	79
2.21.7	Prurigo	79
2.21.8	Therapie	80
2.22	**Gynäkomastie**	80
2.22.1	Definition	80
2.22.2	Ursachen	81
2.23	**Ödeme**	82
2.23.1	Definition	82
2.23.2	Grundlagen und wegweisende Begleitsymptome	82
2.23.3	Ursachen	84
2.23.4	Folgen	84
2.24	**Fieber**	85
2.24.1	Definition	85
2.24.2	Physiologische Grundlagen	85
2.24.3	Fiebersenkung	87
2.24.4	Hyperthermie	87
2.24.5	Fieberverlauf	88
2.24.6	Ursachen für Fieber	88
2.24.7	Wegweisende Begleitsymptome fieberhafter Erkrankungen	90
2.24.8	Anamnese	91
2.24.9	Untersuchung	92
2.24.10	Leitsymptome fieberhafter Erkrankungen	92
	Register	95

KAPITEL 1

Von der Anamnese zum Befund

1.1	Anamnestische Überlegungen	1	1.2	Differenzierung der Beschwerden	4
1.1.1	Erwartungen des Patienten	1	1.2.1	Lokalisation	4
1.1.2	Erste Hinweise	2	1.2.2	Art	4
1.1.3	Familienanamnese	3	1.2.3	Stärke	4
1.1.4	Anamnesemodell	3	1.2.4	Dauer	5
			1.2.5	Umstände	5
			1.3	Befunderhebung	5

Einführung

Der Begriff Leitsymptome bzw. Differenzialdiagnose sollte nicht als eigenständiges medizinisches Fach angesehen werden. Vielmehr ist die **gesamte Medizin** eine **einzige Differenzialdiagnose**.

Jede Anamnese, jede Untersuchung, jede Beurteilung von Material des Patienten (Blut, Urin, Stuhl, Röntgenbilder usw.) erfordern differenzialdiagnostische Überlegungen, wenn man einmal von Erkrankungen wie einer harmlosen Verletzung absieht. Insofern ist das „Fach" Leitsymptome sozusagen die Krönung der Medizin, bei dem vom Therapeuten bereits anlässlich der Anamnese, spätestens aber bei den nachfolgenden Untersuchungen das Gehörte und Gesehene zu einem Gesamtbild zusammengefasst und mit **allen in Frage kommenden Erkrankungen** abgeglichen werden muss, um zumindest die Richtung der nachfolgenden Untersuchungen zu definieren, sofern die Diagnose nicht bereits zu diesem Zeitpunkt gestellt werden kann.

Es versteht sich von selbst, dass dies auch bedeutet, dass alle in Frage kommenden Erkrankungen im medizinischen Fachwissen des Therapeuten verankert sein müssen. Die Differenzialdiagnostik ist also während der Ausbildung eine andere als nach bestandener Prüfung, und hier wieder eine andere als nach etlichen Jahren dazugekommener Erfahrung. Wesentlich in Ausbildung und späterer Praxis ist allerdings, ob man sich mit dem jeweiligen, allseits anerkannten Stand der Medizin begnügt und dabei überwiegend Symptome behandelt, oder ob man das eigene Ziel anders definiert. Wer z. B. bereit ist, die zahlreichen psychosomatischen Erkrankungen der modernen Medizin zu akzeptieren, der wird weder dem Patienten noch sich selbst gerecht.

In diesem Band werden lediglich **wichtige und häufige Symptome**, die besonders umfangreiche differenzialdiagnostische Überlegungen erfordern, dargestellt. Es wird hierbei nicht auf alle diagnostischen Zeichen und nicht auf alle zugrunde liegenden Störungen bzw. deren Ursachen und Zusammenhänge eingegangen, da dieselben Lehrinhalt der entsprechenden Fächer sind. Es bietet sich von daher an, die Zusammenhänge zumindest in den Fällen nochmals nachzulesen, in denen wichtige Details nicht mehr ausreichend genau in Erinnerung sind.

Leitsymptome bzw. die differenzialdiagnostischen Überlegungen, die sie erfordern, stehen zentral im medizinischen Alltag des Therapeuten. Sie sind allerdings bereits zuvor wesentlicher Bestandteil der Heilpraktikerprüfung. Dies gilt für die schriftliche Prüfung, wie unschwer an den angeführten und diskutierten Prüfungsfragen abzulesen ist. Eher noch mehr gilt dies für die mündliche Überprüfung, in der regelhaft Fallbeispiele bzw. beliebige Leitsymptome angesprochen werden, die der Prüfling abzuarbeiten hat, möglichst ohne dabei die besonders wichtigen Zusammenhänge zu vergessen. Der vorliegende Band der Lehrbuchreihe kann deshalb der direkten, abschließenden Vorbereitung auf die Prüfung dienen, nachdem die zugrunde liegenden Fächer gelernt und verstanden worden sind.

1.1 Anamnestische Überlegungen

Das wesentliche Instrument des Therapeuten vor jeder differenzialdiagnostischen Überlegung ist die **Anamnese**. Sie wird deshalb an den **Anfang** gestellt.

1.1.1 Erwartungen des Patienten

Der Patient kommt zu Ihnen mit bestimmten Vorstellungen und Erwartungen, mit Ängsten, mit einer möglicherweise langen und frustranen Vorgeschichte. Vielleicht ist er voller Hoffnung und Vertrauen, vielleicht aber auch voller Ablehnung, hält gar nichts von

Ihren Fähigkeiten, glaubt Ihnen keinerlei Diagnose, die Sie stellen werden, wird lediglich vom Partner „geschickt". Vielleicht ist er todkrank und Sie sind so etwas wie seine letzte Hoffnung. Vielleicht fehlt ihm eigentlich überhaupt nichts. Vielleicht kommt er, damit Sie ihm das bestätigen und seine Ängste, es könne doch was sein, mindern. Vielleicht aber ist er auch ernsthaft erkrankt und will dies nicht wahrhaben oder er ist derart indolent, dass er es tatsächlich nicht empfindet.

In jedem Fall aber ist er zunächst überhaupt nicht daran interessiert, dass Sie nun akribisch und mit äußerster Exaktheit sämtliche Kinderkrankheiten und Impfungen, Operationen oder Geburtsdaten der Gesamtfamilie erfassen und zu Papier bringen. Vielmehr kommt er in der Hoffnung und Erwartung, dass Sie zunächst einmal **genau das Anliegen**, dessentwegen er gekommen ist, zur Kenntnis nehmen – und zwar umfassend und genau.

Das Wichtigste, was Sie dem Patienten geben können, ist Ihre Zeit und Ihr Interesse an seiner Person und seiner Krankheit. Danach wird er Sie beurteilen. Sollten Sie durch Fleiß und Begabung und im fortwährenden Bemühen um die immer noch genauere Diagnose und immer noch bessere Therapie zu einer wirklich guten und heilenden Medizin gelangt sein, ist dies nicht einmal die halbe Miete. In den Augen der Mehrzahl der Patienten ist es weit wichtiger, einen wirklich interessierten und an ihren Sorgen und Nöten teilhabenden Zuhörer gefunden zu haben. Die medizinische Kompetenz des Therapeuten kann vom Patienten kaum jemals wirklich beurteilt werden.

Sie sollten also Ihrem Patienten das **Interesse** an ihm und dem, was er zu erzählen hat, auf eine Weise zeigen, die unmissverständlich ist. Sitzen Sie ihm zugewandt, möglichst ohne trennenden, nicht nur räumlich Distanz erzeugenden Schreibtisch, und schreiben Sie nicht pausenlos auf Ihre Karteikarte oder in Ihren PC. Unterbrechen Sie den Patienten nicht, solange er noch etwas zu sagen hat, es sei denn, er würde Ihnen nun die ganze Schlacht um Stalingrad erzählen wollen. Stellen Sie dann mit kurzen Zwischenfragen nach ungenau oder unzureichend beschriebenen Symptomen den Zusammenhang wieder her. Das Heft in die Hand nehmen können Sie dann, wenn der Patient offensichtlich das Wesentliche, was er sich vorgenommen hat, vorgetragen hat oder wenn er bei minderer Beredtheit einfach Hilfe braucht im Erzählen dessen, weswegen er gekommen ist.

1.1.2 Erste Hinweise

Die Mehrzahl der Patienten kommt bereits mit fertigen Diagnosen und Erklärungen für diese oder jene Krankheit oder Unpässlichkeit. Es entspricht der Natur des Menschen, entsprechend dem eigenen Weltbild und der subjektiven Erfahrung Zusammenhänge auch dort herzustellen, wo beim besten Willen keine sein können. Zu einer guten Anamnese gehört aber auch, sich solche Erklärungen möglichst ohne vorschnelle Wertung anzuhören. Nicht selten lernen wir selbst aus scheinbar abstrusen und laienhaften Vorstellungen wichtige Zusammenhänge erkennen, auf die wir sonst niemals gekommen wären. Jeder Patient hat auch dem Therapeuten etwas zum Lernen mitgebracht, gibt neue Impulse und neue Erfahrungen.

In der ersten Phase des Patientengesprächs geht es also um einen ersten **Hinweis auf seine Leiden** sowie deren mögliche Ursachen und Zusammenhänge. Es geht aber auch darum, einen „Draht" herzustellen, mit dessen Hilfe die spätere Therapie erst möglich wird. Es geht um das **Annehmen des Patienten** und den **Aufbau gegenseitigen Vertrauens**.

In der nächsten Phase geht es darum, das Gehörte zu verarbeiten, den gemeinsamen Nenner der eventuell vielfältigen **Symptome** zu finden, die Lücken in der bisherigen Anamnese durch gezielte Fragen zu schließen. **Gezielte Fragen** setzen eigenes medizinisches Wissen, aber auch Erfahrung voraus. Die Anamnese der ersten Jahre ist eine grundsätzlich andere als die späterer Jahre. Obwohl sie zeitlich immer kürzer wird, weil sie zunehmend „auf den Punkt kommt", wird dies vom Patienten aufgrund erkennbarer Kompetenz nicht als Manko empfunden. Lediglich wenn die Routine des Therapeuten zur erkennbaren Alltagsroutine, sprich Interesselosigkeit verkommt, empfindet der Patient das Defizit mangelnder Zeit. Je mehr Symptome Sie bereits während der ersten Schilderung ursächlich erkennen und einordnen können, desto leichter fällt Ihnen die sich anschließende ergänzende Frage, um Ihren Verdacht zu erhärten oder beiseite zu schieben.

Bereits die gute und umfassende Anamnese einschließlich sämtlicher **differenzialdiagnostischer Überlegungen** führt beim erfahrenen Arzt oder Heilpraktiker im weit überwiegenden Teil der Fälle zu einer klaren und zumeist korrekten Diagnose. Das Problem dabei ist, die sich ausnahmslos anschließende **Untersuchung** so **neutral** und **unvoreingenommen** durchzuführen, als ob es diese Anamnese mit ihrer scheinbar zweifelsfreien Diagnose gar nicht gegeben hätte. Es kann nämlich auch einmal alles ganz anders sein als erwartet. Oder Sie finden Ihren Verdacht wunderschön bestätigt und übersehen dabei die weit gewichtigere Zweitkrankheit oder die eigentliche Ursache der vermuteten. Erst wenn eine gewissenhafte Untersuchung – bei Bedarf unter Einbeziehung von Labor und weiteren Parametern – zum selben Ergebnis führt wie die vorangegangene Anamnese, sind Sie auf der sicheren Seite.

> **MERKE**
> Es gibt in der Medizin „Läus und Flöh". Hüten Sie sich davor, vor lauter Läusen die Flöhe zu übersehen. Hüten Sie sich davor, alle beim Patienten bestehenden Beschwerden in einen gemeinsamen Topf zu werfen. Nicht jedes Symptom muss ein und derselben Erkrankung zuzuordnen sein.

Stellen Sie bei der geringsten Diskrepanz alles in Zweifel. Es ist kein Armutszeugnis, sondern eher der Nachweis medizinischer und menschlicher Größe, wenn Sie dem Patienten mitteilen, dass Sie im Augenblick noch keine Diagnose stellen bzw. ein bestimmtes Symptom noch nicht einordnen können. Jeder, der nach Heilung seiner Patienten strebt und dieses Streben durch alltägliches Lernen in Offenheit und Toleranz auch gegenüber fremdartigen Meinungen ergänzt, wird immer seltener in derartige Situationen kommen.

Neugierde, also wirkliches Interesse am vor uns sitzenden Menschen und seiner Erkrankung, ist wohl die beste Mutter jeder Anamnese und gleichzeitig ihre beste Führung. In diesem Sinne dürfen Sie den Patienten auch während der ersten Erzählphase unterbrechen, um ein geschildertes Symptom noch genauer zu erfahren. Die Neugierde bestimmt den weiteren Verlauf und begrenzt die Anamnese bzw. führt zur Untersuchung, sobald sie gestellt ist, wir also den Menschen und seine verschiedenen Symptome so gut kennen gelernt haben, dass eine Verdachtsdiagnose entstanden ist.

Hüten Sie sich vor irgendwelchen Schemata – **keine Anamnese gleicht der anderen**. Sie besteht v. a. nicht aus der Aneinanderreihung vergangener Daten ohne Bezug zum Augenblick. Welche Bedeutung hat ein Mumps im Alter von 7 Jahren bei einem 50-jährigen Patienten? War er es wert, erfragt zu werden? Oder ein Fahrradsturz vor 10 Jahren, wenn über Schlaflosigkeit seit 3 Monaten geklagt wird? Die Anamnese entwickelt sich aus der **Gegenwart**. Ein Bezug zur Vergangenheit kann sich nur aus gelerntem und erfahrenem Wissen medizinischer Zusammenhänge ergeben. Natürlich ist es bei einem Asthmapatienten wichtig zu erfahren, ob er seine Tonsillen noch hat. Oder bei dem chronisch Müden, wann er zuletzt umgezogen ist. Oder beim Knieschmerzpatienten, ob er nicht vielleicht schon sehr viel länger an Rückenschmerzen leidet.

Selbstverständlich gibt es auch **Impfschäden** im homöopathischen Sinn. Da aber kaum jemals ein Patient ohne jegliche Impfung in der Vorgeschichte Ihre Praxis betreten wird, und Impfschäden kaum nach den einzelnen Impfungen zu differenzieren sind, haben Sie für Ihr Wissen um den Patienten und seine Symptome nichts gewonnen, wenn Sie seine gesamten Impfungen von Geburt an bis heute zu Papier bringen – Sie verlieren damit lediglich kostbare Zeit. Um Missverständnissen vorzubeugen: Natürlich fragen Sie bei einem Masernverdacht nach früheren Masernimpfungen, um Ihren Verdacht damit sicherer oder eher zweifelhafter zu machen. Diese Frage folgt aber direkt aus der Verdachtsdiagnose und ergibt dadurch einen Sinn.

1.1.3 Familienanamnese

Die Frage nach Karzinomen oder anderen schweren Krankheiten in der Familie ist eigentlich **selten sinnvoll** – auch dann nicht, wenn man statistische Zusammenhänge berücksichtigen möchte. Wenn wir bei einem Patienten einen Hinweis auf ein Magenkarzinom finden bzw. nur der leiseste Hinweis auf eine solche Möglichkeit gegeben ist, ist eine entsprechende Abklärung ganz unabhängig davon erforderlich, ob nun der Onkel mütterlicherseits an Magenkrebs gestorben ist oder nicht. Wenn sich aber nicht der geringste Hinweis auf ein solches Geschehen bei unserem Patienten finden lässt, bringt es uns nicht weiter, wenn wir wissen, dass Onkel und Tante daran verstorben sind. Wir werden dann höchstens bei der künftigen Betreuung unseres Patienten daran denken, um durch gezielte Ratschläge z. B. hinsichtlich Ernährung, Rauchen, Alkohol, Helicobacter oder Stressabbau eine gewisse Vorsorge zu erreichen. Hiervon gibt es einige wenige Ausnahmen:
- Bei einem juvenilen Diabetes mellitus eines Geschwisters sollte jeder Virusinfekt frühzeitiger und intensiver v. a. über eine Stärkung des Immunsystems behandelt und geheilt werden, um die Diabetes-Gefährdung klein zu halten.
- Entsprechend ist bei einem Darmkrebs naher Angehöriger auf dem Boden einer Polyposis des Darms an eine Koloskopie bzw. auch Untersuchung des Dünndarms zu denken, weil sich ein solcher Krebs bereits zu einem Zeitpunkt aus vorhandenen Polypen entwickeln kann, in dem noch keinerlei Symptome erscheinen.
- Eine familiäre Häufung von Brustkrebs könnte zu dem Vorschlag einer häufigeren Vorsorgeuntersuchung führen.

Derartige Zusammenhänge sind allerdings in Relation zur Gesamthäufigkeit der jeweiligen (malignen) Erkrankung eher selten und auch teilweise statistisch nicht wirklich abgesichert. Bei ursächlich bekannten Zusammenhängen z. B. chromosomalen Mutationen oder Konstellationen wie beim HLA-System könnte man natürlich überlegen, ob eine prophylaktische Bestimmung und Zuordnung zu einer derartigen Gefährdung sinnvoll wäre. Die Frage, die sich dabei stellt, ist allerdings, ob daraus auch tatsächlich ein prognostischer Gewinn resultiert oder ob lediglich Ängste erzeugt werden.

Mit großen und umfassenden Anamnesen, die den Opa oder die 13 Enkel genauso mit einschließen wie die lückenlose Auflistung sämtlicher Vorerkrankungen, Unfälle, Impfungen und Lebensumstände ohne Bezug zur gegenwärtigen Erkrankung, verlieren Sie Zeit, die wahrscheinlich anderswo sinnvoller einzusetzen wäre. Und Sie verlieren damit auch allzu leicht den Überblick, sehen vielleicht den Wald vor lauter Bäumen nicht mehr. Sie werden ohnehin anlässlich der sich anschließenden Untersuchung Zusatzinformationen zu erhalten suchen, die sich aber eben sehr konkret auf vorgefundene Pathologika wie z. B. eine Narbe beziehen.

1.1.4 Anamnesemodell

Für diejenigen, die zunächst und für die **Anfangszeit** eine **Strukturierung** benötigen, wird nun ein solches Anamnesemodell vorgestellt.

10 Schritte zum Ablauf eines Anamnesegesprächs:
1. Der Therapeut begrüßt den Patienten und stellt sich vor.
2. Der Patient wird gefragt, ob er für das Gespräch in einer bequemen Sitz- oder Liegeposition ist.
3. **jetzige Beschwerden:** Der Patient wird mit einer „offenen" Frage (z. B. „Wie fühlen Sie sich?" oder „Wie geht es Ihnen im Moment?") angeregt, alle Beschwerden und den Grund für das Aufsuchen des Therapeuten mit eigenen Worten zu schildern.
4. Der Gesprächsführer geht im Einzelnen den **Symptomen** des jetzigen Leidens nach. Er erhellt jedes der erwähnten Symptome nach:
   - seinem zeitlichen Auftreten (Beginn, Dauer, Reihenfolge, beschwerdefreie Zeit?)
   - seiner Qualität (was für ein Schmerz – z. B. dumpf oder stechend?)
   - seiner Intensität
   - der Lokalisation und eventuellen Ausstrahlung
   - dem Zusammenhang mit anderen Beschwerden
   - den Umständen, unter denen es auftritt
   - den Umständen, unter denen es sich verschlechtert oder mildert (z. B. Körperlage, Nahrungsaufnahme, Anstrengung etc.)
5. **persönliche Anamnese:** frühere Krankheiten und/oder Operationen, Krankenhausaufenthalte, Kinderkrankheiten (z. B. Röteln, Masern, Mumps, Scharlach, Diphtherie mit eventuellen Folgestörungen)

6. **Familienanamnese:** Gesundheitszustand der Familie bzw. Blutsverwandten (besonders früher Tod, Erkrankung von [Groß-]Eltern, Geschwistern, Kindern)
7. **berufliche Anamnese:** persönliche Entwicklung (Werdegang, Ausbildung, berufliche Situation, möglicher Zusammenhang mit den Beschwerden?)
8. **Sozialanamnese:** soziale Lebensumstände (Lebenspartner/-in, Wohnsituation, Freundeskreis, Hobbys usw.)
9. **vegetative Anamnese:** z. B. Wasserlassen, Stuhlgang, Appetit, Gewichtsverlust, Allergien, Risikofaktoren, Medikamente
10. Der Therapeut erkundigt sich, ob der Patient noch etwas beifügen oder fragen möchte, und vergewissert sich besonders bei Angaben, die ihm einen bestimmten Bezug zum Krankheitsbild nahelegen, dass er sie richtig verstanden hat.

1.2 Differenzierung der Beschwerden

Wird z. B. ein **Schmerz** geklagt, sollten Sie diesen nach seiner genauen **Lokalisation**, nach seiner **Art**, seiner **Stärke**, seiner **Dauer** und schließlich nach den **Umständen**, bei denen er auftritt oder sich verschlimmert oder verschwindet, differenzieren.

1.2.1 Lokalisation

Manchmal handelt es sich um eher diffuse Schmerzen, die nicht genau lokalisierbar sind. Zumeist aber wird Ihnen der Patient, zumindest nach entsprechender Nachfrage, sehr genau den Ort, seine Ausstrahlung und seine mehr oberflächliche oder eher tiefe Lokalisation benennen können.

Verwertbar sind die Angaben des Patienten natürlich zunächst nur bei sehr genauen **Kenntnissen anatomischer Strukturen** und der Art an Schmerzen oder Störungen, die von ihnen ausgehen können. Neben der Kenntnis des Organs, auf das der Patient deutet, ist allerdings auch das Wissen darum von größter Bedeutung, was alles an Alternativen in Frage kommt. Beispiele dafür sind:

- Die Arteriitis temporalis verursacht z. B. einen Schläfenkopfschmerz. Derselbe kann aber auch hyperton oder durch ein Aneurysma bedingt sein. In Frage kommen Ausstrahlungen von Seiten der HWS oder auch Stoffwechselstörungen bis hin zum Eisenmangel, auch wenn diese eher diffuse Kopfschmerzen verursachen. Weitaus am häufigsten aber wird der Schläfenkopfschmerz durch eine Blockade der 5. Rippe derselben Seite verursacht. Wenn der Therapeut keine Kenntnis von diesem Zusammenhang hat, wird keine Anamnese, keine Differenzialdiagnose und keine Therapie jemals wirklich helfen können.
- Ein Schulterschmerz kann, soweit nicht das Schultergelenk selbst betroffen ist, eine Periarthropathia humeroscapularis bedeuten oder eine Reizung des Diaphragma durch Cholezystitis, Pankreatitis (Achselhöhle) oder Perikarditis und über etliche weitere Pathologika wie u. a. Herzinfarkt auch auf die Perihepatitis einer Chlamydien-bedingten Adnexitis weisen.
- Der epigastrische Schmerz paramedian rechts betrifft üblicherweise nicht den Magen, sondern das Duodenum (z. B. Ulcus duodeni). Er kann aber auch durch eine Th6-Blockade oder eine Irritation des Nierenmeridians z. B. in Gestalt einer Blockade des Sternoklavikulargelenks ausgelöst werden. In der Gallenblase liegende Steine kommen als Ursache so lange gerade nicht in Frage, wie sie reizlos entsprechend der Körperlage beweglich bleiben, erkennbar in der Sonographie.

Wir benötigen also nicht nur Kenntnisse über die genaue **Lage der Organe** sowie die durch sie auslösbaren Beschwerden, sondern auch über ihre **Verflechtung** mit anderen Strukturen einschließlich der Dermatome über Nervenbahnen und Meridiane. Nicht jede Krankheit schmerzt da, wo sie stattfindet, und nicht jede schmerzende Stelle lässt Sie an dieser Stelle eine Ursache finden. Wir können hieraus auch ableiten, dass die genaue Definition des Ortes für einen anamnestischen Hinweis auf die Ursache des Schmerzes selten ausreicht. Gerade die zahlreichen Möglichkeiten, die oftmals in Frage kommen, zeigen die Bedeutung der weiteren Parameter wie Art, Dauer, Stärke und begleitende Umstände, bei denen er auftritt.

Auffallend ist, dass die **Ausstrahlung** bei radikulären oder pseudoradikulären Schmerzen in der Regel in der „falschen" Richtung gezeigt wird – das heißt, der Ursprung z. B. bei einer Ischialgie wird in den Fuß oder Unterschenkel gelegt und die Ausstrahlung nach proximal „bis hinauf zum Kreuz". Oder der BWS-bedingte „Herzschmerz" wird über dem Herzen gezeigt und „die Ausstrahlung in den Rücken" erst nach nochmaliger Nachfrage erwähnt. Beachten sollten wir aber die Wege, die uns der Patient mit seinem Finger zeigt, stellen sie doch häufig die genauen Meridianverläufe dar und erleichtern uns so die Zuordnung und Diagnostik. Andererseits sollte man sich gerade bei der Suche nach Ausstrahlungen, die der Patient nicht von sich aus erwähnt hat, vor Suggestivfragen hüten. Der Patient tut uns sonst vielleicht den Gefallen, die erwartete Ausstrahlung zu bestätigen, und schon sind wir auf der falschen Fährte.

1.2.2 Art

Der **dumpfe** Schmerz lässt eher an einen tief liegenden Organschmerz denken, der **spitze, helle, brennende, scharfe** Schmerz ist eher der Schmerz der Körperoberfläche. Der einschießende, **krampfartige,** wellenförmige, manchmal unerträgliche Kolik-Schmerz hat wieder eine andere Qualität. Wir können den Patienten auch darum bitten, den Schmerz zu erklären oder als Vergleich auszudrücken: „brennt wie Feuer", „als ob einer ein Messer herumdrehen würde" usw.

1.2.3 Stärke

Wegweisende Fragen zur Einordnung von Schmerzen können sein:
- Allmählicher Beginn oder hochakut?
- Veränderungen im weiteren Verlauf?
- Kaum ertragbar oder eher unterschwellig?

Eine sinnvolle Unterteilung besteht in der Zuordnung zu leicht, schwer oder unerträglich. Allerdings bedeuten diese Begriffe nicht in jeder Situation und nicht für jeden Menschen dasselbe: Begleitende Ängste haben aus einem leichten schnell einen schweren

Schmerz gemacht. Wertvoller ist im Allgemeinen die Frage danach, ob und wie der Schmerz den **Alltag** des Patienten **beeinträchtigt.**

1.2.4 Dauer

Ein Bauchschmerz seit 2 Jahren wird uns nicht an eine Notfalleinweisung denken lassen. Wichtig sind der Beginn und die weitere Entwicklung – z. B. in Schüben oder immer gleich, die Zunahme des Schmerzes und der zeitliche Verlauf der Zunahme, eventuelle Rezidive nach beschwerdefreiem Intervall, periodisch jeweils nur über kürzere Zeiten usw.

1.2.5 Umstände

Hiermit ist die Abhängigkeit von **äußeren Einflüssen** gemeint:
- Vor oder nach dem Essen?
- Eher morgens oder abends oder im Bett?
- In der Bewegung oder eher in der Ruhe?
- Verstärkung durch Stress, Hitze, Kälte?
- Abhängigkeit von der Menses oder vom Zyklus?
- Wie und worauf wirkt sich der Schmerz aus, sobald er da ist? Führt er zu Inappetenz, Insomnie, Depression?
- Was hat der Patient bisher dagegen unternommen?
- Bisherige Therapie? Dadurch verändert?

Spätestens hier wird er Ihnen auch eine Erklärung zur vermuteten Ursache seiner Erkrankung anbieten.

> **HINWEIS DES AUTORS**
>
> Hüten Sie sich vor der großen „psychosomatischen Schublade" der Medizin. Der Autor hat in 10 Jahren Allgemeinpraxis mit überdurchschnittlich vielen schweren und/oder „austherapierten" Fällen sowie solchen, die jahrelang in eben dieser Schublade abgelegt waren, immer eine körperliche Ursache (häufig Blockaden; ➤ Fach Bewegungsapparat mit Chirotherapie), eine Wasserader, eine Amalgam- oder Strombelastung, eine Candidose o. ä. entdeckt, aber nicht ein einziges Mal eine psychosomatische Krankheit.
>
> Es gibt keinen Menschen, bei dem man nicht scheinbar fündig werden würde, wenn man nur lange genug nach der vermeintlichen psychischen Ursache eines somatischen Geschehens suchte. Dabei wird übersehen, dass bei Menschen ohne psychosomatische Erkrankungen im gleichen Umfang seelisch-traumatische Ereignisse zu finden sind, nur dass sich ohne angebliche Folgen eben keiner dafür interessiert.
>
> Die Psyche ist ein Verstärker, mehr nicht. Die psychosomatische Erkrankung des Patienten weist aus Sicht des Autors eher auf die diagnostische Ratlosigkeit seiner Therapeuten.

1.3 Befunderhebung

Auf jegliche Anamnese folgt sofort oder später die entsprechende **Untersuchung.** Dies sollte selbstverständlich auch für Therapeuten gelten, die z. B. ausschließlich homöopathisch oder nach beliebten, fernöstlichen Verfahren arbeiten und die Mehrzahl der Erkrankungen damit primär nicht nach ihren medizinisch definierten Ursachen, sondern nach den erscheinenden Symptomen behandeln. Wenn man als Homöopath eine Reihe typischer Symptome in Erfahrung gebracht hat und über das Gesamtbild des Patienten mit etwas Glück das Konstitutionsmittel oder das momentane homöopathische Simillimum auf Anhieb erkennt bzw. repertorisiert, vor lauter Symptomen aber die entsprechende Grundkrankheit übersieht, ist man als Therapeut weder dem Patienten noch sich selbst gerecht geworden – von möglichen rechtlichen Konsequenzen ganz zu schweigen.

Anamnese und nachfolgende **Untersuchung** bilden also eine **untrennbare Einheit.** Hierbei bedarf es zunächst keiner Untersuchung „von Kopf bis Fuß" – es sei denn, die vorgebrachten Symptome wären vielfältig und unspezifisch oder Sie wollten in Ihrer Anfangszeit einfach die Gelegenheit zum Üben nutzen. Es ergibt keinen Sinn, wenn man bei einem Patienten, der wegen Fußpilz kommt, nach einem Meningismus schaut und sämtliche Reflexe überprüft. Sinnvoll im Zusammenhang wäre hier aber schon, wenn Sie nicht nur Haut und Nägel inspizierten, sondern gleichzeitig nach Zusammenhängen und möglichen Ursachen fahndeten. Tasten Sie also die Fußpulse; schauen oder fragen Sie nach übermäßigem Schwitzen und nach einem entsprechenden Beruf (Arbeitsschuhe?); fragen Sie nach gehäuften Infekten – möglicherweise jeweils ohne adäquates Fieber? – und schauen Sie nach vergrößerten Lymphknoten, nach den Tonsillen und den Nasennebenhöhlen oder einer auffallend trockenen Haut (Sebostase), um ein geschwächtes Immunsystem (Atopie) nicht zu übersehen.

Denken Sie an Diabetes, an Anämien, Eisen- oder Zink- oder Vitaminmangel bei insuffizienter **Ernährung.** Beachten Sie oder fragen Sie nach Symptomen aus dem Krankheitsbild Fußpilz, sofern Sie nicht mit der später rezeptierten Salbe nur behandeln wollen. Dies wiederum gilt natürlich nicht in den Fällen, in denen die Tinea pedis akut nach einem Schwimmbadbesuch aufgetreten ist; hier wäre jede weiterführende Anamnese oder Untersuchung reine Zeitverschwendung.

Grundsätzlich hat eine **jede Krankheit ihre Ursache.** Wer heilen und nicht nur behandeln möchte, sollte nicht nur die Krankheit, sondern auch deren Ursache finden und nach Möglichkeit abstellen. Die tiefere Ursache für zahllose Erkrankungen mag im jeweiligen Karma begründet sein. Ungeachtet dessen aber gibt es immer auch ein **fassbares körperliches Korrelat** bzw. eine anders geartete Ursache (geopathische Störung usw.).

Eine erste Untersuchung im Anschluss an die Anamnese betrifft also den **Ort des Schmerzes** bzw. der geklagten Beschwerden. Dabei ist es oft sinnvoll, mit der **kontralateralen Seite** zu beginnen. Bei einem Schmerz im Bereich des Zökum wird man also zunächst das Sigma palpieren. Damit müssen Sie dem Patienten nicht gleich weh tun, erzeugen keine Abwehrspannung und erfahren gleichzeitig etwas über die Ausdehnung bzw. über den Umfang der Erkrankung, also im gewählten Beispiel, ob ein Peritonismus besteht oder ob eventuell weitere Darmanteile beispielsweise im Sinne eines Reizdarmsyndroms erkrankt sind. In der Folge sollten dann alle weiteren Körperregionen mit einbezogen werden, die primär oder sekundär am Geschehen beteiligt sein könnten. Zu denken ist hierbei immer auch an radikuläre bzw. pseudoradikuläre **Ausstrahlungen** und an den Verlauf der Körper-Meridiane.

KAPITEL 2

Leitsymptome

2.1	**Arterielle Hypertonie**	8
2.1.1	Definition	8
2.1.2	Anamnese	9
2.1.3	Ursachen	10
2.1.4	Fallbeispiele	10
2.2	**Tachykardie**	15
2.2.1	Definition	15
2.2.2	Ursachen	15
2.2.3	Tachyarrhythmie	16
2.3	**Thoraxschmerz**	17
2.3.1	Definition	17
2.3.2	Abgrenzung harmloser von gefährlichen Störungen	17
2.3.3	Anamnese	18
2.3.4	Untersuchung	18
2.3.5	Ursachen	18
2.3.6	Wegweisende Begleitsymptome	24
2.4	**Dysphagie**	24
2.4.1	Definition	24
2.4.2	Ursachen	25
2.4.3	Wegweisende Begleitsymptome	25
2.5	**Heiserkeit und Globusgefühl**	26
2.5.1	Definition	26
2.5.2	Ursachen der Heiserkeit	26
2.5.3	Ursachen des Globussyndroms	26
2.6	**Husten und Hämoptyse**	27
2.6.1	Definition	27
2.6.2	Ursachen des Hustenreizes	27
2.6.3	Hustenanamnese	28
2.6.4	Ursachen der Hämoptyse	28
2.6.5	Wegweisende Begleitsymptome	29
2.6.6	Differenzialdiagnostik	29
2.7	**Dyspnoe**	29
2.7.1	Definition	29
2.7.2	Ursachen	30
2.7.3	Wegweisende Begleitsymptome	31
2.7.4	Differenzierung kardiorespiratorischer Ursachen	31
2.8	**Zyanose**	31
2.8.1	Definition	31
2.8.2	Ursachen	32
2.8.3	Formen der Zyanose	32
2.8.4	Diagnostik	34
2.8.5	Wegweisende Begleitsymptome	34
2.9	**Lungenödem**	34
2.9.1	Definition	34
2.9.2	Ursachen	34
2.9.3	Symptome	35
2.10	**Bauchschmerzen**	35
2.10.1	Definition und Abgrenzung	35
2.10.2	Vorgehen beim akuten Abdomen	36
2.10.3	Nervale Versorgung abdomineller Organe	36
2.10.4	Ursachen von viszeralen Schmerzen	38
2.10.5	Fortgeleitete Schmerzen	39
2.10.6	Schmerzlokalisation, Ursachen und Besonderheiten	40
2.11	**Übelkeit**	43
2.11.1	Definition	43
2.11.2	Entstehung des Symptoms	43
2.11.3	Ursachen	43
2.11.4	Wegweisende Begleitsymptome	45
2.12	**Aszites**	46
2.12.1	Definition	46
2.12.2	Diagnostik	46
2.12.3	Ursachen	47
2.12.4	Symptome	48
2.12.5	Wegweisende Begleitsymptome	48
2.13	**Diarrhö**	48
2.13.1	Definition	48
2.13.2	Akute Diarrhö	49
2.13.3	Chronische Diarrhö	50
2.13.4	Differenzialdiagnostik von Morbus Crohn und Colitis ulcerosa	51
2.14	**Blut im Stuhl**	51
2.14.1	Definition	51
2.14.2	Ursachen	52

2.14.3	Blutungsquellen	52		2.19.4	Orthostatische Hypotonie	72
2.14.4	Wegweisende Begleitsymptome	53		2.19.5	Symptome	72

2.15 Arthralgie ... 53
- 2.15.1 Definition ... 53
- 2.15.2 Ursachen ... 53
- 2.15.3 Anamnese ... 54
- 2.15.4 Untersuchung ... 54
- 2.15.5 Differenzialdiagnostische Fallstricke ... 55

2.16 Kopfschmerzen ... 56
- 2.16.1 Definition ... 56
- 2.16.2 Ursachen ... 57
- 2.16.3 Migräne ... 59
- 2.16.4 Cluster-Kopfschmerz ... 59
- 2.16.5 Spannungskopfschmerz ... 60
- 2.16.6 Arteriitis temporalis ... 60
- 2.16.7 Trigeminusneuralgie ... 60
- 2.16.8 Posttraumatische Kopfschmerzen ... 61
- 2.16.9 Hirntumoren ... 61
- 2.16.10 Kopfschmerzanamnese ... 61

2.17 Schwindel ... 62
- 2.17.1 Definition ... 62
- 2.17.2 Systematik ... 63
- 2.17.3 Schwäche ... 63
- 2.17.4 Physiologischer Schwindel ... 63
- 2.17.5 Pathologischer Schwindel (Vertigo) ... 64
- 2.17.6 Formen und Ursachen des pathologischen Schwindels ... 66

2.18 Koma ... 66
- 2.18.1 Definition ... 66
- 2.18.2 Einteilung ... 66
- 2.18.3 Ursachen und Komaformen ... 68
- 2.18.4 Diagnostik ... 70
- 2.18.5 Differenzialdiagnostisch bedeutsame Befunde ... 70

2.19 Synkope ... 71
- 2.19.1 Definition ... 71
- 2.19.2 Ursachen ... 71
- 2.19.3 Vasovagale Synkope ... 72

2.20 Ikterus ... 73
- 2.20.1 Definition ... 73
- 2.20.2 Differenzialdiagnostische Überlegungen ... 73
- 2.20.3 Ursachen ... 75
- 2.20.4 Wegweisende Begleitsymptome ... 75
- 2.20.5 Diagnostische Abgrenzung ... 76

2.21 Juckreiz ... 76
- 2.21.1 Definition ... 76
- 2.21.2 Molekulare Ursachen ... 77
- 2.21.3 Juckreizmediatoren ... 77
- 2.21.4 Folgen des Pruritus ... 77
- 2.21.5 Ursachen des Pruritus ... 78
- 2.21.6 Lichen ruber ... 79
- 2.21.7 Prurigo ... 79
- 2.21.8 Therapie ... 80

2.22 Gynäkomastie ... 80
- 2.22.1 Definition ... 80
- 2.22.2 Ursachen ... 81

2.23 Ödeme ... 82
- 2.23.1 Definition ... 82
- 2.23.2 Grundlagen und wegweisende Begleitsymptome ... 82
- 2.23.3 Ursachen ... 84
- 2.23.4 Folgen ... 84

2.24 Fieber ... 85
- 2.24.1 Definition ... 85
- 2.24.2 Physiologische Grundlagen ... 85
- 2.24.3 Fiebersenkung ... 87
- 2.24.4 Hyperthermie ... 87
- 2.24.5 Fieberverlauf ... 88
- 2.24.6 Ursachen für Fieber ... 88
- 2.24.7 Wegweisende Begleitsymptome fieberhafter Erkrankungen ... 90
- 2.24.8 Anamnese ... 91
- 2.24.9 Untersuchung ... 92
- 2.24.10 Leitsymptome fieberhafter Erkrankungen ... 92

2.1 Arterielle Hypertonie

2.1.1 Definition

Nach der Deutschen Hochdruckliga ist die **Obergrenze** eines **normalen Blutdrucks** mit **RR 139/89** definiert (➤ Tab. 2.1). Systolische Werte zwischen **140 und 160** sowie diastolische zwischen **90 und 99** galten früher als grenzwertig erhöht (sog. Grenzwerthypertonie = Borderline-Hypertonie), inzwischen jedoch bereits als **milde Hypertonie**. Ab **RR 160/100** besteht eine **mittelschwere Hypertonie**, wobei die **Prognose** der Hypertonie hauptsächlich nach dem **diastolischen** Wert erfolgen sollte. Darüber hinaus gibt es altersabhängige Referenzbereiche, die darauf Rücksicht nehmen, dass mit zunehmendem Lebensalter ein gewisser Alterungsprozess der Blutgefäße und damit ein Blutdruckanstieg unausweichlich ist.

Tab. 2.1 Klassifikation von Blutdruckbereichen. Wenn systolischer und diastolischer Blutdruck bei einem Patienten in unterschiedliche Klassen fallen, sollte die höhere Klasse Anwendung finden.

Klassifikation	Systolischer Wert [mmHg]	Diastolischer Wert [mmHg]
optimal	< 120	< 80
normal	< 140	< 90
milde Hypertonie	140–159	90–99
mittelschwere Hypertonie	160–179	100–109
schwere Hypertonie	> 180	> 110

Seit wenigen Jahren, aber in Deutschland nicht akzeptiert, wird die Obergrenze des normalen Blutdrucks von der WHO mit RR 135/85 angegeben, wonach diastolische Werte zwischen 85 und 89 als grenzwertig und solche zwischen 90 und 104 als milde erhöht einzustufen wären.

Die Diagnose einer arteriellen Hypertonie darf erst gestellt werden, wenn an zumindest **2 getrennten Terminen** insgesamt **mindestens 3-mal** der Blutdruck gemessen worden ist (➤ Abb. 2.1). Die allererste Messung erfolgt grundsätzlich an beiden Armen, bei Bedarf zusätzlich am Bein (z. B. bei Verdacht auf Aortenisthmusstenose oder Ductus Botalli apertus).

Bei der Abklärung eines überhöhten Blutdrucks sollte man sich in Erinnerung rufen, dass der **systolische Blutdruck** weitgehend nur von der Größe des **Schlagvolumens** des **linken Ventrikels** und dem **Druckaufbau** dieses Ventrikels abhängt, modifiziert lediglich durch die Elastizität der großen, herznahen Arterien (Windkessel). Der **diastolische Druck** hingegen zeigt überwiegend nur den Zustand der **Widerstandsgefäße** an, also deren aktive (Sympathikus, RAAS) oder passive (Arteriosklerose, Arteriolosklerose) Normalität oder Veränderung, modifiziert ebenfalls nur durch einzelne Zusatzfaktoren wie Windkesselfunktion und Herzfrequenz wegen deren Einflussnahme auf die Dauer der Diastole. Die wichtigste Konsequenz dieser sehr unterschiedlichen Verursachung der beiden Blutdruckwerte besteht darin, die **Werte** zunächst **unabhängig voneinander** zu betrachten und den diastolischen Wert zusätzlich in Bezug zur Pulsfrequenz zu setzen: Diastolische 95 mmHg bei einer Herzfrequenz von z. B. ebenfalls 95/min sind sympathisch verursacht, während diastolische 95 mmHg bei einem Puls von 64/min mechanisch bedingt sein müssen.

2.1.2 Anamnese

Bei vom Normalen abweichenden Blutdruckwerten haben einige Zusatzdaten und -befunde besondere Bedeutung. Hierzu gehören z. B. die Fragen nach **Kopfschmerzen** oder **Schwindel**, wobei Kopfschmerzen erst bei systolischen Werten **oberhalb 180 mmHg** entstehen, weil bis zu diesem Wert die besonders wirksame Autoregulation der zerebralen Arteriolen derartige Symptome in aller Regel verhindert. Erst oberhalb 180 mmHg versagt dieser Mechanismus zunehmend, sodass dann mit Störungen bis hin zu Hirnödem oder zerebralen Einblutungen gerechnet werden muss. Beim Vorliegen

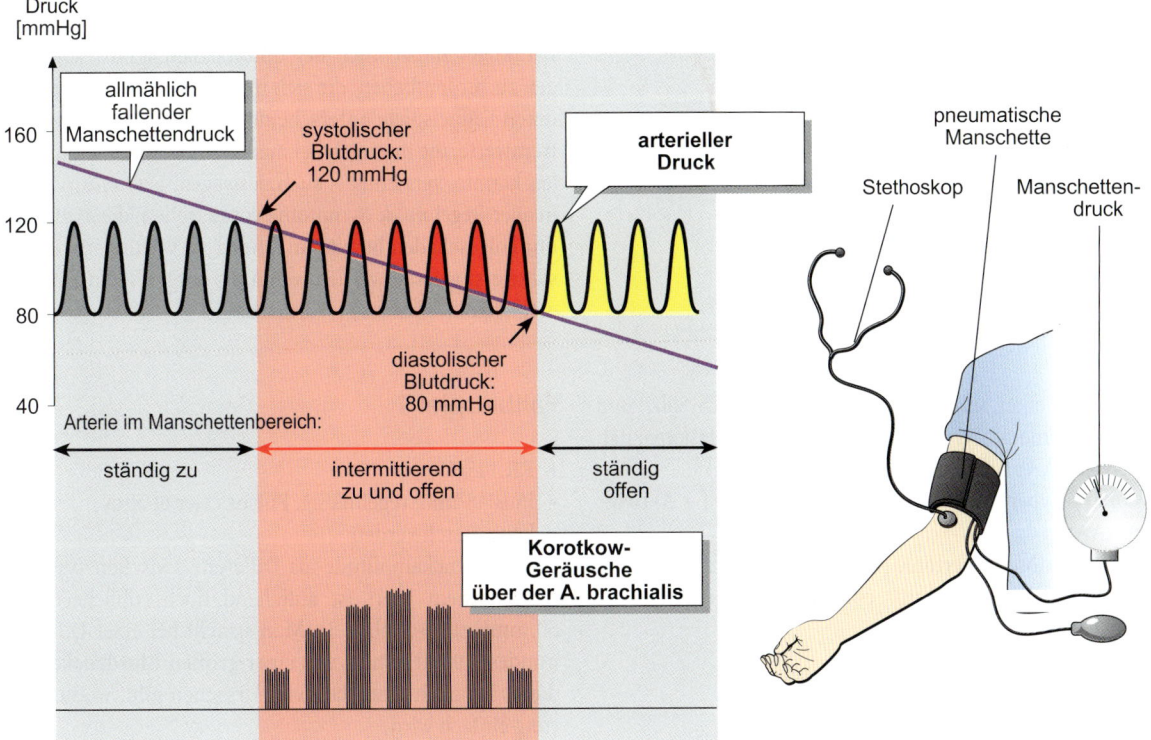

Abb. 2.1 Blutdruckmessung [L106]

von **Aneurysmen** im Bereich der zerebralen Arterien sind Kopfschmerzen auch bei niedrigeren Blutdruckwerten vorstellbar. Ein wichtiger Hinweis auf diesen Zusammenhang besteht in **Kopfschmerzen unter Belastung**.
Weitere Hinweise erhält man durch:
- **rezidivierendes Nasenbluten** (Epistaxis)
- **Ödeme**
- **Nykturie**
- **Tinnitus**
- **Dyspnoe**
- **Tachykardie**
- **Zyanose**

Ganz allgemein kann man jedoch davon ausgehen, dass der erhöhte Blutdruck an sich **keine Beschwerden** verursacht, solange nicht die Folgen dieser Hypertonie zu manifesten Schäden geführt haben. Außerdem sind sämtliche angeführten Begleitsymptome derart vieldeutig, dass die differenzialdiagnostischen Gedanken an einen Hochdruck noch nicht einmal im Vordergrund stehen.

2.1.3 Ursachen

Primäre (essenzielle) Hypertonie

- 75–80 % der Fälle
- genetische Prädisposition
- **Risikofaktoren:**
  - Übergewicht
  - Bewegungsmangel
  - Alkohol
  - Nikotin
  - Hypercholesterinämie
  - Diabetes mellitus
  - Disstress-Syndrom
  - Alter
  - hohe Kochsalzzufuhr (> 12 g/Tag) → Tagesbedarf = 6 g!

Sekundäre Hypertonie

Renale Hypertonie

Häufigste Ursache einer sekundären Hypertonie durch Salz- und Wasserretention infolge verminderter Ausscheidungskapazität, Aktivierung von RAAS und Sympathikus
- renovaskuläre Hypertonie bei Nierenarterienstenose (→ Aktivierung des RAAS)
- renoparenchymatöse Hypertonie (Niereninsuffizienz) z. B. bei Zystennieren, Glomerulonephritis, chronische Pyelonephritis, diabetischer Glomerulosklerose

Endokrine Hypertonie

Durch unphysiologische Produktion und Freisetzung von Hormonen, die zu einer Blutdrucksteigerung führen:

- Phäochromozytom: exzessive Sekretion von Adrenalin und Noradrenalin
- Conn-Syndrom (primärer Hyperaldosteronismus): exzessive Sekretion von Aldosteron
- Morbus Cushing: exzessive Sekretion von Cortisol
- Hyperthyreose

Vaskulär bzw. kardial bedingte Hypertonie

- Aortenisthmusstenose
- Aorteninsuffizienz
- Ductus arteriosus Botalli apertus
- Arteriosklerose

Weitere Ursachen

- neurogene Hypertonie: bei erhöhtem Hirndruck (z. B. durch Hirntumoren), Guillain-Barré-Syndrom
- Schwangerschaftshypertonie, Präeklampsie (EPH-Gestose)
- medikamentös bedingte Hypertonie: z. B. durch Ovulationshemmer (selten), Steroide, Immunsuppressiva wie Ciclosporin A
- Anämie
- Lakritzabusus (mineralokortikoider Effekt)

2.1.4 Fallbeispiele

Bei den folgenden Fallbeispielen (➤ Tab. 2.2), bei denen man sich jedes Mal einen etwa 30-jährigen, sportlich-kräftigen Mann vorstellen sollte, wurden so oft wie möglich übereinstimmende Blutdruckwerte oder Pulsfrequenzen gewählt, um den Einfluss derjenigen Parameter hinsichtlich der differenzialdiagnostischen Überlegungen zu verdeutlichen, die sich im einen Fall von denjenigen der anderen Fallbeispiele unterscheiden. Dabei wurde absichtlich auf Extremwerte, die man sich bei mancher Erkrankung durchaus vorstellen könnte, verzichtet – auch deswegen, weil *massiven* Pathologika in aller Regel *milde* Symptome vorausgehen, die es zu beachten gilt, um Folgeschaden bereits im Ansatz zu verhindern. Die Diskussion sollte erst gelesen werden, wenn die vorgestellten Fälle differenzialdiagnostisch überdacht worden sind.

Fallbeispiel 1

- RR 145/65
- Puls 48/min; regelmäßig, Pulsus celer et altus
- keine Beschwerden

Die Blutdruckamplitude als Differenz zwischen systolischem und diastolischem Wert ist auffallend hoch (üblicherweise um 35–60 mmHg) (➤ Tab. 2.3). Man spricht bei einer Differenz von zumindest 70–80 mmHg von einer **großen Blutdruckamplitude**, für die es lediglich eine Handvoll Ursachen gibt, wodurch die Abklärung einfach wird.

Der niedrige diastolische Wert beweist einen perfekten Zustand der Widerstandsgefäße. Der mild erhöhte systolische Wert bei feh-

Tab. 2.2 Fallbeispiele Hypertonie

	Blutdruck [mmHg]	Pulsfrequenz [pro Minute]	Puls-Charakter	Begleitsymptome
Fall 1	145/65	48	regelmäßig, Pulsus celer et altus	keine Beschwerden
Fall 2	105/85	48	regelmäßig, leicht unterdrückbar	chronisch müde
Fall 3	145/65	92	regelmäßig, Pulsus celer et altus	unruhig, rote Haut, Durchfälle
Fall 4	145/65	72	regelmäßig, Pulsus celer et altus	körperlich wenig belastbar (Belastungsdyspnoe)
Fall 5	135/75	92	regelmäßig	chronisch müde, Konzentrationsmangel
Fall 6	120/90	68	regelmäßig, Pulsus contractus	leere Anamnese
Fall 7	120/90	92	etwas unregelmäßig, Pulsus tardus et parvus	körperlich wenig belastbar (Belastungsdyspnoe)
Fall 8	145/85	72	regelmäßig	leere Anamnese
Fall 9	120/75	68	regelmäßig, aber vereinzelte Extrasystolen	paroxysmale Tachykardie, schläft schlecht, Schmerzen linksthorakal, chronisch müde; EKG, Röntgen-Thorax und Labor o. B.

lendem Sympathikuseinfluss (Bradykardie) weist auf ein erhöhtes Schlagvolumen hin, verursacht durch eine entsprechende Anforderung der Peripherie. Diese Anforderung kann nicht akut entstanden sein, weil sonst der Sympathikus in jedem Fall aktiviert wäre. Eine mäßige Aktivierung gälte auch für eine chronische Anforderung, wenn z. B. ein Teil des Blutvolumens durch eine „Zusatztüre" (offener Ductus Botalli, Aorteninsuffizienz, weit gestellte Hautgefäße bei Temperaturerhöhung) abströmen würde. Daneben beweist nicht nur die Bradykardie, sondern auch der niedrige diastolische Druck, dass der Sympathikus nicht nur nicht im Einsatz ist, sondern dass sogar ein **Vagotonus** vorliegt.

Im Ergebnis ist nur die Konstellation eines **Hochleistungssportlers** möglich, der über eine **exzentrische Linksherzhypertrophie** ein **vergrößertes Schlagvolumen** auswirft, das der Peripherie unter Ruhebedingungen „zu hoch" ist, weshalb der Sympathikus heruntergeregelt wird. Da das gesamte Volumen nach dem Passieren der Peripherie ins rechte Herz gelangt, muss auch der rechte Ventrikel eine exzentrische Hypertrophie aufweisen. Selbst die Vorhöfe sind in solchen Fällen geringfügig erweitert.

Die **Versorgung der Peripherie** ist in der Ruhe gegenüber dem Normalen unverändert, weist aber durch **Frequenzsteigerungen** wesentlich größere **Reserven unter Belastung** auf (bei Spitzensportlern bis zum Doppelten des Normalen, entsprechend einem HMV von bis zu 40 l). Durch die verlängerte Diastolendauer (Bradykardie) ist die koronare Durchblutung des Herzens verbessert. Das gesamte Herz arbeitet weit ökonomischer als üblich.

durch Sympathikus und RAAS die Widerstandsgefäße verengen und damit den diastolischen Blutdruck anheben müsste. Der Einsatz des Sympathikus ist allerdings gleichbedeutend mit einer Anhebung der Herzfrequenz, die in diesem Fall eben gerade nicht vorliegt. Die übliche Hypotonie scheidet also aus.

Ein **Herzfehler** im Sinne einer Stenose der Aortenklappe oder einer Herzinsuffizienz usw. wäre mit dem vorliegenden Blutdruck vereinbar, aber wiederum nicht mit der Bradykardie, weil eine jede Minderversorgung der Peripherie zu einem Sympathikotonus mit entsprechender Pulsbeschleunigung führen müsste.

Einzige vorstellbare Konstellation im vorliegenden Fall ist eine **Hypothyreose** des Patienten, die auch zur chronischen Müdigkeit passt. Darüber hinaus würde man anamnestisch u. a. Obstipation, Kälteintoleranz, Haarausfall und weitere Symptome erwarten. Wesentlich bei der Hypothyreose ist die verminderte Anzahl an **kardialen β_1-Rezeptoren**, die gleichzeitig eine **verminderte Ansprechbarkeit** des Herzens auf **Sympathikusreize** bedingt. Die verminderte Perfusion der Peripherie (kleines Schlagvolumen und Bradykardie) bedingt wie immer eine Sympathikusaktivierung, die in der Peripherie zu einer Engerstellung der Arteriolen führt und dadurch den diastolischen Druck anhebt, am Herzen aber ohne Wirkung bleibt. Im Ergebnis vermag der linke Ventrikel nur ein bescheidenes Herzzeitvolumen zur Verfügung zu stellen, während die Widerstandsgefäße das Erreichen eines ausreichenden Mitteldrucks sicherstellen. Dies gilt für Ruhebedingungen, während ein solcher Patient gesteigerten Anforderungen nicht mehr genügen kann.

Fallbeispiel 2

- RR 105/85
- Puls 48/min; regelmäßig, leicht unterdrückbar
- chronische Müdigkeit

Es bestehen eine **systolische Hypotonie** (Grenze beim Mann 110/60 mmHg, bei der Frau 100/60 mmHg) sowie eine **Bradykardie** (< 60 Schläge/min) und die **Blutdruckamplitude** ist auffallend **klein** (> Tab. 2.3).

Eine **konstitutionelle, angeborene Hypotonie** könnte zu einer kleinen Blutdruckamplitude führen, weil die Gegenregulation

Fallbeispiel 3

- RR 145/65
- Puls 92/min; regelmäßig, Pulsus celer et altus
- Unruhe, rote Haut, Durchfälle

Hier ist ein **mild erhöhter systolischer Blutdruck** gepaart mit einer **großen Blutdruckamplitude** und einer **Tachykardie** (> Tab. 2.3). Der Puls wird, entsprechend *jeder* großen Blutdruckamplitude, als celer et altus getastet, der Patient ist unruhig, überwärmt und klagt über Durchfälle. Die letzteren Symptome weisen auf eine **Hy-**

perthyreose hin. Die Tachykardie stimmt mit dieser Verdachtsdiagnose überein.

Die Ankurbelung sämtlicher Prozesse des Organismus durch die erhöhten Thyroxin-Spiegel bedingt nicht nur einen erhöhten Grundumsatz, sondern in dessen Folge auch eine **Überwärmung des Körpers** mit febrilen oder subfebrilen Temperaturen. Dies hat eine ständige Abführung der zusätzlich erzeugten Wärme zur Folge, was ausschließlich nach außen, also über die Haut möglich ist. Folge ist neben deren Mehrdurchblutung eine gesteigerte Schweißsekretion, woraus eine **gerötete**, **warme** und **feuchte Haut** resultiert.

Der Anteil des HZV, der die Haut versorgt, beträgt im Normalfall 250 ml (5 %) und liegt nun in einer Größenordnung von bis zu 4–5 l. Dieses Volumen, das dem restlichen Körper nicht mehr zur Verfügung steht, führt zu einer **Steigerung des HZV** auf bis zu 10 l bereits unter Ruhebedingungen, woran die beiden Systeme Sympathikus und RAAS beteiligt sind.

Der **aktivierte Sympathikus** bedingt sowohl eine **Tachykardie** als auch eine positive Inotropie, die aber beide überproportional gesteigert sind, weil bei der Hyperthyreose eine vermehrte Zahl von β_1-Rezeptoren am Herzen ausgebildet wird, die jeden Sympathikuseinfluss zusätzlich verstärkt. Im Ergebnis entsteht also neben der Tachykardie auch ein **Schlagvolumen**, das nicht nur **vergrößert** ist, sondern auch mit weiter verstärktem Druck ausgetrieben wird, woraus eine **systolische Hypertonie** resultiert.

Der Sympathikuseinfluss auf die Peripherie (Engstellung der Widerstandsgefäße), der an einer Erhöhung des diastolischen Blutdrucks abzulesen wäre, entfällt bei der Hyperthyreose, weil er durch die Überwärmung des Körpers mit „sperrangelweiten" Hautgefäßen, in die ein beachtlicher Teil des Blutes während Systole und Diastole abströmt, überspielt wird. Der **diastolische Blutdruck** ist dadurch gegenüber dem Ausgangswert **eher erniedrigt**. Das Ergebnis ist eine **große Blutdruckamplitude**.

Die einzige ernsthafte Differenzialdiagnose hat gegenüber dem **Phäochromozytom** zu erfolgen, bei dem es aber zur (Nor-)Adrenalin-bedingten **Obstipation** kommt. Die Haut wäre in Phasen fehlender Überwärmung aufgrund der Katecholaminwirkung blass und kalt, entspricht allerdings infolge der sympathischen Aktivierung des Stoffwechsels mehrheitlich der Situation bei der Hyperthyreose.

Fallbeispiel 4

- RR 145/65
- Puls 72/min; regelmäßig, Pulsus celer et altus
- geringe körperliche Belastbarkeit (Belastungsdyspnoe)

Es besteht eine **große Blutdruckamplitude** (➤ Tab. 2.3) bei **mild erhöhtem systolischem Wert** und bei einer Pulsfrequenz, die, absolut gesehen, im Normbereich liegt, bei einem kräftigen jungen Mann aber eher etwas tiefer zu erwarten wäre. Aufgrund dieser Frequenz scheiden Sportlerherz, Phäochromozytom und Hyperthyreose aus. Bei dem Patienten bestehen auch keinerlei Symptome einer Hyperthyreose. Der systolische Wert weist im Verein mit dem Pulsus celer et altus auf ein **großes Schlagvolumen**. Der diastolische Wert weist auf **gut erhaltene Gefäße**, im Verein mit der fehlenden Tachykardie auch auf einen zumindest nicht wesentlich gesteigerten Sympathikotonus und darüber hinaus aber auch darauf hin, dass eine **zusätzliche Abflussmöglichkeit** des Blutes in der Diastole gegeben sein muss.

Bei der Hyperthyreose ist dies die Haut, die in diesem Fall ausscheidet. Beim Sportler sind es die verlängerte Diastole der Bradykardie im Verein mit den weit gestellten Widerstandsgefäßen des Vagotonus bzw. inaktiven Sympathikus.

Es bleiben lediglich einige wenige Möglichkeiten übrig, die angeboren oder erworben sein können. Die wesentlichen sind die **Insuffizienz der Aortenklappe**, der **Ductus arteriosus Botalli apertus** und die **Atherosklerose des Windkessels** (v. a. der Aorta) unter Aufhebung seiner Funktion. Eine Sklerosierung der großen herznahen Gefäße bedeutet, dass statt eines Volumens von etwa 40 ml – die zweiten 40 ml versanden zunächst im Windkessel – nun nahezu 80 ml als Pulswelle in die Peripherie rollen und anteilmäßig über der A. brachialis als systolischer Wert gemessen werden. Dieser Wert muss entsprechend erhöht sein. Der nach dem Durchrollen des ersten Anteils des Schlagvolumens im Gefäßsystem verbleibende **diastolische Blutdruck** resultiert physiologischerweise aus **zwei Größen**, nämlich aus dem Volumen, das in die Mikrozirkulation abfließt, und aus demjenigen, das bei der Entdehnung des Windkessels während der Diastole das System der mittleren und kleinen Arterien füllt. Dieses Volumen fehlt nun aber weitgehend beim Windkesselhochdruck, sodass überwiegend nur die Komponente des Abfließens übrig bleibt. Der diastolische Druck muss also im

Tab. 2.3 Differenzialdiagnostik einer großen Blutdruckamplitude

Große Blutdruckamplitude	Begleitsymptome	Untersuchung	Diagnose
mit Bradykardie	sehr leistungsfähig	• Anamnese • EKG	Sportlerherz
mit Tachykardie	• Hyperthyreosezeichen mit Diarrhö • bei (teilweise) fehlender Überwärmung blasse Haut und Obstipation • Leistungsdefizit	• großes Labor • Ultraschall • bei Bedarf CT oder MRT, Szintigraphie • Suche nach Mangelursache (Anämie) – z. B. Blutungsquelle	• Hyperthyreose • Phäochromozytom • massive Anämie
normaler Puls	Belastungsdyspnoe	Auskultation	• Ductus Botalli apertus • Aorteninsuffizienz • Windkesselhochdruck

gleichen Maß sinken, wie der systolische zuvor angestiegen ist. Das Ergebnis ist eine **große Blutdruckamplitude** mit eher hohem systolischem und erniedrigtem diastolischem Wert.

Die Durchblutung der Peripherie ändert sich dadurch zunächst nicht wesentlich, woraus sich ergibt, dass auch keine wesentliche Gegenregulation eintreten wird. Erst wenn es nach Jahren durch die Erhöhung des systolischen Blutdrucks zur peripheren Arteriosklerose gekommen ist, wird der diastolische Blutdruck ansteigen und in der Folge der Minderdurchblutung eine Gegenregulation (Sympathikus, RAAS) erfordern.

In den Fällen einer **Aorteninsuffizienz** (angeboren oder erworben) oder eines angeboren **offenen Ductus Botalli** strömt ein Teil des Schlagvolumens durch eine „Zusatztüre" entweder in den Lungenkreislauf oder während der Diastole in den linken Ventrikel zurück, sodass der diastolische Druck sinken muss. Gleichzeitig wird aber auch durch die Gegenregulation der Peripherie, die in beiden Fällen zu wenig Volumen erhält, das HZV so lange erhöht, bis die Menge, welche die Peripherie trotz Abzweigens eines Teiles des Schlagvolumens erreicht, ausreichend hoch ist. Dieses Mehrvolumen gelangt aber nun zusätzlich zum **linken Ventrikel** und führt dort zur **exzentrischen Hypertrophie**. Im Ergebnis bestehen also ein **vergrößertes HZV** neben einem mäßig aktivierten System von Sympathikus und RAAS, eine Linksherzhypertrophie sowie, im Falle des offenen Ductus, auch eine **Rechtsherzhypertrophie**, die sich über den Mechanismus der **pulmonalen Hypertonie** im Lauf der Jahre weiter verstärkt und das Leben des Patienten begrenzt.

Der systolische Blutdruck ist erhöht infolge des **vergrößerten Schlagvolumens**, das anteilmäßig die Gefäße des Aortenbogens durchströmt. Ganz besonders gilt dies für die Aorteninsuffizienz, weil beim offenen Ductus immerhin ein Teil des Mehrvolumens auf die kleine Kreislaufseite hinüberströmt, was bei der Insuffizienz nicht möglich ist. Der Einfluss auf den diastolischen Blutdruck ist in etwa gleich, weil die geringe Daueraktivierung von Sympathikus und RAAS mit resultierender Verengung der Widerstandsgefäße vom diastolischen „Blutverlust" über den offenen Ductus oder die insuffiziente Klappe überkompensiert wird. Beim **offenen Ductus Botalli** kommt es auch zu einer **deutlichen Blutdruckdifferenz** zwischen oberen und unteren Extremitäten, was beim Windkesselhochdruck oder einer insuffizienten Aortenklappe naturgemäß nicht möglich ist. Liegt der Abgang des Ductus Botalli (selten) vor dem Abgang der A. subclavia sinistra, werden wir beim Patienten auch eine **Blutdruckdifferenz** zwischen den **Armen** messen.

Erinnert sei an das „**Maschinengeräusch**" des Ductus Botalli apertus während beider Phasen der Herzaktion und an das diastolische Geräusch über der Aortenklappe bei der Aorteninsuffizienz, wobei zusätzlich wegen des stark erhöhten Schlagvolumens auch leise systolische Geräusche (mit Weiterleitung zum 2. ICR parasternal rechts) zu hören sein können.

Fallbeispiel 5

- RR 135/75
- Puls 92/min; regelmäßig
- Müdigkeit, Konzentrationsmängel

Beide Blutdruckwerte befinden sich im Normbereich, auch wenn man bei einem 30-Jährigen v. a. systolisch weniger erwarten würde. Die schnelle Pulsfrequenz passt nicht zum diastolischen Wert. Immerhin ist dadurch eine Arteriosklerose bereits ausgeschlossen. Müdigkeit und Konzentrationsmängel weisen im Zusammenhang mit dem **Sympathikotonus** auf eine **Mangelversorgung der Gewebe**. Dies kann nicht aus einer Ischämie resultieren, wie am normalen systolischen Blutdruck abzulesen ist. Es muss sich also um einen **Mangel an Sauerstoff** (Hypoxie bzw. Hypoxämie) handeln. Auch der seltene Fall einer **Hypoglykämie** käme theoretisch in Frage. Sauerstoffmangel ist, wenn das Herz offensichtlich nicht daran beteiligt ist und auch keine Hypotonie besteht, ursächlich im Bereich der **Lunge** oder der **Erythrozyten** zu suchen. Eine Zyanose ist beim besprochenen Patienten nicht festzustellen, auch nicht unter Belastung. Auskultation und Perkussion von Atemwegen und Lunge sind unauffällig. Übrig bleibt also zunächst v. a. eine **Anämie** gleich welcher Ursache, die immer zu einer **Aktivierung** von **Sympathikus** und **RAAS** führt und eine systolische Blutdruckerhöhung sowie Pulsbeschleunigung zur Folge hat. Der diastolische Wert kann aufgrund der lokalen Erweiterung der Widerstandsgefäße und ungeachtet der sympathischen Aktivierung geringgradig absinken, weil die lokalen Mediatoren (z. B. NO) den Sympathikus überstimmen.

Sofern sich die Anämie anhand der Laborwerte (zunächst großes Blutbild, Glukose und Ferritin; bei hyperchromer Anämie zusätzlich Vitamin B_{12} und Folsäure) bestätigen lässt, ist eine Suche nach der Ursache unerlässlich, da sich eine Anämie beim männlichen Patienten niemals auf physiologische Weise deuten lässt, auch nicht bei Vegetariern. Als Ausnahme kann man lange Jahre veganer Ernährung betrachten, mit der unausweichlichen Folge eines Vitamin-B_{12}-Mangels.

Fallbeispiel 6

- RR 120/90
- Puls 68/min; regelmäßig, Pulsus contractus
- fühlt sich wohl

Der Patient fühlt sich wohl. Systolischer Druck und Pulsfrequenz sind normal, der **diastolische Blutdruck** ist grenzwertig **erhöht** bei gleichzeitig **hartem Puls** und kleiner Amplitude (Pulsus contractus) (➤ Tab. 2.3). Die unauffällige Pulsfrequenz weist auf einen fehlenden Sympathikotonus, sodass die diastolische Hypertonie damit nicht erklärt werden kann. Übrig bleibt ausschließlich die Erklärung dieses Wertes mit einer **Dauerverengung der Gefäße**, die weit überwiegend arteriosklerotisch bedingt ist. Eine **Arteriosklerose** ist bei einem jungen Menschen nicht gerade häufig, aber in dieser noch milden Form für einen 30-Jährigen auch nicht ungewöhnlich. Der Patient leidet an einer familiären Hyperlipidämie. Außerdem ist er Raucher, wodurch sich die Schäden an den Gefäßwänden beschleunigen.

Beschwerden bestehen in diesem Frühstadium nie. Dieselben folgen viele Jahre später, nicht so selten erst als Manifestation einer KHK oder in Form eines Schlaganfalls.

Fallbeispiel 7

- RR 120/90
- Puls 92/min; arrhythmisch, Pulsus tardus et parvus
- Belastungsdyspnoe

Die **diastolische Hypertonie** des Patienten weist im Zusammenhang mit der **Tachykardie** auf den **Sympathikuseinfluss** hin. Eine Arteriosklerose kann hierdurch bereits ausgeschlossen werden. Der systolische Blutdruck ist im Zusammenhang mit dem erkennbaren Sympathikotonus auffallend niedrig, auch wenn er absolut gesehen normal ist. Die geringe Belastbarkeit mit Belastungsdyspnoe deutet auf eine **kardiale Ursache**, weil im Falle einer pulmonalen Erkrankung der systolische Druck höher zu erwarten wäre.

Als kardiale Erkrankung mit eher niedrigen systolischen Drücken kommen hauptsächlich die **Stenose der Aortenklappe** sowie **Mitralisfehler** (Stenose, Insuffizienz) in Betracht. In allen 3 Fällen würde die Mangelversorgung der Peripherie Sympathikus und RAAS aktivieren, wobei dieser Einfluss aber bei der Stenose der Aortenklappe unter Ruhebedingungen eher zu einer nur mäßigen Pulsbeschleunigung führen würde, weil die Hypertrophie des linken Ventrikels, die sich unweigerlich ausbilden müsste, die Aktivierung des Sympathikus in einem geringeren Umfang erfordert als dies bei **Mitralisfehlern** der Fall wäre. Denn hier ist der **linke Ventrikel** eher **unterfordert** (Mitralstenose) bzw. **exzentrisch hypertrophiert** (Insuffizienz), während die Hauptarbeit auf dem **rechten Ventrikel** lastet, der über **Hypertrophie** und **pulmonale Hypertonie** im Verlauf der Jahre eine Insuffizienz entwickeln muss.

Bei der Mitralstenose sehen wir die sog. **Facies mitralis** mit **Wangenrötung** (Gefäßerweiterung) und **Lippenzyanose**. Beide Mitralisfehler führen zum Rückstau mit **Lungenödem**, was den Patienten zum Schlafen mit erhöhtem Oberkörper bewegen würde. Auch ein zumindest **nächtlicher Husten** wäre zu erwarten.

Die **Linksherzinsuffizienz** führt zu erniedrigten systolischen Drücken bei kleiner Blutdruckamplitude und zur Tachykardie. Selbstverständlich ist auch eine verminderte körperliche Belastbarkeit. Der Patient könnte von daher also auch ohne Weiteres eine Linksinsuffizienz aufweisen, die gleichzeitig gut zu dem **Pulsus tardus et parvus** passen würde. Besonders gut stimmt auch die **Aortenstenose** mit einer derartigen Pulsqualität überein, während Mitralstenose und Mitralinsuffizienz gerade dadurch unwahrscheinlich werden. Bei Mitralisfehlern würde man eher einen Pulsus parvus als Pulsus mollis, jedoch ohne tardus erwarten. Besonders hilfreich sind in diesem Fall die typischen Herzgeräusche der jeweiligen Klappenfehler sowie die Stauungszeichen über der Lunge.

Fallbeispiel 8

- RR 145/85
- Puls 72/min; regelmäßig
- Wohlbefinden

Systolisch besteht eine **milde Hypertonie**; der diastolische Wert ist noch normal. Die Blutdruckamplitude ist mäßig vergrößert, aber nicht in einem Umfang, wie es bei den anderen Fallbeispielen zu erwarten wäre. Bei den typischen Erkrankungen mit großer Blutdruckamplitude müsste der diastolische Druck zusätzlich eher erniedrigt ausfallen.

Der Puls ist normal, wobei man aber bei einem jungen Mann eher weniger erwarten würde. Dies führt im Verein mit dem grenzwertigen diastolischen Wert zu der Annahme, dass der Sympathikus geringgradig aktiviert sein sollte. Dieser milde Sympathikotonus reicht aber wiederum nicht zur Erklärung der systolischen Hypertonie aus, für den deshalb ursächlich nur eine **Hypervolämie** in Frage kommt.

Die Hypervolämie kann **nicht kardial** bedingt sein, weil sie sonst zu einem höchstens gerade noch normalen peripheren Druck führen würde (Aortenstenose, Mitralisfehler), eine größere Blutdruckamplitude auslösen müsste (Aorteninsuffizienz, Ductus Botalli apertus) oder im Falle einer Aortenisthmusstenose nicht nur zu einer deutlichen Differenz in den Drücken an Armen und Beinen, sondern auch zu einer gleichzeitigen diastolischen Hypertonie im Gefäßbereich vor der Stenose führen sollte.

Eine nicht pulmonal, anämisch oder kardial verursachte Hypervolämie ist zumeist die Folge einer **endokrinen Störung** bzw. endokrinen Reaktion, soweit keine übermäßige Adipositas oder ein exzessiver Salzkonsum vorliegen. Die Hyperthyreose scheidet wegen der fehlenden Tachykardie bei immer noch zu kleiner Blutdruckamplitude aus. Übrig bleiben ein Morbus Cushing, der dem Patienten aber anzusehen wäre, ein primärer Hyperaldosteronismus in der Folge eines Nebennierenrindenadenoms (Conn-Syndrom) oder die **Stenose** einer oder beider **Nierenarterien**.

Die Stenose einer Nierenarterie bedeutet aufgrund des Unterdrucks in den nachgeschalteten Nierenarteriolen eine deutliche Ankurbelung des RAAS bei mäßiger Aktivierung des Sympathikus so lange, bis der Druck in der betroffenen Niere eine ausreichende Höhe erreicht hat. Wenn er dort ausreichend ist, ist er gleichzeitig im gesamten restlichen Körperkreislauf zu hoch. Es resultiert überwiegend ein **Volumenhochdruck** bei gleichzeitiger **Verengung der Widerstandsgefäße** (Angiotensin II, ADH/Vasopressin, Sympathikus). Sobald das Mehrvolumen erreicht ist, pegelt sich das System auf einem niedrigeren Niveau ein, das diese Hypervolämie konstant erhält, die Verengung der Widerstandsgefäße und damit den diastolischen Druck aber nur noch mäßig ansteigen lässt. Dies gilt natürlich nur so lange, wie der Volumenhochdruck seinerseits nicht zur zusätzlichen Arterio- bzw. Arteriolosklerose geführt hat.

Der Hyperaldosteronismus (Conn-Syndrom, Leberzirrhose) lässt die Widerstandsgefäße unbehelligt (Angiotensin II und ADH sind in diesem Fall nicht erhöht), sodass eine primär lediglich systolische Hypertonie resultiert. Der diastolische Druck wäre wegen der Überversorgung der Peripherie eher niedriger zu erwarten als im dargestellten Beispiel.

Fallbeispiel 9

- RR 120/75
- Puls 68/min; vereinzelte Extrasystolen, paroxysmale Tachykardie
- Schlafstörungen, chronische Müdigkeit, Spannungskopfschmerzen, manchmal Herzstechen; EKG usw. o. B.

Blutdruck und Puls sind perfekt. Ernsthafte Erkrankungen von Herz oder Gefäßsystem sind damit nahezu ausgeschlossen. Was nicht stimmig ist, sind die anfallsweise auftretende Tachykardie (unter Ruhebedingungen), der Thoraxschmerz, die Extrasystolen und die Insomnie, verbunden mit Müdigkeit.

Der vorgestellte Fall begegnet einem im medizinischen Alltag gewissermaßen ununterbrochen. Er ist, mit kleineren Abweichungen, häufiger als jede ernsthafte Erkrankung des Herzens. Dadurch stellt er sozusagen einen gewichtigen Prüfstein für Arbeit und medizinisches Verständnis des Therapeuten dar und ebnet den Weg entweder zu üblichen Vorstellungen mit Einsatz von Betablockern und einschließlich allfälliger „psychosomatischer Bequemlichkeiten", oder er stellt die Weichen zu eigenem Suchen mit dem möglichen Ergebnis eines beglückenden Therapeutenalltags. Es sei daran erinnert, dass vereinzelte Extrasystolen weder als pathologisch noch als behandlungsbedürftig gelten.

> **HINWEIS DES AUTORS**
>
> Lang anhaltende Schlaflosigkeit – als Durchschlaf-, nicht als Einschlafstörung – hat beim jungen Menschen als einzige wesentliche Ursache die **Geopathie**. Die Verfechter psychosomatischer Erkrankungen werden hinsichtlich einer Ursache für die Insomnie ebenfalls fündig werden, weil ein jeder irgendein „Päckchen" mit sich herumträgt, das gesetzmäßig zu finden ist, wenn man nur intensiv danach sucht. Die sich anschließende Psychotherapie über 1–3 Jahre wird allerdings an der Insomnie nichts verändern.
>
> Linksthorakaler Druck bzw. Schmerzen bzw. Stechen in Verbindung mit paroxysmaler (anfallsweiser) Tachykardie, die sich im EKG eher zufällig bestätigt, und entsprechenden Ängsten sind wiederum ein Fall für die psychosomatische Schublade und werden als **Herzneurose** mit einer entsprechenden Diagnose belegt. Der Patient leidet an einer **Blockade** von **Th3** oder **Th6** mit den typischen Symptomen der „**Herzstiche**", der **paroxysmalen Tachykardie** und eventuell auch der **Sinusarrhythmie**, und das alles bevorzugt oder ausschließlich **in Ruhe**. Die Ausstrahlungen der beiden Wirbelblockaden führen teilweise bis zu einem Spasmus der Koronargefäße, was dann unter der Diagnose Prinzmetal-Angina geführt wird.

2.2 Tachykardie

2.2.1 Definition

Definiert ist die Tachykardie beim Erwachsenen als Ruhefrequenz von Puls bzw. Herz von > **100 Schlägen/min.** Die beschleunigte Ruhefrequenz muss dem Patienten nicht unbedingt bewusst sein, wird jedoch häufig in der Form **unangenehmer Palpitationen** empfunden. Die verkürzte Diastolendauer kann als Folge der relativen Ischämie des linken Ventrikels zu pektanginösen Beschwerden unter Belastung führen. Eine Belastungsdyspnoe ist allein schon deswegen zu erwarten, weil die übliche kardiale Reserve durch Frequenzsteigerung eingeschränkt ist. Abhängig von der Ursache sind weitere Symptome möglich.

Bei Kindern liegt die Pulsfrequenz, abhängig vom Lebensalter, deutlich oberhalb der Erwachsenenwerte. Zum Beispiel schlägt das Herz des Neugeborenen noch 140-mal/min, dasjenige eines 4-jährigen Kindes 100-mal/min und eines 10-Jährigen 90-mal/min. Auch bei der Frau liegt die Frequenz mit etwa 70–80/min etwas oberhalb derjenigen des Mannes (60–70/min).

2.2.2 Ursachen

Sofern die Tachykardie nicht nur gelegentlich in Ruhe auftritt, sondern chronisch, zumindest jedoch über längere Zeiträume und unter Belastung eher zunehmend, scheidet eine Blockade (Th3, Th6) ursächlich aus. Wenn man einmal von einer **Störung der Schilddrüsenfunktion** mit ihrer wechselnden Zahl an kardial eingebauten β-Rezeptoren absieht, wenn man zusätzlich **Elektrolytstörungen** oder ein **pathologisch verändertes Reizbildungs- und Reizleitungssystem** außer Acht lässt, bleibt als einzige ursächliche Instanz für tachykarde Störungen der **Sympathikus** übrig. Dies bedeutet, dass alles, was den Sympathikus aktiviert, zur Beschleunigung des Herzschlags führen muss. Gleichzeitig werden die weiteren Sympathikusfunktionen erkennbar, u.a. also weite Pupillen, kaltschweißige Haut, gesteigerter Atemantrieb und verminderte Darmtätigkeit.

Der Sympathikus wurde im Laufe der Evolution entwickelt, um Gefährdungen der körperlichen Integrität zu begegnen und Mangelzustände zu verhindern. Gefährdungen führen, sobald sie gedanklich oder intuitiv erkennbar werden, unmittelbar zu seiner Aktivierung, die hinsichtlich ihrer Ausprägung weitgehend genau die subjektiv empfundene Gefahr widerspiegelt. Dabei spielt es keine Rolle, ob die Gefahr lediglich als Angst oder Vorstellung im Geist des Betreffenden entsteht und irrelevant sein mag, oder ob die sensiblen und sensorischen Organe die Gefährdung vermitteln, u.a. auch in der Form eines heftigen Schmerzes.

Mangelzustände, die Flucht oder Kampf behindern würden und damit durch den Sympathikus erkennbar werden müssen, beziehen sich v.a. auf eine allgemeine Aktivierung und Versorgung derjenigen Gewebe mit Energie (ATP), die zuvorderst für den Erhalt körperlicher Integrität von Bedeutung sind, also Muskulatur und Cerebrum. Dagegen sind Strukturen wie Haut, Sexualorgane oder die Ausscheidungsorgane Darm und Harnblase in diesen Phasen existenzieller Not von minderer Bedeutung und werden vorübergehend „abgeschaltet".

Die Frage, was der Organismus für die Bereitstellung ausreichender **ATP-Vorräte** benötigt, lässt sich einfach beantworten: **Glukose** als Hauptbrennstoff der Evolution, **Sauerstoff**, um die Verbrennung zu ermöglichen, und ein ausreichender **Blutdruck**, der diese beiden Moleküle zu Cerebrum und Muskulatur transportiert. Dies bedeutet, dass der Sympathikus exakt in dem Moment anspringt, in dem einer dieser 3 Parameter unzureichend vorhanden ist. Auch die Frage nach den sympathischen Wirkungen ist damit bereits beantwortet: Er muss den Glukose- und Fettspiegel (= Ersatzbrennstoff) erhöhen, durch Stimulation des Atemzentrums zusätzlichen Sauerstoff bereitstellen und den Blutdruck der erwarteten Situation anpassen. Abgesehen vom Druck der Ventrikel wird der Blutfluss durch die überlebenswichtigen Gewebe durch Frequenzsteigerung weiter verstärkt. Die Aktivierung zerebraler Strukturen einschließlich der Formatio reticularis sorgt in Verbindung mit weiter Lidspalte (M. tarsalis), großen Pupillen (M. dilatator pupillae) und

Protrusio bulbi (M. orbitalis) für einen perfekten Überblick und schnellstmögliche Entscheidungsfindungen. Die unterschiedliche Verteilung der α- und β-Rezeptoren auf die Gewebe stellt Herz und Skelettmuskulatur zusätzliches Blut zur Verfügung. Die Hormone des RAAS werden vorsorglich in das Geschehen einbezogen, falls Kampf oder Flucht oder Mangelzustand länger andauern sollten. All dies sind Automatismen, die sich auf perfekte Weise gegenseitig ergänzen, die man jedoch im Zusammenhang mit der Abklärung einer chronifizierten Tachykardie gar nicht benötigt, weil die Tachykardie stellvertretend, gewissermaßen als Symbol für sie alle steht.

Auf die Diagnose einer **Tachykardie** folgt demnach zunächst lediglich die Überlegung, ob sie durch einen **Mangel an Glukose**, **an Sauerstoff** oder **an einem ausreichenden Blutdruck** verursacht wurde oder eben die Suche nach **geistig-emotionalen Zusammenhängen**. Diese Reduktion auf das Wesentliche machte die Abklärung vergleichsweise einfach und Erfolg versprechend, wenn es nicht auch **idiopathische**, eventuell familiäre Fälle geben würde, die keinerlei fassbare Ursachen erkennen lassen.

Mangel an Glukose

- Morbus Addison (Mangel an Cortisol)
- Hypophyseninsuffizienz (Mangel an Cortisol und STH)
- Insulinom
- therapeutische Überdosierung beim Diabetiker (Insulin oder orale Medikation)
- vorübergehend im Hunger

Mangel an Sauerstoff

- Lungenerkrankungen: Emphysem, Fibrose, Atelektasen, Pneumonie
- obstruktive Erkrankung der Atemwege: Asthma bronchiale, COPD
- kardiale Erkrankungen, die zur unzureichenden Aufsättigung führen: Stau vor dem linken Herzen, Rechts-Links-Shunt oder Mangeldurchblutung der Lunge (z. B. bei pulmonaler Hypertonie); gleichzeitig erhält die Peripherie dadurch teilweise zusätzlich auch weniger Blut, sodass der Sympathikus dann zusätzlich den Mangel an Druck registriert
- Anämie: durch Mangel an Eisen, Folsäure oder Vitamin B_{12}, durch Insuffizienz des Knochenmarks oder durch verkürzte Lebenszeit der Erythrozyten bei Hämolyse bzw. bei Ausfall des Erythropoetin (Urämie)
- Kohlenmonoxid-Intoxikation
- Methämoglobin beim Säugling

Mangel an Blutdruck

- Herzinsuffizienz
- Klappenfehler (alle außer der Aorteninsuffizienz)
- Morbus Addison (Mangel an Aldosteron)
- primäre (familiäre bzw. idiopathische) oder sekundäre Hypotonie bis hin zum Schock
- osmotische Diurese (Diabetes mellitus, Hyperkalzämie)
- Diurese bei ADH-Mangel (Diabetes insipidus), funktionell bei Alkoholabusus, Isosthenurie vorübergehend in Vorstadien der Urämie
- Flüssigkeitsverluste über Darm (Diarrhö) oder Haut (Schwitzen)
- unzureichende Flüssigkeitszufuhr bis hin zum Verdursten
- neurogen (Ausfall sympathischer Teilfunktionen)

Psychogene Ursachen

- Angst (objektiv begründbar)
- Angststörung
- Panikattacken
- Disstress-Syndrom
- heftige Schmerzen

Sonstige Ursachen

Es gibt zusätzlich einzelne Tachykardie-Ursachen, die sich nicht so ohne Weiteres in die aufgeführten Kategorien einordnen lassen. Zum Beispiel besitzen Genussgifte wie Koffein oder Nikotin sympathikusartige Wirkungen. Dies gilt auch für einzelne **Medikamente** wie Effortil® (zur Stabilisierung einer Hypotonie) oder Bronchien erweiternde Pharmaka wie Theophyllin. Die Verschaltung des Temperaturzentrums im Hypothalamus mit dem Sympathikus bewirkt eine Tachykardie bei **Fieber**, wobei man als Faustformel etwa 10 zusätzliche Herzschläge pro 1 °C Temperaturerhöhung voraussetzen kann. Bei einer **mechanischen Bedrängung des Herzens** wie z. B. beim Roemheld-Syndrom (abdominelle Überblähung) oder einem Magenprolaps können ausgeprägte Tachykardien entstehen. Bei der **Myokarditis** sieht man bei Beteiligung des Reizleitungssystems sowohl bradykarde als auch tachykarde Rhythmusstörungen. Im Kindesalter ist die „Tachykardie" physiologisch. Wird keine Ursache gefunden, gilt die Tachykardie als idiopathisch. Sonstige Ursachen einer Tachykardie können also sein:

- Genussgifte
- Medikamente (Effortil®, Theophyllin)
- Fieber
- Roemheld-Syndrom
- Magenprolaps
- Myokarditis
- Hyperthyreose
- Phäochromozytom
- idiopathisch

2.2.3 Tachyarrhythmie

Ist eine Tachykardie arrhythmisch, besteht die häufigste Ursache in **Vorhofflimmern**. Bei Elektrolytstörungen oder einer ausgeprägten

Ischämie des Herzmuskels (KHK, Herzinsuffizienz) mit Destabilisierung des Ruhepotenzials einzelner Herzmuskelzellen kann die Tachykardie unregelmäßig werden. Dies ist aus demselben Grund auch im zeitlichen Zusammenhang mit einem Herzinfarkt möglich, selten auch bei **Intoxikationen** z. B. durch Digitalis.

Folgende Ursachen führen zu einer Tachyarrhythmie:
- Vorhofflimmern (häufigste Ursache)
- Ischämie des Herzmuskels (KHK, konzentrische Linksherzhypertrophie bei z. B. Aortenstenose, Insuffizienz, akuter Klappenfehler)
- Herzinfarkt
- Digitalisintoxikation (selten, meist bradykard)

2.3 Thoraxschmerz

2.3.1 Definition

Als Thoraxschmerz werden Schmerzzustände der rippentragenden Brustwandareale, des thorakalen Gesamtraums und des Schultergürtels bezeichnet.

2.3.2 Abgrenzung harmloser von gefährlichen Störungen

Thoraxschmerzen werden im Praxisalltag häufig geklagt. Von größter Bedeutung dabei ist es, die zahlreichen vergleichsweise **harmlosen Störungen**, die ursächlich sein können, mit geschultem diagnostischem Blick und ohne Zeitverzögerung von denjenigen abzugrenzen, die den Patienten **ernsthaft gefährden** und Notfallmaßnahmen erforderlich machen. Zu Letzteren gehören, neben Oberbauchprozessen wie Ulkusperforation oder Pankreatitis, v. a. Herzinfarkt bzw. instabile KHK, Aortendissektion, Spannungspneumothorax und die Lungenembolie.

Als erster Hinweis auf die Abgrenzung alltäglicher, vergleichsweise harmloser Beschwerden von lebensbedrohenden Formen kann der Hinweis des Patienten gelten, ob der (akut empfundene) Schmerz als ausgedehnte bzw. diffuse **Angina pectoris** oder eher **umschrieben** z. B. als Punkt oder als Strecke, die man mit dem Finger nachfahren kann, zu beschreiben ist. Dabei ist mit dem Symptom Angina pectoris (Angina = Enge; Pectus, pectoris = Brust) ein Gefühl gemeint, das man als mehr oder weniger heftigen Schmerz, als Brennen oder Stechen oder auch als ausgeprägtes Druckgefühl definieren kann.

> **EXKURS**
>
> Leider wird inzwischen weit verbreitet, selbst in Werken wie Harrison oder Pschyrembel, die durchaus einen Goldstandard der Medizin darstellen, das Symptom „Enge in der Brust" mit der Diagnose KHK verwechselt bzw. gleichgesetzt. Dies stellt allerdings eine gewisse sprachliche Schlampigkeit dar, denn neben KHK und Herzinfarkt führen weitere Erkrankungen wie u. a. Lungenembolie, Perikarditis oder Ösophagitis zu dem Symptom der Angina pectoris. Mit der Gleichsetzung würde man weiteren diagnostischen Ursachen das sprachliche Symptomenbild entziehen. Gleichzeitig läuft der medizinisch wenig Erfahrene Gefahr, die entsprechende Schilderung des Patienten automatisch dem Herzen zuzuordnen und so möglicherweise die eigentliche Ursache zu übersehen. Schließlich kann es ganz pauschal kaum sinnvoll sein, Krankheiten sprachlich durch ihre Symptome zu ersetzen, z. B. vom Patienten mit Pneumonie zu berichten, er leide an der Krankheit Husten.

Eine erste Abgrenzung bedrohlicher Erkrankungen thorakaler Organe von möglicherweise durchaus heftigen, jedoch vergleichsweise harmlosen Schmerzen kann mittels der jeweiligen nervalen Leitung erfolgen. Störungen der **Thoraxwand** einschließlich der **parietalen Pleura** werden in ihrer Übertragung durch **sensible Spinalnerven scharf abgebildet** auf den Gyrus postcentralis übertragen. Sie lassen sich dem Segment eines einzelnen Nerven zuordnen – entweder durchgängig bzw. gürtelförmig und einseitig oder punktuell und dann meist von wechselnder Intensität, wie dies für Blockaden der kleinen Wirbelgelenke typisch ist. Zusätzliche Symptome wie z. B. Übelkeit oder ein Schwächegefühl fehlen. Körperliche Anstrengung führt nicht zur Verschlimmerung. Man kann deshalb eine blockierungsbedingte „Herzneurose" (➤ Fach Herz-Kreislauf-System) kaum mit der KHK oder einem Infarkt verwechseln. Des ungeachtet gibt es eine nicht geringe Anzahl an „Intensivpatienten" mit Herzneurose oder weiteren harmlosen Störungen, weil die Zusammenhänge nicht beachtet oder nicht verstanden werden.

Dagegen wird der Schmerz **innerer Organe** sympathisch auf den **Grenzstrang** und erst von dort auf sensible Nervenfasern übertragen. Die Besonderheit dabei ist, dass sämtliche sympathischen Fasern, die zu einem bestimmten Organ ziehen, an der Schmerzleitung beteiligt sein können, sodass die **Head-Zonen** innerer Organe sehr breit und etwas **unscharfe Schmerzbilder** erzeugen, die als **Ausstrahlungen** wahrgenommen werden. Die Ischämie des Herzmuskels erzeugt thorakale Schmerzen vom oberen Thorax mit Achselhöhlen und Armen bis hinunter zum Oberbauch, weil das Herz sympathisch aus dem Grenzstrang zwischen Th1 und Th6 innerviert wird. Wird das Zwerchfell beim Infarkt in das Geschehen einbezogen, ergibt sich daraus auch noch eine sensible Leitung zu den Dermatomen des N. phrenicus (C3 und C4), woraus Schmerzen in Schulter, Hals und Kiefer resultieren. Zusätzlich ziehen einzelne Phrenicusfasern bereits auf dem Weg des Nervs zum Zwerchfell zum Herzbeutel.

Die Head-Zone der Pleura visceralis reicht aufgrund ihrer sympathischen Versorgung aus Th2–Th12 von der Achselhöhle bis zum Unterbauch, sodass eine Pleuritis oder eine Reizung der linken Pleura im Rahmen einer Pankreatitis zu ausstrahlenden Schmerzen zwischen Achselhöhle (nicht Schulter) und Leiste führen kann. Der ausgeprägteste und am besten abgrenzbare Schmerz wird allerdings am Ort der Reizung selbst wahrgenommen, weil die Pleura parietalis als Einheit mit der Thoraxwand somatisch segmental innerviert ist. Typisch ist in dieser Lokalisation ein scharfer, messerstichartiger Schmerz, der sich mit den Bewegungen der beiden Pleurablätter aufeinander, also beim Husten oder tiefer Inspiration, erheblich verstärkt. Die Zusammenhänge gelten auch für das retroperitoneal liegende Pankreas, sodass der primäre und heftigste Schmerz der Pankreatitis segmental links im Oberbauch bis in Flanke oder Rücken empfunden wird, eventuell gürtelförmig beide Seiten erfassend, weil der Pankreaskopf rechts der Mittellinie liegt.

> **MERKE**
> Jede diffuse, ausstrahlende Symptomatik muss an den Befall innerer Organe denken lassen. Dies gilt im gleichen Maß auch für die intraperitoneal liegenden Bauchorgane, weil nur das parietale Bauchfell somatisch, das viszerale Blatt dagegen sympathisch aus dem Grenzstrang bzw. den unpaaren abdominellen Ganglien versorgt wird.

2.3.3 Anamnese

Zunächst muss es darum gehen, den akuten, lebensbedrohenden **Notfall** aus der Vielzahl möglicher Krankheitsbilder geringerer Dringlichkeit ohne Zeitverlust herauszufiltern. Erst wenn echte Notfälle mit einiger Sicherheit verworfen werden können, darf sich die übliche, eventuell sehr breit gefasste Anamnese anschließen, die sich dann im Einzelfall bis hin zu bekannten Risikofaktoren oder familiären Zusammenhängen erstreckt, soweit das für die Diagnostik im Einzelfall relevant sein mag.

Neben der **Lokalisation** des Schmerzes stehen Fragen nach seiner **Qualität** (scharf-stechend oder eher dumpf-drückend), seinem **Beginn** (hochakut, dramatisch, angstbesetzt oder sich langsam entwickelnd, gleichbleibend, flüchtig), etwaigen **Ausstrahlungen** und **begleitenden Umständen** (aus physischer bzw. psychischer Belastung heraus oder in Ruhe) im Vordergrund. Von Bedeutung sind **begleitende** oder **vorausgegangene Symptome** wie ein Infekt, Fieber, Palpitationen, Schwächegefühl, Dyspnoe (unter Belastung oder bereits in Ruhe?), Bauchschmerzen oder Übelkeit bzw. die Umstände, unter denen sich Intensität oder Art des Schmerzes **verändern** (Belastung/Ruhe, Husten, Atmung, Körperlage). Gibt es **Vorerkrankungen** wie KHK, bekannte Klappenfehler, eine periphere oder pulmonale Hypertonie, Ödeme, Nykturie, chronischen Husten, Hämoptyse? Bestehen oder bestanden Erkrankungen von Speiseröhre (Reflux, Achalasie, Störungen der Peristaltik), des Magens (Ulkus) oder weiterer Oberbauchorgane? Sind Erkrankungen der Wirbelsäule bekannt (Bandscheibenvorfall, entzündliche Veränderungen) oder sind Wirbelsäulenmetastasen bei bereits bestehendem Primärtumor möglich (z. B. Mamma- oder Prostatakarzinom)? Bestehen Symptome an den unteren Extremitäten, die eine Phlebothrombose möglich erscheinen lassen?

2.3.4 Untersuchung

Akute Thoraxbeschwerden, die offensichtlich nicht durch ein Trauma verursacht wurden, erfordern ein gewisses Grundmuster an Untersuchungen, bevor man sich möglicherweise voreilig einer Diagnose zu sicher ist. Dazu gehören **Blutdruckmessungen** an beiden Armen, beim Verdacht auf eine Aortendissektion auch an den Beinen. Zumindest sollten hier die Fußpulse auf Stärke und Seitengleichheit überprüft werden.

Selbstverständlich sind **Auskultation** von **Herz** und **Lunge** sowie, bei der Möglichkeit einer Pleurabeteiligung (Ergussbildung), auch die **Perkussion**. Bei erkennbar **gestauten Halsvenen** kommen im Akutfall v. a. Herzinfarkt, Spannungspneumothorax und Perikarderguss in Frage. In diesen Fällen dürfte der Blutdruck bereits abgefallen sein, bei meist beschleunigter, beim Infarkt arrhythmischer Pulsfrequenz. Während der Pneumothorax durch Auskultation und Perkussion über der betroffenen Seite leicht erkannt werden kann, ist der Perikarderguss evtl. lediglich aufgrund auffallend schwacher Herztöne zu vermuten.

Die **Wirbelsäule** sollte bei der Fragestellung einer Interkostalneuralgie auf paravertebrale Myogelosen mit Schwerpunkt in den Segmenten der Schmerzhaftigkeit überprüft werden. Erkennbare Myogelosen sind bei blockierungsbedingten Neuralgien palpatorisch regelhaft von besonderer Schmerzhaftigkeit.

Ein **EKG** wird dem Heilpraktiker meist nicht zur Verfügung stehen, obwohl die modernen Geräte erschwinglich sind und keine anderweitige Untersuchung ein vergleichbares Maß an Aussagekraft zulässt. Dies bedeutet gleichzeitig, dass der Heilpraktiker bei akuten Beschwerden des Patienten, bei denen er eine kardiale oder pulmonale (Embolie) Beteiligung nicht mit absoluter Sicherheit ausschließen kann, den Fall ohne Zeitverlust abzugeben hat. Daraus folgt auch, dass Laborparameter, die eine Zuordnung zu thorakalen oder Oberbauchorganen erlauben würden, für den Heilpraktiker notfallmäßig keine Bedeutung besitzen können.

Medikamente, die zumindest theoretisch in der Lage sind, vermutete Zusammenhänge zu verdeutlichen oder einzukreisen, sind für rein diagnostische Zwecke grundsätzlich wenig geeignet. **Nitrate** lindern die Symptome der KHK, doch gilt dies durch ihre Wirkung auf jegliche glatte Muskulatur einschließlich der Media der Gefäße sowie ihre Blutdrucksenkung und Entlastung des Herzens gleichermaßen für Symptome, die aus einer Aufdehnung der Pulmonalarterie, Spasmen der Speiseröhre, Affektionen von Gallen- oder Atemwegen, einer hypertonen Krise oder eines akuten Klappenfehlers resultieren. Andererseits bessern sie häufig sogar Beschwerden einer Interkostalneuralgie und versagen im Einzelfall bei der instabilen KHK, sodass letztendlich nicht unbedingt ein diagnostischer Gewinn resultieren muss. Antazida, die bei der Ösophagitis oder beim Magenulkus rasche Besserung versprechen, können über Placeboeffekte von weiteren Ursachen ablenken.

> **ACHTUNG**
> Analgetika waren im diagnostisch noch offenen Akutfall in früheren Jahren kontraindiziert. Inzwischen wird aufgrund der verbesserten diagnostischen Möglichkeiten eine **frühzeitige Analgesierung** des Patienten empfohlen.

2.3.5 Ursachen

Abgesehen von **Traumen**, die in der Regel anamnestisch eruierbar sind, kommen folgende Organe und Strukturen als **Verursacher thorakaler Schmerzen** bzw. eines thorakalen Drucks in Frage (➤ Tab. 2.4):
- Herz
- Gefäße (v. a. Aorta und A. pulmonalis)
- Thoraxwand und Pleura
- Wirbelsäule und Spinalnerven
- Speiseröhre
- Ausstrahlung erkrankter Oberbauchorgane (10 % der Fälle)

Tab. 2.4 Ursachen thorakaler Schmerzen

Organ	Erkrankungen	Schmerzausstrahlung	Diagnostik
Herz	• KHK • Aortenstenose • Herzinfarkt • Myo-, Perikarditis	typische, breite Ausstrahlungen	• Auskultation • EKG • Labordiagnostik • Echokardiographie
Gefäße	• Aortendissektion • Aufdehnung der Pulmonalarterie	Rücken bzw. Schulterblatt	• Duplexsonographie • Echokardiographie • CT • MRT
Wirbelsäule mit Intervertebralgelenken und Spinalnerven	• Blockaden • Tumor • Herpes Zoster • Bandscheibenvorfall • Borreliose • Spondylarthritis z. B. bei Morbus Bechterew • Herzneurose bzw. Da Costa-Syndrom (= Effort-Syndrom)	lokal oder gürtelförmig (gilt für alle)	• paravertebrale Myogelosen im Segment • evtl. knöcherner Klopfschmerz • Anamnese • EKG • MRT, CT • Labordiagnostik
Ösophagus	• Ösophagitis • Achalasie • Ösophaguskarzinom	wie KHK	• Anamnese • EKG • Ösophagoskopie
Pleura	• Pleuritis • Pneumothorax • Lobärpneumonie • Lungenembolie	meist lokale, stechende Schmerzen, bei Ausstrahlung: Achselhöhle bis Unterbauch (Head-Zone)	• Auskultation • Perkussion • Röntgen • EKG • Szintigraphie • Labordiagnostik
Thoraxwand	• Rippenfraktur • Pneumothorax • Tietze-Syndrom • einwachsende Tumoren (z. B. Mamma-, Bronchialkarzinom) • Pleuramesotheliom	umschriebene Schmerzen	• Thoraxasymmetrie • Auskultation • Perkussion • Palpation (Tietze) • Röntgen
Oberbauch	• Magen (einschließlich Perforation)	Thorax, Rücken, linke Schulter, epigastrisch	• Labordiagnostik • Sonographie • Ösophagoskopie bzw. Gastroskopie
	• Mallory-Weiss-Syndrom		
	• Hepatitis, Perihepatitis	rechter Oberbauch	
	• Cholezystitis	rechte Schulter bis Unterbauch	
	• Gallenkolik	Rücken, rechte Schulter	
	• Pankreatitis	Thorax bis linke Achselhöhle, gürtelförmig	
	• Milzruptur bzw. -infarkt	linke Schulter	
	• Roemheld-Syndrom		
Sonstiges	Tracheitis		

Erkrankungen der **Lunge** einschließlich ihrer **Bronchien** verursachen **keine Schmerzen**, weil dieses Organ nicht sensibel versorgt ist. Beispielsweise schmerzt eine Lungenembolie nur dann, wenn die Pleura über einen Infarkt von Lungengewebe mitbetroffen ist (etwa 10 % der Fälle) oder wenn bei sehr großen Emboli der Rückstau in eine A. pulmonalis zu deren massiven Überdehnung geführt hat. Entsprechendes gilt für die Lobärpneumonie, bei der nicht die Pneumonie, sondern der regelhafte Mitbefall der beiden Pleurablätter zu Schmerzen führt. Ein Bronchialkarzinom verursacht nur in den Fällen Schmerzen, bei denen es Nachbarstrukturen wie z. B. Thoraxwand oder Herz infiltriert. Während Bronchien und Bronchiolen weder bei maligner Infiltration noch entzündlicher Reizung Schmerzen bereiten, gilt dies für die Luftröhre nicht. Eine **Tracheitis**, z. B. im Rahmen einer Influenza oder eines ausgeprägten grippalen Infekts, macht sich durch **schmerzhafte Hustenstöße**, eventuell sogar bereits durch eine inspiratorisch schmerzende Atmung bemerkbar.

Herz (> Tab. 2.5)

KHK oder **Herzinfarkt** als Ursache eines thorakalen Schmerzes sind häufige Ereignisse. Noch häufiger allerdings müssen sie differenzialdiagnostisch gegen andere Ursachen wie die Interkostalneuralgie, eine Pleuritis oder Ösophagitis abgegrenzt werden. Die im Akutfall wichtigste, nicht immer auf Anhieb unterscheidbare Differenzialdiagnose, stellt die Lungenembolie dar – v. a., wenn sie mit erheblichen Schmerzen, Blutdruckabfall und nachfolgendem Kreislaufkollaps einhergeht.

KHK und Herzinfarkt mit ihren überwiegend typischen Symptomen und Ausstrahlungen sollen hier nicht beschrieben werden (> Fach Herz-Kreislauf-System). Von Bedeutung ist allerdings im Zusammenhang, dass selbst der Herzinfarkt keinerlei präkordiale bzw. retrosternale Schmerzen aufweisen muss, sodass seine möglichen Ausstrahlungen nicht als Ausstrahlungen, sondern als isolierte Beschwerden z. B. im Bereich von Schulter, Hals, Rücken oder Oberbauch imponieren können. Wenn dann auch noch begleitende Schwäche, Übelkeit, Blutdruckabfall oder Rhythmusstörungen im Einzelfall fehlen, wird eine ambulante Diagnostik schwierig oder unmöglich. Dies gilt sogar für ein unauffälliges EKG, weil nicht jeder Infarkt typische Veränderungen zeigt.

Wichtig ist, dass die **Ösophagitis** spätestens ab dem Grad 3 die Symptome einer KHK oder eines Infarkts nicht nur in Bezug auf den retrosternalen Schmerz oder Druck (Angina pectoris), sondern bis hin zur Ausstrahlung in Schulter oder linken Arm nachzuahmen vermag, sodass zunächst allein die weitere Anamnese eine Unterscheidung zulässt. Man darf aber hierbei nicht übersehen, dass bei den in aller Regel älteren Patienten sowohl Sodbrennen und weitere Symptome der Ösophagitis vorliegen können als auch gleichzeitig die KHK oder der Infarkt. Es ist demnach in allen nicht ganz zweifelsfreien Fällen vorsichtshalber ein EKG anzufertigen.

Auch die Auskultation des Herzens sollte nicht nur wegen möglicher Arrhythmien selbstverständlich sein, sondern auch, weil eine relative Mangelversorgung des Herzmuskels bei seiner **Hypertrophie** oder **Insuffizienz**, z. B. im Rahmen eines Mitralisfehlers oder einer Aortenklappenstenose, auch bei intakten Herzkranzgefäßen zur Ischämie und damit zur KHK mit dem Symptom der Angina pectoris führen kann. Sehr schwierig wird die Diagnose bei einem Spasmus der Koronargefäße (**Prinzmetal**-Angina), weil der pektanginöse Schmerz dabei in der Ruhe auftritt und auskultatorisch keine Hinweise erhalten werden.

Auch die akute **Perikarditis** kann in ihrer trockenen Form (Pericarditis sicca) zu heftigen retrosternalen Schmerzen führen, die man leicht mit einem Herzinfarkt verwechseln kann. Dies gilt zusätzlich wegen der möglichen Ausstrahlung in Schulter und Hals, weil der N. phrenicus auf seinem Weg zum Zwerchfell sensible Fasern zum Herzbeutel abzweigt. Ist die ans Perikard angrenzende Pleura bei der infektiösen Form mitbeteiligt, sind auch Ausstrahlungen in Rücken und Bauchraum möglich. Neben dem **Fieber** des Patienten muss der entsprechende Verdacht v. a. dadurch geweckt werden, dass die Symptomatik im Liegen, beim Husten sowie bei tiefer Inspiration zunimmt. Bei der Auskultation werden bei der trockenen Form meist Reibegeräusche im Takt des Herzschlags und in beiden Phasen vernehmbar, die an das Maschinengeräusch eines offenen Ductus Botalli erinnern können.

Symptomatische Hinweise auf einen Herzinfarkt
- diffuser, anhaltender retrosternaler Druck oder Schmerz
- Vernichtungsschmerz

Tab. 2.5 Kardiale und vaskuläre Ursachen des Thoraxschmerzes

Erkrankung	Schmerzlokalisation	Schmerzqualität	Schmerzdauer	Triggerfaktoren, Begleitsymptome
KHK	• retrosternal • ausstrahlend in Nacken, Unterkiefer, Epigastrium, linke Schulter oder linken Arm	drückend, brennend, beengend	< 2–10 Minuten	• Verstärkung durch Belastung, kaltes Wetter, Nahrungsaufnahme, emotionalen Stress • Linderung durch Ruhe, Nitroglyzerin • Prinzmetal-Angina entsteht entsprechend der Ursache fast immer in der Ruhe
Herzinfarkt	• retrosternal • ausstrahlend	brennend, Druck- und Engegefühl im Brustkorb, häufig sehr stark (Vernichtungsschmerz)	plötzlicher oder allmählicher Beginn, unterschiedliche Dauer, aber meistens länger als 30 Minuten	• keine Besserung durch Ruhe oder Nitroglyzerin • vegetative Begleitsymptome: Übelkeit, Kaltschweißigkeit
Perikarditis	• retrosternal • oft mit Ausstrahlung in Nacken oder linke Schulter • meist enger umschrieben als der Schmerz beim Herzinfarkt	scharf, stechend, schneidend	hält über viele Stunden bis Tage an, kann ab- und anschwellen	• verstärkt durch tiefes Einatmen, Drehbewegungen im Brustkorb oder Rückenlage • Linderung durch Aufsetzen oder Vorwärtslehnen
Aortendissektion	• vorderer Brustkorb • kann in den Rücken ausstrahlen • „Wandern" des Schmerzes bei fortschreitender Dissektion	quälend, stechend, reißend	plötzlicher Beginn, anhaltende Intensität	Manifestation bei Hochdruckerkrankung oder Prädisposition (z. B. Marfan-Syndrom), selten bei Lues
Lungenembolie	retrosternal oder über dem betroffenen Lungenabschnitt	stechend (lateral) oder als Angina pectoris	plötzlicher Beginn für Minuten bis > 1 Stunde	• atemabhängig verstärkt • Dyspnoe, Tachypnoe • Tachykardie • Zeichen der akuten Rechtsherzinsuffizienz

- Ausstrahlung in Arm(e) und/oder Schulter(n)
- Zunahme bei Belastung
- Sympathikusreaktionen (z. B. Schwitzen)
- begleitende Übelkeit mit Erbrechen

Symptome, die eher gegen einen Infarkt sprechen
- stechende Schmerzen
- wechselnde Intensität
- Lage- oder Atemabhängigkeit
- durch Druck auf den Thorax veränderbar
- Fieber
- Inspirationshemmung
- fehlendes Schwächegefühl

Gefäße (> Tab. 2.5)

Zur **Aortendissektion** kommt es meist traumatisch durch Unfälle oder durch eine Katheterisierung, wodurch Intimaeinrisse entstehen können. Heutzutage eher selten sind weitere Ursachen wie eine tertiäre Syphilis, eine Wandschwäche bei angeborenen Bindegewebserkrankungen (Marfan-Syndrom, Ehlers-Danlos-Syndrom) oder eine langjährige, schlecht oder gar nicht eingestellte Hypertonie bzw. die Verletzung eines arteriosklerotischen Beetes. Eine gewisse Gefährdung besteht auch während der Schwangerschaft, möglicherweise wegen der hohen Progesteron- und Cortisol-Spiegel. Progesteron hemmt die Peristaltik der glatten Muskulatur (einschließlich der Media), Cortisol behindert Heilungsvorgänge – u. a. auch an den Vasa vasorum.

Das Hineinwühlen des Blutes in die Media mit Trennung der Wandschichten bedeutet nicht nur **akute Lebensgefahr** für den Patienten, sondern erzeugt auch **heftigste Schmerzen**, meist im Bereich der Dissektion und von der Thoraxvorderwand bis zum Rücken bzw. in die Schulterblätter ziehend. Die Schmerzen sind stechend oder reißend. Sie entstehen hochakut, sind anhaltend und können durch ihre Massivität in Verbindung mit der Minderdurchblutung nachgeschalteter Organe zum Kreislaufkollaps oder zu zerebralen Ausfällen führen. Abhängig von der Lokalisation werden Pulsdifferenzen der Extremitäten erkennbar.

Ein **Aortenaneurysma** ohne Intimaeinriss kann dann zu thorakalen Schmerzen führen, wenn eine angrenzende Struktur mechanisch bedrängt wird. Komprimiert ein Aneurysma die Speiseröhre, entstehen keine Schmerzen, sondern eine Dysphagie.

Die massive **Aufdehnung einer A. pulmonalis** im Rahmen einer **Lungenembolie** oder auch bei einer akut durch Rückstau vor dem linken Herzen entstandenen **pulmonalen Hypertonie** verursacht Schmerzen, die von ihrer Intensität her durchaus an einen Herzinfarkt erinnern können. Dies gilt v. a. für umfangreiche Embolien, bei denen es zusätzlich zum Lungeninfarkt gekommen ist, während kleinere Emboli in peripheren Lungenarterien meist nur zu umschriebenen Schmerzen der Thoraxwand führen, die an eine Pleuritis erinnern. Ursache sind wahrscheinlich Miniinfarkte von Lungengewebe unter Einbeziehung der Pleura. Der wichtigste Hinweis auf die Ursache besteht in einer hochakut einsetzenden **Dyspnoe**, zumeist verbunden mit Tachypnoe und Tachykardie. In einem Teil der Fälle entsteht Husten mit Hämoptyse und, in der Folge, subfebrile Temperaturen.

Thoraxwand, Lunge und Pleura (> Tab. 2.6)

Umschriebene Schmerzen im Bereich der (lateralen) Thoraxwand besitzen ein breites Spektrum möglicher Ursachen, die entweder die Thoraxwand selbst, die Pleura oder die angrenzende Lunge betreffen, sofern sie die Pleura miteinbeziehen. Ausstrahlungen von Wirbelsäule oder Oberbauch werden im Folgenden getrennt besprochen.

Traumafolgen sind aufgrund unzweideutiger Anamnese leicht abzugrenzen. Bedacht werden sollte im Zusammenhang, dass eine **Rippenfraktur** im Röntgenbild nicht immer erkennbar wird – auch weil deren knorpeliger Anteil betroffen sein kann. Wird palpatorisch keine Stufe oder zumindest ein sehr umschriebener Bereich großer Druckschmerzhaftigkeit erkennbar, ist die Fraktur am ehesten aus ihrem langwierigen Verlauf, also retrospektiv abzuleiten.

Maligne Tumoren, die die Thoraxwand infiltriert haben, zeigen üblicherweise spezifische und allgemeine Symptome der Ursache wie z. B. Leistungsknick und Gewichtsverlust. Neben den Tumoren von Mamma und Lunge (einschließlich Metastasen) kommt u. a. (selten) das Mesotheliom der Pleura in Frage. Hier könnten zunächst lediglich lokale Schmerzen der Thoraxwand im Vordergrund stehen, verbunden evtl. mit Dyspnoe und Hustenreiz.

Der **Herpes Zoster** kann bei den meist älteren Patienten im Anfangsstadium bei noch fehlender Bläschenbildung diagnostische Probleme bereiten. Der entscheidende Hinweis ergibt sich aus den einseitig einem Dermatom zugeordneten brennenden Schmerzen, die hinsichtlich ihrer Intensität meist deutlich über die Symptomatik der üblichen Interkostalneuralgie hinausgehen.

Die **Pleura parietalis** als Verursacher eines thorakalen Schmerzes macht differenzialdiagnostisch zumeist weniger Probleme, weil entweder auskultatorisch Reibegeräusche bestehen (**Pleuritis sicca**), das Atemgeräusch abgeschwächt (**Pneumothorax, Pleuraerguss**) oder verschärft (**Lobärpneumonie**) ist oder sich bei der **Lungenembolie** mit begleitendem Infarkt von Lungengewebe weitere Symptome (Dyspnoe, Tachypnoe, Tachykardie; eventuell auch Fieber oder eine Hämoptyse) einstellen bzw. die Phlebothrombose im Bereich eines Beines erkennbar werden sollte. Schwierig kann es bei kleineren Lungenembolien werden, weil wohl akut einsetzende, messerstichartige Schmerzen im Bereich der Thoraxwand entstehen können, verbunden mit akuter Dyspnoe, das Bild von Seiten des Patienten aber nicht als bedrohlich empfunden wird und auch auskultatorisch keine Hinweise bestehen. Dadurch können die Symptome leicht mit einer gewöhnlichen Interkostalneuralgie verwechselt werden. Auch hier ist der chirotherapeutisch tätige Therapeut im Vorteil, weil sich durch die Therapie an der Symptomatik nichts verändern lässt, sodass spätestens jetzt der entsprechende Verdacht entstehen sollte.

Der **Spontanpneumothorax** kann mit seinem hochakuten Beginn, den möglichen stechenden Schmerzen der lateralen Thoraxwand sowie Dyspnoe, Tachypnoe und Tachykardie an die Lungenembolie erinnern. Selbst Hustenreiz ist möglich. Meist gingen bei den mehrheitlich jungen Erwachsenen körperliche Anstrengungen voraus. Auskultation (abgeschwächt bis fehlend) und Perkussion (hypersonor) klären die Diagnose.

Die **Lungenentzündung** in ihrer Form der Lobärpneumonie bezieht die anliegende Pleura mit ein, sodass regelhaft die scharfen, messerstichartigen Schmerzen der Pleuritis entstehen, die sich mit der Atmung oder beim Husten verstärken. Da sie typische Begleitsymptome und auskultatorische Befunde verursacht, kann sie kaum verwechselt werden. Schwieriger zu diagnostizieren ist die interstitielle Pneumonie, doch entstehen hierbei keine Schmerzen, sondern lediglich Zeichen des Infekts einschließlich Husten.

Eine teilweise schmerzhafte Auftreibung der Rippenknorpel II oder III am sternalen Ansatz wird als **Tietze-Syndrom** bezeichnet. Die Ursache ist unklar, doch findet man in der Regel Blockaden der zugehörigen Kostovertebralgelenke mit entsprechender Bewegungseinschränkung der Rippe. Die manchmal synonym benutzte Bezeichnung Kostochondritis ist unglücklich gewählt, weil entzündliche Erscheinungen nicht zwingend zum Krankheitsbild gehören müssen.

Wirbelsäule und Spinalnerven (> Tab. 2.6)

Die mit weitem Abstand häufigste Ursache für einen thorakalen Schmerz ist die **Interkostalneuralgie** – also ein Schmerz, der ausstrahlend oder umschrieben im Zwischenrippenraum bzw. im Dermatom eines Spinalnerven in Erscheinung tritt. Er ist stets einseitig lokalisiert und kann vom Patienten mit dem Finger angezeigt oder nachgefahren werden.

In Frage kommen **Tumoren** bzw. **Tumormetastasen** im zugehörigen Segment, entzündliche (**Spondylitis**) oder degenerative Veränderungen (**Osteochondrose**). **Bandscheibenvorfälle** der BWS sind selten. Die **Tabes dorsalis** (Lues III) wird heute in den westlichen Ländern nicht mehr gesehen, die **funikuläre Myelose** (Vitamin-B_{12}-Mangel) käme wenigstens theoretisch in Frage. Seltene Ursache einer Interkostalneuralgie ist der **Herpes Zoster** (Gürtelrose), der häufig erst mit dem Aufschießen der einem Dermatom zugeordneten intraepidermalen Bläschen erkannt wird und bis dahin über Stunden oder Tage aufgrund seiner besonders heftigen und teilweise brennenden Schmerzen lediglich vermutet werden kann.

Ungleich häufiger als durch eine Gürtelrose kommt es in der Folge von **Blockaden** der **Zwischenwirbelgelenke** oder der **Rippenwirbelgelenke** zu Schmerzausstrahlungen in die Zwischenrippenräume. Dies ist die **Hauptursache der Interkostalneuralgie** und damit gleichzeitig die **häufigste Ursache thorakaler Schmerzen** oder Missempfindungen. Die Schmerzen erscheinen als Druck oder als Stechen und werden vom Patienten häufig umschrieben mit dem Finger angezeigt. Noch häufiger wird der Verlauf des irritierten Nerven bis zum Rücken nachgefahren; nicht so selten besteht zusätzlich oder ausschließlich eine **Inspirationshemmung**, also das Empfinden des Patienten, dass er nicht mehr durchatmen könne. Dieses subjektive Gefühl ist objektivierbar, denn die Bewegungseinschränkung einer Gelenkblockade ist eines ihrer bevorzugten Merkmale. Nur teilweise werden vom Patienten gleichzeitig auch Rückenschmerzen angegeben – d.h., die ursächliche Blockade bleibt sehr häufig unbemerkt, während ihre Ausstrahlungen über Nerven oder Meridiane in Verbindung mit der thorakalen Bewegungseinschränkung die Symptomatik bestimmen. Typisch für die Symptome von Blockaden ist, dass sie unter Belastung verschwinden oder sich zumindest bessern, während die Symptomatik bei Erkrankungen wie einer KHK oder Pleuritis darunter zunimmt. Schmerzen und Inspirationshemmung sind gleichzeitig mit der erfolgreichen chirotherapeutischen Deblockierung verschwunden (> Fach Bewegungsapparat/Chirotherapie).

HINWEIS DES AUTORS

Immer noch werden linksseitige Beschwerden mit einer gewissen Regelmäßigkeit als funktionelle Herzbeschwerden (sog. Herzneurose) bewertet und der Psyche des Patienten zugeordnet. Dies gilt verstärkt, wenn sie in der Form des Da Costa-Syndroms (= Effort-Syndrom), also in Verbindung mit Hyperventilation und Tachykardie in Erscheinung treten (> Fach Herz-Kreislauf-System). Als Ursache einer Interkostalneuralgie darf man im Pschyrembel selbst aktuell noch von entzündlichen Veränderungen, Tumoren, Frakturen oder degenerativen Veränderungen erfahren, während Blockaden und ihre Auswirkungen nicht zu existieren scheinen. Selbst in der klinischen Notfallaufnahme erscheinen laut Harrison etwa 10 % an thorakalen Notfällen, die der typischen Beschreibung blockadeverursachter Symptome uneingeschränkt entsprechen, aber im Harrison unter der Überschrift „Psychische Erkrankungen" eingesammelt sind.
Dies alles verwundert, um es ganz, ganz gelinde und vorsichtig auszudrücken, auch deswegen, weil das Fach Chirotherapie seit Jahrzehnten zur Pflichtausbildung der Orthopäden gehört und die Zusammenhänge schon von daher endlich in die allgemeine Medizin integriert werden sollten, anstatt einer Unzahl von Patienten schwere Kindheiten oder Partnerschaftskonflikte, Depressionen oder Angststörungen zuzuweisen und diese alltäglich in exorbitanten Zahlen in den Praxen erscheinenden Patienten mit beruhigendem Zureden oder gar Psychotherapie und Psychopharmaka zu „therapieren".

Besondere diagnostische Probleme kann die **Borreliose** im Stadium II bereiten, sofern an diese Möglichkeit nicht gedacht wird. Der Verdacht auf diese Erkrankung sollte entstehen, wenn ausgeprägte Interkostalneuralgien wechselnder Lokalisation mit Kopfschmerzen, Nachtschweiß und zerebralen Symptomen wie u.a. Depressionen, Unruhe oder Schwindel einhergehen. Auch eine begleitende Fazialisparese kann als Hinweis verstanden werden. Die Anamnese kann Hilfestellungen liefern oder auch nicht, weil weder ein symptomatisches Stadium I vorgelegen haben muss noch überhaupt ein erinnerlicher Zeckenstich. Fehlen typische Begleitsymptome, ergibt sich für den chirotherapeutisch tätigen Therapeuten der dringende Verdacht aus dem ungewöhnlichen Zusammenhang, dass sich vorgefundene Blockaden häufig durchaus lösen lassen, die Schmerzsymptomatik aber dadurch kaum oder gar nicht nachlässt.

Speiseröhre (> Tab. 2.6)

Das übliche Symptom der **Ösophagitis** ist das retrosternale Brennen und/oder ein hoch sitzender epigastrischer Schmerz, evtl. verbunden mit saurem Aufstoßen, Schluckbeschwerden oder Übelkeit. Bestehen in der unteren Speiseröhre bereits Erosionen oder gar Ulzera, kommt es nicht nur zu massiveren Schmerzen retrosternal, sondern auch zu einer Head-Zone, die derjenigen des Herzmuskels ähnelt – einschließlich der Ausstrahlungen in Schulter und ulnarseitigen linken Arm. Eine vergleichbare Schmerzhaftigkeit kann im Einzelfall durch Spasmen der Speiseröhre hervorgerufen werden. Die **axiale Hiatusgleithernie** verursacht keine Schmerzen, während der **Prolaps des ganzen Magens** zu retrosternalem Druck und kardialen Symptomen führen kann.

Das **Mallory-Weiss-Syndrom** (➤ Abb. 2.2) mit seinen Schleimhautrissen im Übergangsbereich zwischen Speiseröhre und Magen (Kardia) besitzt in aller Regel die typische Vorgeschichte rezidivierenden Erbrechens, meist beim alkoholkranken Patienten. Die Schmerzen sind mehrheitlich aufs Epigastrium beschränkt. Der wichtigste Hinweis besteht in der begleitenden Hämatemesis.

Oberbauchorgane (➤ Tab. 2.6)

Im Vordergrund heftiger, in den Thorax ausstrahlender Organstörungen stehen Magen und Pankreas. Die **Magenperforation** vermag sehr heftige Thoraxschmerzen zu erzeugen, mit möglicher Ausstrahlung in die linke Schulter. Am ehesten wird sie im akuten

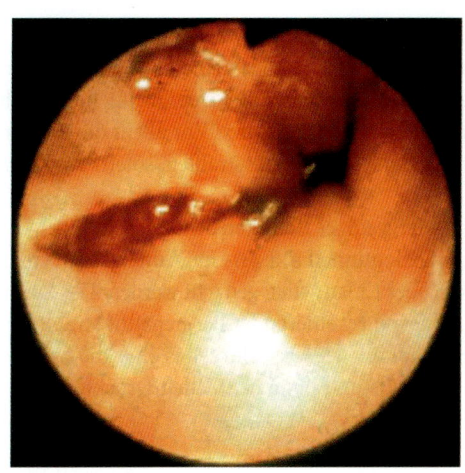

Abb. 2.2 Schleimhautriss bei Mallory-Weiss-Syndrom [F439]

Tab. 2.6 Nicht-kardiale Ursachen des Thoraxschmerzes

Erkrankung	Schmerzlokalisation	Schmerzqualität	Schmerzdauer	Triggerfaktoren, Begleitsymptome
Pneumonie mit Pleuritis	über dem betroffenen Lungenabschnitt	stechend	oft tagelang anhaltend	• atemabhängiger Schmerz • Dyspnoe • Husten • Fieber • Schalldämpfung, Rasselgeräusche, Pleurareiben
Spontanpneumothorax	betrifft nur *eine* Thoraxhälfte	scharf, klar umschrieben	plötzlicher Beginn, über Stunden anhaltend	• atemabhängiger Schmerz • Dyspnoe • hypersonorer Klopfschall • vermindertes Atemgeräusch über der betroffenen Seite
Bewegungsapparat (Trauma, Metastasen, degenerativ, Vorfall)	unterschiedlich	dumpf oder stechend, umschrieben	unterschiedlich, oft undulierend	• bewegungsabhängiger Schmerz, verbessert in bestimmten Schonhaltungen • Bewegungs- und Druckschmerz
BWS-Blockade	zugehöriges Dermatom bzw. Myotom	drückend oder stechend auf der Seite der Blockade	rezidivierend oder anhaltend, klingt oft von alleine wieder ab	• bevorzugt als Ruheschmerz dorsal und/oder ventral • Inspirationshemmung • Rhythmusstörungen
Herpes Zoster	Verteilung über ein Dermatom	brennend bis stechend	lang anhaltend	Schmerzen von Bläscheneruptionen begleitet oder gefolgt
gastroösophageale Refluxkrankheit	substernal, epigastrisch	brennend	Minuten bis Stunden	• verstärkt durch große Mahlzeiten, liegende Position • Erleichterung durch Antazida • Übelkeit • Sodbrennen
Ulkus	epigastrisch, substernal	brennend	lang anhaltend	• Erleichterung durch Nahrung (meistens) und Antazida • Unwohlsein
Gallenkolik	epigastrisch, rechter Oberbauch, Ausstrahlung in rechte Schulter	krampfartig	bis zu 4 Stunden anhaltend	• ohne Auslöser oder nach fettreichen Mahlzeiten • Druckempfindlichkeit im rechten Oberbauch • Übelkeit, Erbrechen
Pankreatitis	linker Oberbauch, Ausstrahlung gürtelförmig in Rücken und linke Achselhöhle	heftig, bohrend, dumpf	lang anhaltend	• Übelkeit • Erbrechen • Meteorismus • Fieber • Schockzeichen

Notfall am schmerzfreien Intervall erkennbar. Die **Pankreatitis** besitzt trotz aller thorakalen Ausstrahlungen bis zur linken Achselhöhle ihren Schmerzschwerpunkt doch nahezu regelmäßig im Oberbauch – entweder halbseitig oder sogar gürtelförmig, was so bei Infarkt oder weiteren thorakalen Ursachen nicht möglich ist. Es versteht sich von selbst, dass man bei derart einschneidenden Ereignissen ohnehin und ausnahmslos apparative Untersuchungen und eine gewissenhafte Labordiagnostik anschließen wird. Eine erste vage Hinweisdiagnose muss also ausnahmslos zur stationären Einweisung führen.

Eine **Gallenkolik** ist differenzialdiagnostisch durch ihren Schmerzcharakter leicht von den weiteren thorakalen Krankheitsbildern abzugrenzen, doch könnte im Einzelfall ein Stein in den Gallenwegen, v. a. aber eine **Cholezystitis** auch ohne Koliken verlaufen und in Rücken oder rechte Schulter ausstrahlen und damit diagnostische Probleme bereiten. In der Regel besteht dabei Fieber, das Murphy-Zeichen wird positiv. Dagegen verursacht eine reizlose Cholezystolithiasis keine Beschwerden, muss also auch differenzialdiagnostisch nicht erwogen werden („stumme Steine"). Die Krux dabei ist allerdings, dass sie immer noch häufig für allerlei Unpässlichkeiten herhalten muss, vom Völlegefühl bis hin zum Oberbauch- oder sogar Thoraxschmerz rechts, weil der Therapeut nichts von der Möglichkeit eines gestörten Nierenmeridians oder einer Th6-Blockade weiß oder den Reizdarm mit seinem eventuell heftigen Meteorismus bis hin zum Roemheld-Syndrom übersieht.

Akute Erkrankungen der Milz wie ein- oder zweizeitige **Milzruptur**, der seltene **Milzinfarkt** oder eine akut entstandene, massive **Splenomegalie** verursachen Beschwerden im linken Oberbauch, meist ohne Beteiligung des Thorax. Vor allem die Ruptur kann allerdings in die linke Schulter ausstrahlen, sofern das Zwerchfell involviert ist.

Bei mehr oder weniger isolierten Schulterschmerzen rechts sollte bei jüngeren Patientinnen u. a. an eine **Adnexitis**, bevorzugt durch Gonokokken oder Chlamydien gedacht werden. Die Ausbreitung in die Bauchhöhle mit resultierender Perihepatitis strahlt von dort aus zur rechten Schulter – teilweise durchaus ohne die typischen Symptome der Adnexitis und ohne deutlichen Druck oder gar Schmerz im Oberbauch.

2.3.6 Wegweisende Begleitsymptome (➤ Tab. 2.7)

2.4 Dysphagie

2.4.1 Definition

Dysphagie bedeutet einen subjektiv **erschwerten Schluckvorgang**. Die Bissen rutschen nicht mehr, zumindest nicht problemlos in den

Tab. 2.7 Typische Anamnesen für häufige Ursachen von Thoraxschmerzen

Ursache	Symptome
koronare Herzkrankheit	• Schmerzen, Druck oder Engegefühl (Angina pectoris) links-thorakal bzw. retrosternal, evtl. Ausstrahlung in den linken Arm, Hals, Kiefer • tritt meist unter Belastung auf • Schmerzdauer meist weniger als 5 Minuten, rasches Abklingen in Ruhe oder auf Nitroglyzerin
Herzinfarkt	• Symptome der Angina pectoris, jedoch meist intensiver als bei der KHK, häufig mit breiterer Ausstrahlung, länger anhaltend und evtl. begleitet von heftigem Angst- und Vernichtungsgefühl, Übelkeit • Ruhe- und Rastlosigkeit • Dauer selten weniger als 15–30 Minuten
Herzneurose (Ausschlussdiagnose!)	• Schmerzen links-thorakal • evtl. atmungs- und bewegungsabhängig • Schmerzen treten nahezu ausschließlich in der Ruhe auf, um unter Belastung abzuklingen. • meist jüngere Patienten
Myokarditis, Perikarditis	• Schmerzangaben sehr unterschiedlich • Schmerverstärkung im Liegen, häufig auch bei der Atmung • evtl. Dyspnoe, Fieber
Aortendissektion	• Schmerzen unterscheiden sich vom Herzinfarkt oft nur durch die atypische Ausstrahlung in Genick, Rücken, Abdomen oder Beine. • Durch Einengung der Gefäßabgänge kann es zu zerebralen Durchblutungsstörungen sowie Abschwächung des Radialispulses, meist links stärker, kommen.
Pneumothorax	• plötzlich auftretende Dyspnoe • manchmal in der Anamnese bereits ähnliche Ereignisse • Thoraxasymmetrie
Pleuraschmerz	• stechende Schmerzen • Verstärkung mit der Atmung, v. a. bei tiefer Inspiration
Ösophaguserkrankungen	• Schluckbeschwerden oder Dysphagie (Karzinom, Achalasie) • dumpfer retrosternaler Schmerz
Refluxösophagitis	• epigastrische Beschwerden mit Ausstrahlung in Rücken, obere Thoraxhälfte, Schultern, Arme • Verstärkung beim Liegen • Sodbrennen

Magen. Der Patient verspürt das Bedürfnis, durch Nachtrinken von Flüssigkeiten die Passage zu erleichtern. Schmerzen gehören nicht zum Krankheitsbild, könnten aber in Abhängigkeit von der Ursache begleitend entstehen.

Die wesentlichen Nerven, die am Schluckvorgang beteiligt sind, sind die Hirnnerven IX, X und XII (Zunge). Während die quergestreifte Muskulatur des oberen Ösophagusdrittels überwiegend vom N. vagus (X) versorgt wird, untersteht die glatte Muskulatur ab der Ösophagusmitte in erster Linie der reflexartigen Regulation durch den Plexus myentericus (Auerbach) – mit zusätzlichen parasympathischen und sympathischen Impulsen, wobei der Sympathikus einschließlich seiner Wirkung auf den unteren Ösophagussphinkter hemmende Wirkungen besitzt.

2.4.2 Ursachen

Verursacht werden Schluckstörungen durch verschiedene Komplexe, die man pauschal einem mechanischen Hindernis, muskulären Störungen sowie inneren Erkrankungen zuordnen kann. Eine Unterscheidung in oropharyngeale und ösophageale Störungen wird in dieser zusammenfassenden Darstellung nicht getroffen.

Mechanische Hindernisse entstehen durch Verwachsungen in fortgeschrittenen Stadien einer Ösophagitis oder nach Verätzungen, durch die Achalasie und im ungünstigsten Fall durch ein Ösophaguskarzinom. Eine Kompression von außen, die zur Einengung des Lumens führt, wird am häufigsten durch große Strumen oder eine Vergrößerung des anliegenden linken Vorhofs verursacht. Möglich sind auch Mediastinaltumoren oder ein Aortenaneurysma im Bereich der mittleren Ösophagusenge. Im Einzelfall kann auch ein Zenker-Divertikel zur Dysphagie führen. Im Akutfall ist an verschluckte Fremdkörper zu denken. Allerdings ist dies zumindest beim gesunden Erwachsenen kaum vorstellbar, weil sich der elastische Schlauch der Speiseröhre bis zu einem Querschnitt von 4 cm aufdehnen kann. Bestehen dagegen Stenosierungen, die nur noch eine Passage von Nahrungsbestandteilen bis 1,5 cm Durchmesser gestatten, kommt es immer zur Dysphagie.

Als **muskuläre Ursachen** sind Störungen der Ösophagusperistaltik zu nennen, die idiopathisch entstehen oder auch medikamentös ausgelöst oder verstärkt sein können. Bei Spasmen der Speiseröhre entstehen nicht so selten begleitend Schmerzen. In Frage kommt des Weiteren eine ganze Reihe von Erkrankungen, die generalisiert oder umschrieben zu Störungen der Muskulatur führen: Schlaganfall, Parkinsonkrankheit, Multiple Sklerose, Myasthenia gravis oder auch Paresen einzelner Nerven, die am Schluckvorgang beteiligt sind.

Erkrankungen, die **multiple Organe** betreffen können und eventuell *auch* zur Dysphagie führen, sind Kollagenosen wie systemische Sklerodermie, systemischer Lupus erythematodes (SLE) oder Polymyositis sowie der massive Eisenmangel. Dabei entstehen Schleimhautatrophien im Verdauungsschlauch, die auch den Schluckvorgang behindern können. Das Bild wurde früher als Plummer-Vinson-Syndrom bezeichnet, inzwischen jedoch überwiegend als Paterson-Kelly-Syndrom.

> **ACHTUNG**
> Jede neu entstandene Dysphagie muss wegen der Möglichkeit eines Karzinoms apparativ abgeklärt werden, bevor man sich z. B. mit der Diagnose einer Struma zufriedengibt.

Mechanische Hindernisse

- Stenosierung im Bereich des Rachens (z. B. Tonsillenhypertrophie, Peritonsillarabszess)
- verschluckte Fremdkörper
- Ösophagitis Stadium IV
- Zustand nach Verätzung oder Bestrahlung
- Achalasie
- Ösophaguskarzinom
- Mediastinaltumoren
- große Strumen (einschließlich Karzinom)
- Vorhofvergrößerung links
- Aortenaneurysma
- Zenker-Divertikel

Muskuläre Störungen

- gestörte Ösophagusperistaltik (Hypo- oder Hyperperistaltik)
- infektiöse Erkrankungen wie z. B. Diphtherie, Tollwut, Poliomyelitis, Botulismus und Tetanus (Toxine) oder die Neurosyphilis (Stadium 3)
- Schlaganfall
- Alzheimer-Demenz
- Morbus Parkinson
- Multiple Sklerose
- Myasthenia gravis
- Polymyositis
- Paresen einzelner Hirnnerven
- Polyneuropathie bei Diabetes mellitus oder Alkoholkrankheit
- Medikamente (z. B. Calciumantagonisten, Nitrate)

Systemische Erkrankungen

- Kollagenosen (Sklerodermie, systemischer Lupus erythematodes)
- Plummer-Vinson-Syndrom (Paterson-Kelly-Syndrom)

2.4.3 Wegweisende Begleitsymptome

- Heiserkeit: Larynxkarzinom
- Sodbrennen, saures Aufstoßen: Refluxösophagitis
- Speichelfluss, retrosternale Schmerzen, Regurgitation von Speisen: Ösophaguskarzinom
- Feste Speisen bleiben stecken, Breie und Flüssigkeiten werden geschluckt: mechanisches Hindernis, z. B. durch Karzinom, Verwachsungen, Achalasie

- Dysphagie für feste *und* flüssige Speisen: Motilitätsstörung
- Regurgitation, Aspirationspneumonie: Divertikel, Achalasie, Karzinom
- chronisch rezidivierende Tonsillitiden: Tonsillenhypertrophie
- begleitende neurologische Ausfälle: Schlaganfall, Multiple Sklerose, Parkinson-Syndrom, Polyneuropathie

2.5 Heiserkeit und Globusgefühl

2.5.1 Definition

Unter **Heiserkeit** (Dysphonie) versteht man eine belegte oder raue, klanglose Stimme. Das sog. **Globusgefühl** (Globussyndrom, Globus hystericus) bezeichnet den Kloß im Hals, also ein Fremdkörper- bzw. Engegefühl, das die Betroffenen zum Räuspern zwingt, teilweise aber auch ganz erhebliche Ausmaße erreichen kann, wobei ein Gefühl entsteht, als ob man regelrecht gewürgt werde. Nicht so selten ist es mit Heiserkeit vergesellschaftet. Der Schluckvorgang bleibt ausnahmslos ungestört.

Beides sind häufige Alltagssymptome. Während die Heiserkeit überwiegend als körperliches Symptom anerkannt ist, landet das Globusgefühl, sofern offensichtliche und allgemein bekannte somatische Ursachen ausgeschlossen sind, regelhaft in der psychosomatischen Schublade der Medizin, was man bereits aus der Namensgebung Globus hystericus ersehen kann. Beide Krankheitsbilder, häufig auch kombiniert, sind im Bereich des **Kehlkopfs** lokalisiert, die Heiserkeit darüber hinaus begrenzt auf die **Stimmlippen** bzw. deren nervale Versorgung (v. a. N. laryngeus recurrens).

2.5.2 Ursachen der Heiserkeit

Heiserkeit entsteht bei **Überbeanspruchung** der Stimme – z. B. in der Form von Schleimhautwucherungen im Bereich der Stimmlippen (Stimmlippenknötchen), bei (viralen) Infekten (**Laryngitis**), im **Stimmbruch** (Dysphonia puberum), bei **Reizungen** der Stimmlippen durch Tabakrauch und weitere Noxen, **Hypogonadismus** bei Frauen, **Hypothyreose** oder **traumatisch** nach Intubation oder Bronchoskopie.

Eine **Tuberkulose** des Kehlkopfs oder **Kehlkopftumoren** kommen als weitere Ursachen in Betracht. Immerhin handelt es sich beim Kehlkopfkarzinom um den häufigsten malignen Tumor im Bereich des Halses (in Deutschland knapp 4.000 Fälle/Jahr), sodass differenzialdiagnostisch bei jeder chronischen Heiserkeit daran gedacht werden muss.

Auch die **Schädigung des N. laryngeus recurrens** (Rekurrenslähmung) führt zu Heiserkeit oder sogar Aphonie („Stimmlosigkeit"), wenn beide Seiten betroffen sind. Der Nerv entsteht im oberen Mediastinum aus dem N. vagus und läuft zwischen Speise- und Luftröhre zurück („recurrens") zu den Stimmlippen des Kehlkopfs. Hier kann er durch Tumoren, große Strumen oder eine Strumektomie geschädigt werden, im Bereich des Mediastinums auch durch Mediastinaltumoren oder ein Aortenaneurysma.

Veränderungen der Stimme durch (entzündliche) Reizungen, Tumoren oder das relative Überwiegen der Androgene beim weiblichen Hypogonadismus sind ursächlich leicht zuzuordnen. Bei der Minderfunktion des N. recurrens führt der Mangel an Spannung der Stimmlippen zur Vertiefung der Stimme. Der Mechanismus bei der Hypothyreose besteht im generalisierten Myxödem, das auch die Stimmlippen erfasst und durch die zusätzliche Einlagerung von Polysacchariden mit adäquaten Mengen gebundenen Wassers die Stimmlippen verdickt. Aus demselben Grund entsteht bei der ausgeprägten Hypothyreose auch eine Makroglossie.

In vielen Fällen einer chronisch gewordenen Heiserkeit ist bei der Abklärung durch HNO-Arzt und Radiologen keine Ursache erkennbar. Hier sollte man stets an die **HWS** und im Besonderen an den Atlas denken, dessen Blockaden eine häufige Ursache darstellen.

ACHTUNG
Bei jeder Heiserkeit, die über 4 Wochen besteht, muss ein Larynxkarzinom ausgeschlossen werden.

2.5.3 Ursachen des Globussyndroms

Das Globusgefühl ist laut Pschyrembel, stellvertretend für die übliche Lehrmeinung, „meist **psychogen** bedingt – z. B. als Symptom bei Depression, Konversionsneurose, bei Stress oder Erwartungsangst". Immerhin aber gibt es auch einige wenige „Ausnahmen": Eine große **Struma**, ein **Zenker-Divertikel** oder hoch sitzendes **Ösophaguskarzinom** oder Affektionen im Bereich der HWS.

Die **HWS**, die neuerdings als möglicher Verursacher erwähnt wird, ist in Wahrheit die fast alleinige Ursache für einen Globus. Genau genommen sind es Atlasblockaden, häufig kombiniert mit C2 oder C4. Wahrscheinliche Ursache für diesen Zusammenhang ist die Innervation einzelner Kehlkopfmuskeln aus den oberen Halssegmenten. Die Psyche ist – wie so häufig – ein Verstärkungsfaktor, doch bleibt das Globussymptom auch in psychisch alterierten Zuständen aus, wenn zuvor die HWS deblockiert wurde.

Das therapeutische Procedere bei chronischer Heiserkeit und Globus besteht also bei fehlender Struma in erster Linie in einer chirotherapeutischen Deblockierung der HWS. Sind beide Symptome, was die Regel ist, danach auf Dauer oder bis zur erneuten Blockierung verschwunden, erübrigt sich eine weitere Diagnostik. Sind die Symptome nicht vollkommen verschwunden oder bleibt der geringste Zweifel bestehen, ist bei Heiserkeit und Globus zum Ausschluss eines Karzinoms oder auch einer Tuberkulose grundsätzlich eine fachärztliche Abklärung erforderlich.

2.6 Husten und Hämoptyse

2.6.1 Definition

Husten ist ein Reflex, der durch die Reizung afferenter Fasern des N. glossopharyngeus (Rachen) oder des N. vagus (Atemwege) entsteht, oder ein willkürlich vorgenommener, kräftiger Exspirationsstoß. Ziel des Reflexes ist die Reinigung der Atemwege von eingedrungenen Fremdkörpern bzw. vermehrt gebildetem Schleim. Als **Hämoptyse** bezeichnet man die Beimischung von Blut zum Sputum.

2.6.2 Ursachen des Hustenreizes

Pauschaliert gibt es 4 mögliche Ursachen für einen akuten oder chronischen Hustenreiz:
- **Entzündungen** der Atemwege irgendwo zwischen Pharynx und Alveolen einschließlich der Pleura visceralis (→ Pleuritis)
- **Fremdkörper** (auch Schleimstraßen oder Stenosierungen z. B. durch einen Tumor oder Pneumothorax sind „Fremdkörper")
- Reizungen durch **inhalierte** (chemische) **Substanzen** (Tabakrauch, Reizgase)
- **thermische Noxen**, also eine übermäßig kalte oder heiße Atemluft

Akuter Hustenreiz

Ein akut entstandener Husten ist zumeist leicht einzuordnen. Neben einem **Infekt** von Atemwegen oder Lunge, erkenntlich an den Begleitsymptomen, kommen nur wenige Ursachen in Betracht, sofern der Husten nicht chronisch wird. Dazu gehören:
- **aspirierte Fremdkörper**
- **Lungenembolie**
- **Spontanpneumothorax**
- **Pleuritis**
- **thermische Reize**
- **inhalative (chemische) Noxen**

Chronischer Husten

Ein chronischer oder chronisch-rezidivierender Husten ist weit schwieriger einzuordnen, weil zahlreiche Ursachen in Betracht gezogen werden müssen. Besonders wichtig ist deshalb die ausführliche Anamnese, mit der man die Fülle der möglichen Erkrankungen begrenzen kann. Man wird sich also mit dem **Zeitpunkt der Entstehung** besonders ausgiebig beschäftigen, nach besonderen Zeiten des Tages oder Jahres fragen, an denen sich der Husten verschlimmert oder wo er von Neuem entsteht:

- Ein **allergisch** ausgelöster Husten besitzt häufig **jahreszeitliche Abhängigkeiten**. Ein rezidivierender Hustenreiz, evtl. im Zusammenhang mit körperlichen Belastungen, könnte ein früher Hinweis auf ein beginnendes **Asthma bronchiale** sein.
- Hustenreiz infolge einer mäßig ausgeprägten **Linksherzinsuffizienz** erscheint überwiegend **nachts**, weil sich hier das staubbedingte Lungenödem auf die Lunge verteilt und Zusatzvolumen aus Becken und Beinen das Herz erreicht.
- Auch **nächtliche Aspirationen**, z. B. aus einem **Zenker-Divertikel** oder einer **Achalasie** bzw. einem **Ösophaguskarzinom**, verursachen nächtlichen Hustenreiz.
- Eine wichtige Frage ist diejenige nach einer begleitenden **Sputumvermehrung**, also nach der Differenzierung zwischen einem irritativen (trockenen) und einem produktiven Husten. Die mit Abstand häufigste Ursache eines chronischen Hustens ist die **chronische Bronchitis**. Ein solcher Husten geht mit einer vermehrten Schleimproduktion einher.
- Die Frage nach der **Beschaffenheit des Sputums** lässt ebenfalls eine Abgrenzung zu:
  - Ist es **eitrig**, wird man an eine **bakterielle** (Super-)**Infektion** denken.
  - **Schaum** entsteht beim **Lungenödem**.
  - **Große** Sputummengen sind fast schon beweisend für **Bronchiektasen** (sog. maulvolle Expektoration).
  - **Blutige** Beimengungen (Hämoptyse) haben mehrere mögliche Verursacher (> Kap. 2.6.4).
- Husten bei Patienten, die an einer **Autoimmunerkrankung** wie chronischer Polyarthritis, Morbus Bechterew, systemischem Lupus erythematodes oder anderen leiden, lässt sich gut auf eine **Lungenfibrose** zurückführen. Dasselbe gilt für Patienten, die am Arbeitsplatz **Stäuben** ausgesetzt sind (**Pneumokoniosen** wie Silikose, Berylliose oder Asbestose).
- Bei einem Landwirt (**Farmerlunge** durch Inhalation von Pilzsporen) oder im Rahmen bestimmter Hobbys oder Tierhaltungen (**Ornithose** oder auch **exogen-allergische Alveolitis** bei Taubenzüchtern bzw. durch Sittiche) ist an derartige Zusammenhänge zu denken.
- Im zeitlichen Zusammenhang mit dem Beginn einer Dauereinnahme von **Medikamenten** entstandener Hustenreiz ist allgemein nicht sehr häufig, aber durchaus möglich. Ganz im Vordergrund stehen hier die ACE-Hemmer infolge einer Anhäufung von Kininen.
- Wenn Begleitsymptome wie Fieber, Inappetenz und Nachtschweiß vorhanden sind, wird man seine Aufmerksamkeit, neben der Gruppe der Autoimmunkrankheiten, auf die **Tuberkulose** oder ein **Lungenkarzinom** richten müssen.
- Über Monate anhaltender Hustenreiz beim Erwachsenen, der im Anschluss an einen als harmlos empfundenen „grippalen Infekt" entsteht, kann als Hinweis auf einen atypisch verlaufenden **Keuchhusten** gelten.
- Hustenreiz mit begleitendem **Stridor** lässt an Folgendes denken:
  - Die Stenosierung muss sich zwischen Pharynx und Trachea befinden, sofern der Stridor bei der **Inspiration** zu hören ist. In Frage kommen neben **Fremdkörpern** v. a. **Tumoren**, **Divertikel** oder große **Strumen**.
  - Ist der Stridor überwiegend exspiratorisch, wird eine allergische **Bronchialspastik** oder ein kleiner **Fremdkörper** in der Peripherie wahrscheinlich.

- Husten von **bellendem** Charakter entsteht bevorzugt im Bereich des Kehlkopfes (**Laryngitis**). Ist er **schmerzhaft**, ist üblicherweise die Trachea der Auslöser (**Tracheitis**). Eine Beteiligung der Stimmbänder (**Laryngitis**) erkennt man an der begleitenden **Heiserkeit**.
- Da der Hustenreiz über den N. vagus geleitet wird, kann er auch bei **Vagusreizen** völlig anderer Lokalisation entstehen – z. B. im Rahmen einer Meningitis oder bei Reizungen des äußeren Gehörgangs oder des Magen-Darm-Trakts. In diesen Fällen ist der Husten natürlich nicht produktiv, weil es im Bereich der Atemwege gar nicht zu Veränderungen gekommen ist.

MERKE

Ursachen des Hustens

Reizung der Hustenrezeptoren durch

Entzündliche bzw. mechanische Reize
- Pharyngitis, Laryngitis, Tracheitis, Bronchi(oli)tis, Pneumonie
- Schleim (Entzündung, Bronchiektasen, Mukoviszidose)
- Nasensekret (Schleimstraßen)
- Fremdkörper, Aspiration
- Spastik (Asthma)
- Bronchialkarzinom, Metastasen
- Bronchuskompression von außen (Tumor, Aortenaneurysma)
- Lungenödem (Linksherzinsuffizienz, Mitralisfehler)
- Lungenfibrose (Silikose, Asbestose, Sarkoidose, chronisches Lungenödem)
- Lungenembolie

Chemische Reize
- Reizgase
- Rauch

Thermische Reize
- sehr kalte oder sehr heiße Atemluft

Vagusreize
- Gehörgang, Meningen, Magen-Darm-Trakt

Medikamente (ACE-Hemmer)

Hustenursachen bei gleichzeitig bestehender Dyspnoe
- Atemwegsobstruktionen (Fremdkörper, Schleim, Spastik, Tumor)
- Behinderung der äußeren Atmung (Ödem, Pneumonie, Fibrose, Emphysem, Spastik)
- Pneumothorax
- Lungenembolie
- Lungenemphysem, Atelektase
- Linksherzinsuffizienz (nächtliches Ödem = nächtlicher Husten)

2.6.3 Hustenanamnese

Folgende **Fragen** können hilfreich sein, um die Ursachen des Hustens einzugrenzen:
- Tritt der Husten akut oder chronisch auf bzw. besteht eine jahreszeitliche Abhängigkeit?
- Bestehen als weitere Symptome Fieber oder Nachtschweiß?
- Ist der Husten irritativ oder produktiv?
- Ist das Sputum blutig, eitrig, schaumig und wie groß ist die Menge?
- Gibt es Hinweise auf eine gleichzeitig bestehende Dyspnoe oder einen Stridor?
- Ist der Hustencharakter bellend, stakkatoartig, rau oder schmerzhaft?
- Wann in Bezug auf die Tageszeit tritt der Husten auf: nur nachts, im Zusammenhang mit dem Essen?
- Wie sieht der Arbeitsplatz aus (Stäube)?
- Was sind die Hobbys (Tauben, Sittiche)?

2.6.4 Ursachen der Hämoptyse

Berichtet ein Patient mit chronischem Husten über **Blutbeimengungen im Sputum** (Hämoptyse), gibt es hierfür als häufigste Ursache die vergleichsweise harmlose chronische Bronchitis; aber auch an ein Bronchialkarzinom oder eine Tuberkulose ist u. a. zu denken. Die Blutbeimengung lässt also für sich genommen keinerlei Diagnose zu, sondern kann lediglich als einzelnes Symptom unter vielen betrachtet werden.

ACHTUNG

Grundsätzlich muss jede Hämoptyse, zumindest bei ihrem ersten Auftreten, durch Röntgen, Bronchoskopie oder bronchoskopische Biopsie sowie ergänzende Untersuchungen ursächlich geklärt werden, soweit dies möglich ist.

Eine Hämoptyse kann, regelhaft oder sporadisch, zu folgenden chronischen Erkrankungen gehören:
- **chronische Bronchitis**
- **Bronchiektasen** (im Rahmen einer chronischen Bronchitis, Mukoviszidose oder Asthma bronchiale, nach Pertussis, Masern oder Influenza)
- fortgeschrittenes **Lungenödem** bei einem ausgeprägten Mitralisfehler bzw. einer dekompensierten Linksherzinsuffizienz
- **Bronchialkarzinom**
- **Tuberkulose**
- selten bei einem **Wurmbefall** der Lunge (v. a. Ascariden und Echinococcus); wegweisend ist hier die Erhöhung von Eosinophilen und IgE im Serum
- Eine Hämoptyse ist, entsprechend Hämaturie oder Meläna bzw. Hämatochezie bei **marcumarisierten** Patienten ohne weitere Ursache möglich. Dies bedeutet selbstverständlich nicht, dass man einen solchen Patienten beim erstmaligen Auftreten der Blutbeimischung nicht penibel abklären sollte, um das z. B. neu entstandene Karzinom nicht zu übersehen.
- Ein akut entstandener Husten mit begleitender Hämoptyse hat als weitere mögliche Ursachen die **Lungenembolie** und die **Lobärpneumonie**.

Die Hämoptyse eines Patienten, für die man eine offensichtliche Erklärung wie die chronische Bronchitis gefunden hat, muss trotzdem und ausnahmslos abgeklärt werden, weil immer auch eine Zweiterkrankung vorliegen kann. Beispielsweise entsteht gerade auf dem Boden der chronischen Bronchitis besonders häufig das Bronchialkarzinom.

> **MERKE**
> **Ursachen für Husten mit Hämoptyse**
> - chronische Bronchitis, COPD
> - Lobärpneumonie
> - Mukoviszidose
> - Bronchiektasen
> - Bronchialkarzinom
> - Tuberkulose
> - Lungenembolie
> - Lungenödem bei fortgeschrittener Linksherzinsuffizienz, Mitralstenose, Mitralinsuffizienz
> - Marcumartherapie
> - Verwechslung (Hämatemesis, Ösophagus, Nasopharynx)

2.6.5 Wegweisende Begleitsymptome

Bronchiektasen erkennt man an den reichlichen Sputummengen, das **Lungenödem** ist von der weiteren Symptomatik her kaum zu übersehen. **Karzinom** und **Tuberkulose** führen durch typische Begleitsymptome (subfebrile Temperaturen, Leistungsknick, Nachtschweiß, Gewichtsabnahme) auf die richtige Fährte. Sofern dieselben noch fehlen, erhält man durch die sich ohnehin anschließenden Laboruntersuchungen, apparative Diagnostik und Tuberkulin-Test die entscheidenden Hinweise.

Bei der **Lobärpneumonie** durch **Pneumokokken** (Streptococcus pneumoniae) erscheint die Blutbeimengung manchmal lediglich „**rostbraun**", bei einer **Klebsiellen-Pneumonie** wie „**Johannisbeergelee**". Ansonsten kann eine Lobärpneumonie kaum fehlgedeutet werden, während dies bei der **Lungenembolie** leicht möglich ist, bei der außer einer akut einsetzenden Dyspnoe, eventuell mit Tachypnoe und Tachykardie, nicht unbedingt weitere Symptome vorhanden sein müssen. Den wichtigsten Hinweis erhält man hier durch eine Inspektion der Beine, an denen die **Phlebothrombose** als wichtigste Embolie-Ursache zu erkennen sein sollte.

Ein weiteres, differenzialdiagnostisch bedeutsames Begleitsymptom eines chronischen Hustens ist die **Dyspnoe**. Ein kardial bedingter Husten würde v. a. nachts in Erscheinung treten, solange es nicht zur Insuffizienz NYHA 3–4 gekommen ist. Eine derartige Ursache für einen Husten wäre leicht einzuordnen, weil der Betroffene bereits schwer atmend und eventuell auch zyanotisch in der Sprechstunde erscheinen würde.

Jeder weitere Dauerhusten, der mit Dyspnoe verbunden ist, muss mit einer Atemwegserkrankung wie COPD und Asthma bronchiale oder Lungenerkrankung wie Emphysem, Fibrose oder Atelektase in Verbindung stehen (Differenzialdiagnosen der Dyspnoe ➤ Kap. 2.7.2).

Auch die Art des Hustens kann Hinweise auf die Ursache geben (➤ Tab. 2.8).

2.6.6 Differenzialdiagnostik

Nicht so selten ist die scheinbare Hämoptyse gar keine Hämoptyse, weil das Blut aus dem **Nasen-Rachen-Raum** oder sogar als **Hämatemesis** aus **Magen** oder **Speiseröhre** stammt. Die Unterscheidung gelingt, neben Anamnese und Inspektion, auch durch die **Farbe** des Blutes. Blut aus den Atemwegen ist sauerstoffreich, also hellrot, zumeist auch mit Sputum vermischt. Bei Blut aus Geweben wie der Speiseröhre handelt es sich um venöses Blut, das dunkler erscheint. Kommt es direkt oder indirekt aus dem **Magen**, wurde es durch die Salzsäure in schwarzes Hämatin umgewandelt, dem teilweise noch Blutkoagel beigemischt sind („**Kaffeesatzerbrechen**"). Bei einer Achlorhydrie bzw. Achylie würde allerdings auch Blut aus dem Magen rot erscheinen.

2.7 Dyspnoe

2.7.1 Definition

Dyspnoe bedeutet eine **erschwerte Atmung**. Während einem gesunden Menschen in der Ruhe und unter alltäglichen Belastungen die Atmung nicht ins Bewusstsein tritt, ändert sich dies bei stärkeren Belastungen mit entsprechend vermehrter Atemarbeit. Diese Mehrarbeit stellt noch keine Dyspnoe dar, weil eine angemessene Relation zwischen Atmung und körperlicher Belastung besteht und die verstärkte Atmung erkennbar vorübergehender Natur ist.

Tab. 2.8 Art des Hustens als Hinweis auf die Erkrankung

Art des Hustens	Beschreibung	Ursache
pharyngealer Husten	Hüsteln, Räuspern	• Pharyngitis • Bronchitis • Aspekt des Globussyndroms
produktiver Husten	lockerer Husten, durch den der Bronchialschleim abgehustet wird	• Bronchitis, COPD • Bronchiektasien
trockener Husten	Reizhusten, bei dem kein Schleim gefördert wird	• Übergang aus kühler Luft in warmen Raum (oder umgekehrt) • erregungsbedingte Steigerung der Atmung • Laryngitis • Laryngotracheitis • Fremdkörperaspiration • Pleuritis • Pneumothorax
unterbrochener, unterdrückter (kupierter) Husten	Husten, der aufgrund von Schmerzen oder Luftnot plötzlich abgebrochen wird	• Pleuropneumonie • Pleuritis sicca • Rippenfraktur • entzündliche Krankheiten im Oberbauch
Krupp-Husten, Pseudokrupp-Husten	bellender Husten, eventuell v. a. nachts mit Erstickungserscheinungen	Kehlkopferkrankungen: • Pseudokrupp • Grippe • Scharlach • Masern • Keuchhusten
Krampfhusten	anfallsweise Serie von Hustenstößen	• Keuchhusten • Mukoviszidose • schwere Bronchitis • Bronchiektasien

Bei der Dyspnoe ist sich der Patient seiner **Atmung bewusst**. Gleichzeitig ist die **Relation** zwischen **Atemarbeit** und **Anforderung** des Körpers **verschoben** – die dem Körper abverlangte Leistung bzw. der dafür benötigte Sauerstoff lässt sich durch die Mehratmung nicht ausgleichen, oder die Mehratmung wird von vornherein gar nicht durch erkennbare Anforderungen ausgelöst. Eine solche Atmung wird als **unangenehm** und **erschwert** empfunden. Die Patienten beschreiben ihre Missempfindungen dann z. B. so, dass sie nicht genug Luft bekämen, die Luft nicht richtig hinuntergehe, als thorakales Engegefühl oder Beklemmung.

Wir können die Dyspnoe am Patienten beobachten, wenn sie zur Hyperpnoe oder Tachypnoe geführt hat oder der Patient sich offensichtlich quält. Häufig aber wird der Patient lediglich von seinem Gefühl der Dyspnoe oder Kurzatmigkeit berichten, ohne dass wir dies direkt erkennen könnten.

MERKE
Dyspnoe bezeichnet prinzipiell ein **subjektiv empfundenes Gefühl**.

2.7.2 Ursachen

Das **Atemzentrum** in der Medulla oblongata reagiert auf CO_2, O_2 und H^+, ist aber darüber hinaus vielfältigen Einflüssen ausgesetzt. Es erhält Meldungen und Befehle aus dem Thorax (v. a. aus den Bronchien), die über den N. vagus laufen, aus den Atemmuskeln (Zwerchfell und Hilfsmuskulatur) sowie aus arteriellen Chemorezeptoren (z. B. Aorta, Karotissinus und Gehirn). Meldungen aus dem Thalamus und von der Großhirnrinde bewirken die Verknüpfung von Emotionen mit dem Atemmuster sowie die willentliche Steuerbarkeit der Atmung. Entsprechend den Verschaltungen des Atemzentrums entsteht die Dyspnoe grundsätzlich auf der Basis einer **Störung** von Seiten
- der **Bronchien** bzw. der Lunge
- des **Herzens**
- eines **Sauerstoffmangels** bei Anämie bzw. Kohlenmonoxidintoxikation
- einer thorakal bedingten **Hemmung der Atmung**
- infolge **psychischer** Ursachen (Angst)

Während sie bei chronischen Erkrankungen der Lunge oder des Herzens, die mit einer O_2-Minderversorgung der Peripherie einhergehen, zumindest in **frühen Stadien** erst unter **Belastung** entsteht, tritt sie bei Ereignissen wie einer Lungenembolie, einem Spontanpneumothorax, einer Blockade im BWS-Bereich oder einem Angstzustand bereits in der Ruhe in Erscheinung. Gerade die schwierig zu diagnostizierende Lungenembolie hat häufig als einziges deutliches Symptom die akut beginnende Dyspnoe.

Akute Dyspnoe

Eine akut einsetzende **Ruhedyspnoe** hat als mögliche Ursachen:
- **Lungenembolie**
- **Spontanpneumothorax**
- akute **Herzinsuffizienz**, z. B. in der Folge einer Myokarditis oder eines akuten Klappenfehlers
- **BWS-Blockade** mit Inspirationshemmung
- **psychische** Alterationen

Chronische Dyspnoe

Die wesentlichsten Ursachen für die chronische Dyspnoe stellen, wenn man von mechanischen **thorakalen Behinderungen** bei z. B. Kyphoskoliosen, Morbus Bechterew oder chronischen Blockaden absieht, **Erkrankungen der Lunge** und des **Herzens** dar. Typisch für diese Formen ist, dass sie sich über Jahre allmählich entwickeln und verstärken, zunächst nur unter stärkerer Belastung, final schließlich bereits in der Ruhe. Dadurch, dass in der Regel weitere Symptome bestehen, sind die kardiale und die pulmonale Dyspnoe im Allgemeinen gut auseinander zu halten. Probleme bei der Zuordnung entstehen zumeist erst dann, wenn an beiden Organen Erkrankungen vorliegen.

Kardiale Ursachen
- **Insuffizienz**
- **KHK**
- **Klappenfehler**

Pulmonale bzw. bronchiale Ursachen
- **Asthma bronchiale**
- **COPD**
- **Emphysem**
- **Fibrose** (z. B. als Folge von Pneumokoniose oder Sarkoidose)

Respiratorische Ursachen der Dyspnoe

Inspiratorische Ursachen
- Krupp, Pseudokrupp
- (allergisches) Ödem im Bereich von Rachen, Glottis, Larynx
- Tonsillar-, Peritonsillarabszess
- Epiglottitis
- Fremdkörper in Rachen oder Kehlkopf
- Tumor
- BWS-Blockade (Inspirationshemmung)

Exspiratorische Ursachen
- obstruktive Bronchitis (COPD)
- Asthma bronchiale
- Bronchiolitis (akut, meist beim Säugling oder Kleinkind)

In- und exspiratorische Ursachen
- Pneumothorax
- Lungenembolie
- Pneumonie
- Lungenfibrose
- Lungenemphysem
- Atelektasen

- Verletzungen (Rippenfraktur)
- Stauungslunge bei Herzinsuffizienz und weiteren kardialen Ursachen
- psychische Ursachen

2.7.3 Wegweisende Begleitsymptome

Wegweisende Begleitsymptome bei Dyspnoe können sein:
- Dyspnoe-Patienten aufgrund einer **Herzinsuffizienz** leiden häufig unter dem **Zwang zu seufzen**. Daneben findet sich in der Regel eine **Tachykardie**, bei der Rechtsherzinsuffizienz auch Ödeme und Nykturie.
- Bei Dyspnoe-Patienten aus **pulmonaler** Ursache besteht begleitend häufig eine **Tachypnoe** (und Tachykardie). Dasselbe gilt für einen **Sauerstoffmangel** des Blutes (Anämie, Kohlenmonoxidvergiftung).
- Bei **Asthma-Patienten** steht das **giemende Atemgeräusch** im Vordergrund.
- Die Dyspnoe infolge einer Veränderung im System der **Bronchien** gibt sich durch **Hustenreiz** sowie ein als **Stridor** hörbares Geräusch zu erkennen. Vor allem der Stridor kennzeichnet die Ursache einer Dyspnoe als Stenosierung irgendwo zwischen Pharynx und Bronchiolen. Bleibt die Ursache einer bronchialen Dyspnoe, z. B. Asthma bronchiale oder COPD, bestehen, mündet sie in ein Lungenemphysem.
- **Blockaden im BWS-Bereich** als Ursache einer Dyspnoe geben sich manchmal durch **Schmerzen** im betroffenen Segment und/oder eine **Inspirationshemmung** zu erkennen. Der Patient inspiriert problemlos bis zu einer gewissen Atemtiefe, ab welcher dann keine zusätzliche Luft mehr eingeatmet werden kann. Im betroffenen Segment ist paravertebral die zur Blockierung gehörende **Myogelose** zu tasten. Die Dyspnoe verschwindet im Augenblick der chirotherapeutischen Deblockierung, sodass bei unklarer Symptomatik die Diagnose auch nachträglich aus der erfolgreich durchgeführten Therapie gestellt werden kann. BWS-Blockaden sind zumindest bei jungen Patienten die weitaus häufigste Ursache der Dyspnoe.

2.7.4 Differenzierung kardiorespiratorischer Ursachen (➤ Tab. 2.9)

Tab. 2.9 Unterscheidung zwischen kardialer und pulmonaler Ursache der Dyspnoe

	Kardiale Dyspnoe	Bronchopulmonale Dyspnoe
Husten	• Reizhusten • evtl. schaumig • anfangs v. a. nachts	• produktiver Husten mit Erleichterung • unabhängig von der Tageszeit
Röntgen Thorax	Herzvergrößerung	Hinweise auf Bronchiektasen, Emphysem
Ödeme, Halsvenenstau	bei Rechtsinsuffizienz von Beginn an, bei Linksinsuffizienz später nachfolgend	erst in Spätstadien, wenn das entstehende Emphysem zur Rechtsinsuffizienz geführt hat
Auskultation	feuchte Rasselgeräusche	trockene Rasselgeräusche
Zyanose	häufig	erst in fortgeschrittenen Stadien – abgesehen vom Asthmaanfall
Thoraxform	unauffällig	Fassthorax bei Emphysem
Perkussion	• Lungenperkussion o. B. • Atemverschieblichkeit o. B.	• hypersonorer Klopfschall • Atemverschieblichkeit eingeschränkt
Begleitsymptome	• Zwang zum Seufzen • nächtliche Dyspnoe, Orthopnoe	• Tachypnoe • Orthopnoe nur beim chronischen Asthma

2.8 Zyanose

2.8.1 Definition

Der Begriff der Zyanose bezeichnet die für das Auge erkennbare **livide**, also **bläuliche** bzw. **bläulich-rötliche** Verfärbung der Haut und Schleimhaut. Am besten erkennbar wird diese Verfärbung an **Lippen**, **Wangen**, **Ohren**, **Nagelbett** und **Schleimhäuten**, weil in diesen Bereichen die reichliche Versorgung mit Kapillaren Hand in Hand mit einer sehr dünnen Epidermis bzw. einer durchsichtigen Verhornung geht (Nagel).
Als weitere Veränderungen der Hautfarbe kommen vor:
- Von der Zyanose zu unterscheiden ist die rötliche bzw. **kirschrote** Hautfarbe, die bei einer Intoxikation durch **Kohlenmonoxid** (CO) zu beobachten ist.
- Eine **Blässe** der Haut rührt von einer **Verminderung** des roten Blutfarbstoffs **Hämoglobin** her – entweder in der Form einer umschriebenen oder generalisierten Minderdurchblutung der Oberhaut oder in der Form der Anämie. Auch **angeboren** und ohne zugrunde liegende Störungen kann bei manchen Menschen eine Blässe der Haut imponieren.
- Eine übermäßige **Rötung** der Oberhaut – oft nur im Gesichtsbereich – hat, v. a. wenn sie auch die Schleimhäute betrifft, zumeist eine **Polyglobulie** zur Ursache, doch kommt auch ganz pauschal eine vermehrte **Blutfülle** (Hypervolämie bei arterieller Hypertonie) in Frage.
- Die gelbliche, gelbgrünliche oder gelbrötliche Hautfarbe wird als **Ikterus** bezeichnet (➤ Kap. 2.20).
- Bei der sog. **Facies mitralis**, den „Mitralisbäckchen", fällt im Bereich von Wangen, Nasenrücken und (teilweise) Kinn eine verstärkte **Rötung** auf, verbunden mit einer Zyanose der Lippen. Geht diese Rötung mit erkennbar erweiterten Blutgefäßen und sogar mit **Papeln** einher, ist die Ursache keine Mitralstenose, sondern es handelt sich um eine **Rosazea** (➤ Fach Dermatologie).

2.8.2 Ursachen

Das **Hämoglobin** der Erythrozyten verändert seine Farbe mit dem Gehalt an Sauerstoff, mit dessen Ersatz durch andere Stoffe wie z. B. CO sowie, unabhängig vom gebundenen Sauerstoff oder Kohlenmonoxid, mit Veränderungen am chemischen Grundgerüst des Häm:

- Arterielles, sauerstoffreiches Blut ist von **hellroter** Farbe.
- Venöses, sauerstoffarmes Blut ist **blau-rötlich** und wird desto dunkler, je weniger Sauerstoff gebunden ist.
- Hämoglobin, das anstelle von Sauerstoff CO gebunden hat, erscheint **kirschrot**.

Wird das Häm in Milz und RES **abgebaut**, entsteht zunächst das grünliche **Biliverdin** und aus diesem das gelblich-orangene **Bilirubin**. Im Darm entstehen aus der Aktivität der bakteriellen Darmflora z. B. das farblose Urobilinogen, das **gelbe Urobilin**, das farblose Sterkobilinogen und das **braune Sterkobilin**. Bekanntlich verursacht v. a. Sterkobilin die Farbe des **Stuhls** und Urobilin die Farbe des **Urins**, nachdem es teilweise nach seinem enterohepatischen Kreislauf über die Niere ausgeschieden worden ist.

Methämoglobin, das durch sein 3-wertiges Eisen keinen Sauerstoff binden kann, besitzt keine andere Eigenfarbe als reduziertes Hämoglobin, sondern erhöht lediglich dessen Gesamtanteil im strömenden Blut. Dasselbe gilt für **Sulfhämoglobin** aus dem Einatmen von Schwefelwasserstoff (H_2S) oder nach längerer Einnahme von Sulfonamiden.

EXKURS

Häm besteht chemisch aus einem Ringsystem, in dem Doppelbindungen mit Einfachbindungen abwechseln. Solche mesomeren Systeme besitzen die Eigenschaft, einen Teil des weißen Lichts (400–800 nm) zu absorbieren, wodurch der nicht absorbierte, sog. komplementäre Anteil der Lichtwellen als Farbe „übrig bleibt" und für das Auge erkennbar wird. Kleinste chemische Veränderungen dieses Systems, die man manchmal erst nach längerem Suchen entdeckt, verschieben das absorbierte und damit auch das komplementäre Spektrum, sodass sich die Farbe verändert. Diese kleinen Abwandlungen werden z. B. in der Milz enzymatisch (Häm → Biliverdin → Bilirubin), im Darm durch die bakterielle Flora vorgenommen, doch genügt bereits der Zug eines am zentralen Eisenatom des Häm befindlichen Sauerstoffmoleküls, um das Spektrum zu verschieben. Dies ist der Grund, warum das hellrote, sauerstoffreiche Hämoglobin arteriellen Blutes umso dunkler (mit zunehmend bläulichem Farbton) wird, je weniger Sauerstoff gebunden bleibt. Die erkennbare Gesamtfärbung muss allerdings als Mischfarbe zwischen verbliebenem sauerstoffreichem und bereits desoxygeniertem Hämoglobin verstanden werden. Andererseits wird der bläuliche Einschlag, die eigentliche livide Verfärbung, erst deutlich, wenn in der Gesamtmischung ein bestimmter Anteil an blauer Farbe enthalten ist. Man geht davon aus, dass die **Gesamtmenge an reduziertem Hämoglobin** einen Wert von **5 g/100 ml Blut** überschreiten muss, um eine erkennbare Zyanose zu verursachen. Zusätzlich kommt es hierbei, ähnlich wie beim Ikterus, auf die Hauttönung des betreffenden Menschen an, wodurch die Zyanose erst bei einem höheren Wert oder eventuell schon etwas früher wahrgenommen werden kann. Zusätzlich muss die kapilläre Strecke, in deren Verlauf die Farbe wegen der dünnen Wandung der Kapillaren überhaupt nur wahrgenommen werden kann, lang genug sein. Tritt der Sauerstoffmangel erst am Ende der Kapillaren auf, tritt die livide Farbe nicht mehr in Erscheinung. Dies ist auch der Grund dafür, warum die bessere Ausschöpfung aus den Kapillaren, z. B. im Rahmen sportlicher Betätigung, nicht zur Zyanose führt. Nun wäre natürlich die „Zyanose eines Muskels" in der Tiefe der Gewebe äußerlich ohnehin nicht sichtbar, doch gilt dieser Zusammenhang auch für die Haut.
Eine **Zyanose** entsteht also nicht durch ein bestimmtes Verhältnis zwischen sauerstoffgesättigtem (oxygeniertem) und ungesättigtem (sog. reduziertem) Hämoglobin, sondern wird bestimmt allein durch die **absolute Menge an reduziertem Hämoglobin**, das im Bett der Kapillaren vorhanden ist.

Die Abhängigkeit allein von der Menge an reduziertem Hämoglobin kann groteske Folgen haben, indem z. B. bei einer besonders ausgeprägten **Anämie** mit einem Hämoglobinanteil des Blutes von nur wenig mehr als 5 g/dl, und trotz hierbei besonders weitgehender Ausschöpfung im Kapillarbett, ein Wert von mehr als 5 g/dl an reduziertem Hämoglobin nicht erreicht wird, sodass in diesem Fall gar **keine Zyanose entstehen kann**; oder es wird bei einer **Polyglobulie** (Polyzythämie) von z. B. 20 g% trotz geringer Ausschöpfung von vielleicht 25 % oder 30 % ein Wert von 5 g% an reduziertem Hämoglobin überschritten, woraufhin trotz **bester Sauerstoffversorgung** der peripheren Gewebe eine **Zyanose sichtbar wird**.

2.8.3 Formen der Zyanose

Man unterscheidet bei der Zyanose eine zentrale von einer peripheren Form.

Zentrale Zyanose (> Tab. 2.10)

Die zentrale Zyanose entsteht, wenn ein bereits **sauerstoffverarmtes Blut** aus dem linken Herzen **zur Peripherie** strömt, wo also der kritische Wert von 5 g% bereits am Beginn der Kapillaren weitgehend oder vollständig erreicht ist.

Mögliche Ursachen sind entweder **angeborene Herzfehler**, die mit einem **Rechts-Links-Shunt** einhergehen wie bei der **Fallot-Tetralogie**, einem **Ductus Botalli apertus** oder **Ventrikelseptumdefekt**, bei denen die als Eisenmenger-Reaktion definierte Shunt-Umkehr und damit die Zyanose zu dem Zeitpunkt eintritt, wo die Hypertrophie des rechten Ventrikels die Stärke des linken übertrof-

Tab. 2.10 Ursachen einer Zyanose

Zentrale Zyanose		Periphere Zyanose
Herz	Lunge	
angeborene Vitien: • primär: Fallot-Tetralogie • sekundär: – Ventrikelseptumdefekt – Ductus Botalli apertus	• akut: – Lungenembolie – Schocklunge (ARDS) – Pneumothorax – Asthma-Anfall – Lungenödem • chronisch: – Lungenemphysem – Lungenfibrose – Lungenatelektase	• Kälte • Polyglobulie • Akrozyanose • Phlebothrombose • Methämoglobinämie • Sulfhämoglobinämie • Herzinsuffizienz (einschließlich Mitralisfehler und pulmonaler Hypertonie) • Schock

2.8 Zyanose

Periphere Zyanose (> Tab. 2.10)

Die periphere Zyanose entsteht entweder umschrieben in einem Gebiet des Körpers, das durch extreme **Kälte**, einen **unvollständigen arteriellen Gefäßverschluss** oder eine **venöse Thrombose** mit Rückstau bis ins Kapillarbett eine **Mangeldurchblutung mit verstärkter Sauerstoffausschöpfung** erfährt. Oder sie entsteht generalisiert an der gesamten Haut, indem das Blut zwar ausreichend aufgesättigt aus der Lunge zum Herzen gelangt, im Zuge einer dekompensierten **Linksherzinsuffizienz** oder eines akuten **Herzinfarkts**, aber nur in **unzureichenden Mengen zur Peripherie** transportiert wird, sodass die generalisiert erfolgende, vollständigere Ausschöpfung in den Kapillaren zur Zyanose führt (> Abb. 2.4).

Auch bei der **Polyglobulie** oder in **extremer Kälte** kann eine generalisierte Zyanose gesehen werden. Ein Beispiel, das jeder kennt, bieten Kinder, die sich zu lange im kalten Schwimmbad aufgehalten haben und anschließend mit blauen Lippen herausmarschieren.

Ein **vollständiger Gefäßverschluss** im Zuge einer peripheren arteriellen Embolie oder im Raynaud-Anfall führt nicht zur Zyanose, sondern zur **Blässe** der Haut, weil da, wo kein oder fast kein Blut ankommt, auch keine 5 g% an reduziertem Hämoglobin erreicht werden können. Man könnte höchstens direkt im Anschluss an einen Raynaud-Anfall zu Beginn der Wiederdurchblutung wegen der dann verstärkten Sauerstoffausschöpfung vorübergehend eine Zyanose sehen.

Eine **chronifizierte Zyanose** im Gefolge einer schweren Erkrankung des Herzens oder der Lunge führt zu weiteren Symptomen des Sauerstoffmangels. Dies sind v. a. eine **Polyglobulie**, eine **Belastungs-** oder sogar **Ruhedyspnoe** sowie **Trommelschlägelfinger** und **Uhrglasnägel** (> Abb. 2.3b).

> **MERKE**
> Die bei Linksherzinsuffizienz, Mitralstenose und -insuffizienz auftretende Zyanose wird den peripheren Formen zugerechnet, weil der Sauerstoffgehalt des (unzureichend) ausgeworfenen Blutes normal ist.
> Beim peripheren Gefäßverschluss kommt es nicht zur Zyanose, sondern zur Blässe der Haut.
> Eine Kohlenmonoxidvergiftung (CO) bedingt eine kirschrote Haut.

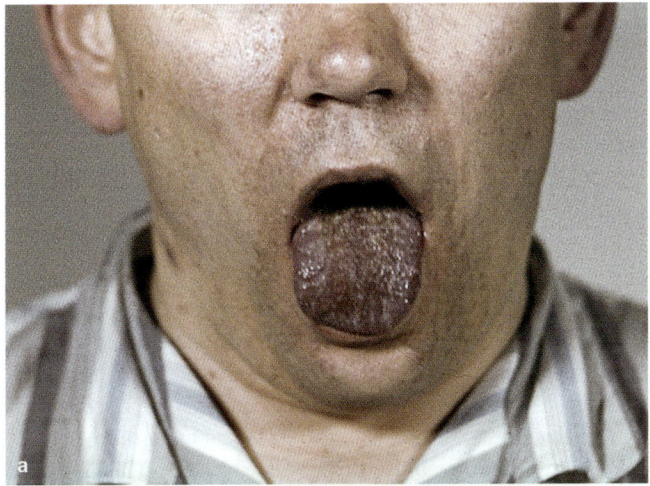
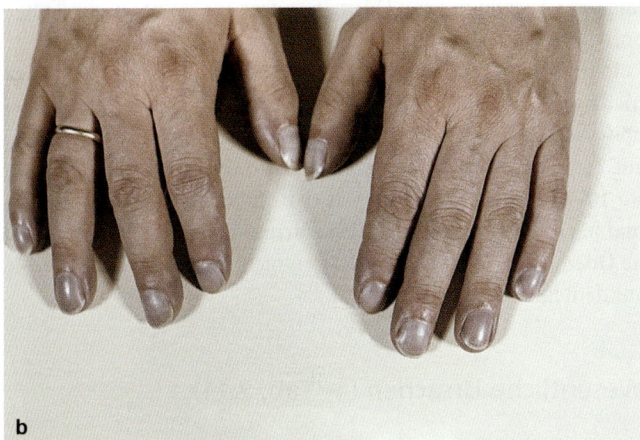
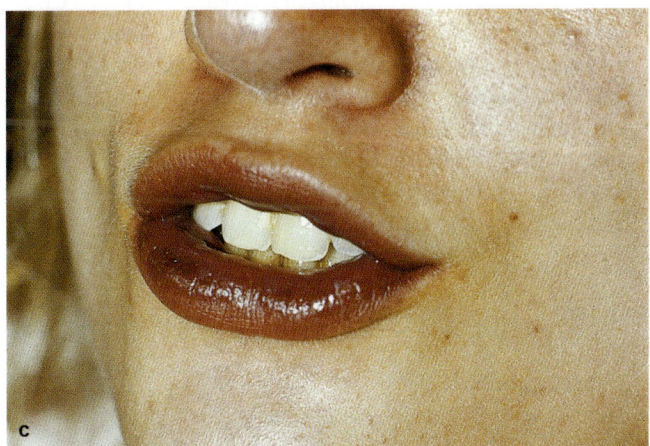

Abb. 2.3 Zentrale Zyanose bei Eisenmenger-Reaktion. **a** Zyanose der Lippen, Ohrläppchen und Zunge. **b** Uhrglasnägel und Trommelschlägelfinger mit Akrozyanose. **c** Ausgeprägte Lippenzyanose. [R246]

fen hat (> Abb. 2.3). Oder das Blut kommt bei Erkrankungen wie **Lungenemphysem, Lungenfibrose** oder **Atelektasen** bereits unzureichend aufgesättigt zum linken Ventrikel.

Auch im Zuge eines anhaltenden **Asthmaanfalls**, einer **Lungenembolie** oder eines **Pneumothorax** kann es zur zentralen Zyanose kommen. Dasselbe gilt für einen **Höhenaufenthalt** oberhalb 5.000 m.

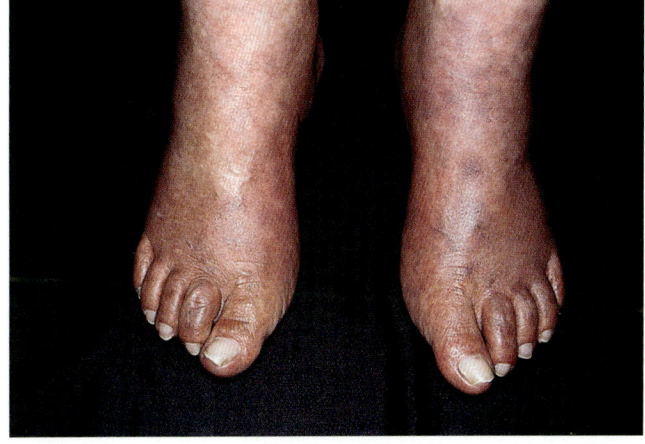

Abb. 2.4 Periphere Zyanose der Beine und Unterschenkelödeme bei chronischer kardiopulmonaler Dekompensation [R246]

2.8.4 Diagnostik

Die differenzialdiagnostisch bedeutsame Unterscheidung zwischen der zentralen und der peripheren Zyanose kann bereits ohne weitere Untersuchungen getroffen werden. Wenn man z. B. ein livides **Ohrläppchen massiert**, um eine Mehrdurchblutung zu induzieren, und dasselbe daraufhin einen rötlichen Farbton annimmt, kann es sich nicht um eine zentrale Zyanose gehandelt haben, bei der auch die Mehrdurchblutung nichts an der lividen Farbe des Blutes hätte ändern können.

An den **Schleimhäuten** gelingt die Unterscheidung besonders leicht: Blasse Schleimhäute (z. B. an der Zunge) stehen für eine Anämie, tiefrote für die Polyglobulie. Sind sie livide, erkennt man hieran die zentrale Zyanose, sofern es sich nicht um eine fortgeschrittene Herzinsuffizienz handelt; sind sie bei einer Zyanose der Oberhaut unauffällig, muss die dortige Verfärbung peripher verursacht worden sein.

Allerdings gibt es auch **Mischformen** zwischen zentraler und peripherer Zyanose, bei denen z. B. das Blut aufgrund eines mäßigen Lungenödems mindergesättigt ist und von einem insuffizienten Herzen vermindert ausgetrieben wird oder bei denen die Mindersättigung erst bei körperlicher Arbeit und vermehrter Ausschöpfung zur Zyanose führt.

2.8.5 Wegweisende Begleitsymptome

Folgende Zusatzbefunde können auf die Ursache der Zyanose hinweisen:
- typischer Auskultationsbefund: Herzfehler mit Rechts-links-Shunt
- Ödeme, Lungenödem, Dyspnoe, Arrhythmien: Herzinsuffizienz
- Trommelschlägelfinger, Uhrglasnägel: chronische kardiale oder pulmonale Erkrankung mit manifestem Sauerstoffmangel der Peripherie
- akute Dyspnoe, Tachypnoe: Lungenembolie, Spontanpneumothorax
- Husten, Fieber: Pneumonie
- Husten, Giemen: Asthma bronchiale, obstruktive Bronchitis
- Belastungsdyspnoe, Fassthorax: Lungenemphysem
- Dyspnoe, schaumig-blutiger Auswurf: Lungenödem
- einseitige Ödembildung, Schmerzen: Venenthrombose

2.9 Lungenödem

2.9.1 Definition

Darunter versteht man die akute oder chronische Ansammlung seröser, blutiger oder eitriger Flüssigkeit im Interstitium des Lungengewebes bzw. den Alveolen.

2.9.2 Ursachen

Für periphere Ödeme gibt es zahlreiche mögliche Ursachen, die bis zum Eiweißmangel bei Leberzirrhose oder bei Malabsorption reichen. Die Mehrzahl dieser Ursachen kommt als Auslöser eines Lungenödems nicht in Frage. Der Grund hierfür liegt in den deutlich niedrigeren Drücken im Bereich der Lungenkapillaren.

Peripher beträgt der mittlere Perfusionsdruck am Beginn der Kapillaren etwa 30 mmHg und an deren Ende 12–15 mmHg. Der onkotische Druck des Eiweißes liegt mit etwa 20–25 mmHg gerade dazwischen. Aus diesem Grund hat eine deutliche Absenkung des onkotischen Drucks, z. B. auf 15 mmHg oder darunter, zur Folge, dass die Flüssigkeit, die am Beginn der kapillären Strecke ins Interstitium abgepresst wurde, an deren Ende nicht mehr rückresorbiert werden kann und im Interstitium verbleibt. Diese Flüssigkeit bedingt die Ausbildung von Ödemen, sofern ihr Volumen die Transportkapazität des Lymphsystems übersteigt.

In der **Lunge** sind die **Drücke** im kapillären Bereich **wesentlich niedriger**. Das Blut gelangt mit 20–25 mmHg in die Aa. pulmonales und weist im linken Vorhof noch einen Druck von etwa 5–8 mmHg auf. Im Bereich der **Kapillaren** kann man von einem Druck von etwa **10–12 mmHg** ausgehen, was dazu führt, dass noch **nicht einmal bei einer extremen Eiweißverarmung** die Möglichkeit für eine **Ödembildung** gegeben ist, sofern nicht zusätzlich ein Rückstau vor dem linken Herzen besteht.

Wesentliche Ursachen (> Tab. 2.11)

- Ein **Stau** des Blutes vor dem **linken Herzen**. Die üblichen Ursachen für einen Rückstau sind die fortgeschrittene **Linksherzinsuffizienz**, die **Mitralstenose** und **Mitralinsuffizienz**.
- Eine **Entzündung** im Bereich von **Alveolen** bzw. **Lungeninterstitium** bzw. **Kapillaren**, wie sie z. B. bei einer **Lobärpneumonie**, im **Schock** (ARDS), bei **Pneumokoniosen** (Silikose, Asbestose) oder im Rahmen eines **allergischen Geschehens** gegeben sind.

Seltenere Ursachen (> Tab. 2.11)

- **Lungenembolie**
- Aufenthalt in großer Höhe (sog. **Höhenlungenödem**)

Tab. 2.11 Ursachen eines Lungenödems

Kardiale Ursachen	Andere Ursachen
• Linksherzinsuffizienz	• Lungenembolie
• Linksherzversagen	• Schocklunge, Sepsis (ARDS)
• Mitralstenose	• Pneumonie
• Mitralinsuffizienz	• Alveolitis (Pneumokoniose, allergisch)
	• Höhenlungenödem
	• Urämie
	• neurogen
	• Inhalation von Reizgas
	• Heroinüberdosis

- **Urämie**
- Überdosis von **Narkotika**, **Morphin** oder **Heroin**
- inhalierte **toxische Substanzen** (z. B. Phosgen oder **Ozon**)
- zentralnervöse Störungen (**neurogenes Lungenödem**)

Ein (blutiges) Ödem lässt sich bei der Lungenembolie gut durch den Rückstau vor dem Embolus erklären. Bei der Urämie verursachen toxische Stoffwechselprodukte Kapillarwandschäden. Das **Höhenlungenödem**, das in großer Höhe (oberhalb 3.000 m) entstehen kann, ist schwieriger zu verstehen. Hier ergänzen sich der erniedrigte Alveolardruck als Folge der „ausgedünnten" Umgebungsluft und der erhöhte Perfusionsdruck in den Gefäßen, bedingt durch die Hypoxie in der Peripherie. Durch die Gegenregulation von Sympathikus und RAAS kommt es zu einem erheblichen Anstieg des Gesamtvolumens und des Herzminutenvolumens, wodurch der Perfusionsdruck auch in der Lunge ansteigen muss.

MERKE
Das **Lungenödem** ist definitionsgemäß **kein Ödem**. Die Linksherzinsuffizienz führt nicht zu Ödemen; sie führt zum Lungenödem.

2.9.3 Symptome

Ein mäßiges Lungenödem mit Flüssigkeitsansammlungen im schmalen interstitiellen Lungengerüst (= interstitielles Lungenödem) hat keine akuten Folgen, wenn man einmal von einer milden Tachypnoe absieht. Ist der Rückstau vor dem linken Herzen aber derart ausgeprägt, dass die Alveolen volllaufen, resultieren eine ausgeprägte **Dyspnoe**, **Tachypnoe**, **Orthopnoe** und **Tachykardie**. Die Patienten sind **unruhig** und **ängstlich**. Es besteht **Husten** mit **schaumigem Sputum** (➤ Fach Atmungssystem), das blutig tingiert sein kann (**Hämoptyse**). Eventuell kommt es zur (zentralen) **Zyanose**. Auskultatorisch bestehen feinblasige feuchte Rasselgeräusche. Bei größeren Sekretmengen, die bis in die Bronchiolen und kleinen Bronchien gedrückt werden, können zusätzlich mittelblasige Rasselgeräusche gehört werden.

Wesentliche Ursache für Dyspnoe und Zyanose ist die Behinderung der Sauerstoffdiffusion aus dem alveolären Bereich in die Kapillaren. Zusätzlich ist die **Atemarbeit** für den Patienten **deutlich erschwert**, weil die Retraktionskraft der Lunge, die ansonsten ohne muskuläre Hilfe die Ausatmung besorgt, kaum noch vorhanden ist, sodass bereits in körperlicher Ruhe die Atemhilfsmuskulatur benutzt werden muss.

2.10 Bauchschmerzen

2.10.1 Definition und Abgrenzung

Ein **Bauchschmerz** ist noch **kein akutes Abdomen**. Die typische, sich allmählich entwickelnde Adnexitis erfordert keinen Notfalleinsatz. Dasselbe gilt für eine Unzahl weiterer abdomineller oder abdominal empfundener Schmerzen – von der Gastroenteritis über das Reizdarm-Syndrom bis hin zu Hernien mit ausreichend weiter Bruchpforte. Eine weitere Gruppe abdomineller Erkrankungen lässt sich zwar bei angemessener Kompetenz des Therapeuten genauso eindeutig diagnostizieren, stellt aber mangels ausreichender ambulanter Therapiemöglichkeiten eine Indikation zur stationären Einweisung dar. Dieselbe bedarf bei Erkrankungen wie (beginnender) Appendizitis oder Sigmadivertikulitis keines Rettungsdienstes oder gar Notarzteinsatzes, während Erkrankungen wie Gallen- bzw. Ureterkolik oder Pankreatitis keinen Aufschub dulden und unmittelbar lebensbedrohliche Erkrankungen wie Perforationen von Organen oder Gefäßen, abdominelle und thorakale Infarkte, inkarzerierte Hernien oder entsprechende Ereignisse bis hin zum Ileus grundsätzlich der notärztlichen Erstversorgung bedürfen. Dies weist dem Therapeuten eine große Verantwortung zu, weil er möglichst alle differenzialdiagnostischen Kriterien zu beachten und bei Anamnese und erster Untersuchung sorgfältig auseinanderzuhalten hat, um eine im Sinne des Patienten angemessene Entscheidung zu treffen.

Man sollte als Therapeut in der Lage sein, eine Gastritis von einem perforierten Magen abzugrenzen, eine Adnexitis oder beginnende Appendizitis von deren perityphlitischen Ausbreitung und eine Ileus-Symptomatik vom Reizdarm-Syndrom. Hierbei geht es auch darum, den Notarzt nicht wegen eindeutiger Lappalien anzufordern. Andererseits gibt es genügend Grenzfälle, bei denen eine Diagnose wahrscheinlich wird, aber nicht ohne Restzweifel gestellt werden kann, der Patient also vorsichtshalber doch in die Klinik verbracht werden muss. Dies gilt bevorzugt für Säuglinge und Kleinkinder, aber auch für ältere Patienten oder Diabetiker, bei denen selbst schwerste Alterationen mit mildesten Symptomen einhergehen können.

Für den Heilpraktiker stellt sich das Problem, dass er mangels klinischer Ausbildung und häufig (noch) geringer Berufserfahrung sowie fehlender apparativer Untersuchungsmöglichkeiten (z. B. Ultraschall, EKG) bei akuten Bauchschmerzen seiner Patienten oft an frühe Grenzen stoßen wird. Während also die Abklärung chronischer abdomineller Beschwerden dem gut ausgebildeten Heilpraktiker prinzipiell ohne Probleme möglich sein dürfte, weil er hier mittels breiter Anamnese und Untersuchung, Labor einschließlich Stuhluntersuchung und weiteren Möglichkeiten wie z. B. diätetischer Versuche zum therapeutischen Ziel gelangen kann, sollte er dazu neigen, akute Zustände recht- bzw. frühzeitig abzugeben. Beispielhaft sei hier die scheinbar akute Gastritis eines älteren Patienten angeführt, die ohnehin einer Gastroskopie bedarf, um die Möglichkeit des Karzinoms auszuschließen.

Im Fall des **akuten Abdomens** erübrigt sich jegliche weitere Überlegung, jede umfangreichere Untersuchung oder Anamnese, weil hierbei das Leben des Patienten unmittelbar bedroht ist. Natürlich kann man bis zum Eintreffen des Notarztes über Anamnese und Basisuntersuchung versuchen, das Krankheitsbild so gut wie möglich einzukreisen. Erkennbar wird das akute Abdomen am offensichtlich **schlechten Allgemeinzustand** des Patienten – mit meist starken, abdominal empfundenen **Schmerzen**, eventuell **Fieber** und **abgefallenem Blutdruck**, **Übelkeit** mit **Erbrechen** und **abwehrgespannten, druckschmerzhaften Bauchdecken**, die keine Lokalisation der wahrscheinlichen Ursache mehr erkennen lassen. Auskultatorisch findet sich die Darmperistaltik verändert – meist vermindert (Subileus) bis fehlend, beim mechanischen Ileus vorübergehend verstärkt.

Die Untersuchung abdomineller Organe soll hier nicht erörtert werden (> Fach Verdauungssystem). Es sei aber daran erinnert, dass der unsensible Therapeut häufiger als an anderer Lokalisation keine verwertbaren Ergebnisse erhalten wird, weil hastiges oder grobes Hineindrücken der Bauchdecken auch dort Abwehrspannung erzeugt, wo keine Ursache zu finden ist. Selbst ein Blumberg-Zeichen kann dazu führen, dass im Anschluss an den heftigen peritonitischen Schmerz eine weitere Palpation durch den Patienten nicht mehr zugelassen wird. Mittels vorsichtig durchgeführter Perkussion lassen sich vergleichbare Hinweise erhalten.

2.10.2 Vorgehen beim akuten Abdomen

Sofern Zeit bis zum Eintreffen des **Notarztes** verbleibt, sollte zunächst ein **venöser Zugang** an Unterarm oder Handrücken gelegt werden. Anschließend kann die Diagnostik über **Anamnese** und **Palpation** hinaus ergänzt werden. Die **Auskultation** lässt eine veränderte Darmperistaltik erkennen – von den „hoch gestellten", plätschernden oder metallisch klingenden Darmgeräuschen des mechanischen Ileus über die nur noch sporadisch hörbaren Geräusche des Subileus (u. a. bei der Pankreatitis) bis hin zur „Totenstille" des paralytischen Ileus. Allerdings sind die Darmgeräusche nicht in jedem Fall aussagekräftig. Zum Beispiel kann die sympathische Reaktion auf eine akute Überdehnung eines mechanischen Ileus auch zu abgeschwächten oder fehlenden Darmgeräuschen führen, obwohl noch keine Peritonitis vorliegt. Eine wichtige Ergänzung stellt dann das Vorhandensein begleitender Übelkeit dar.

Die Messung von **Blutdruck** und **Puls** erlaubt u. a. Hinweise auf innere Blutungen mit der Gefahr eines sich entwickelnden hypovolämischen Schocks. Ergänzend kann man sich durch Abheben von Hautfalten vom **Hydratationszustand** des Patienten überzeugen – besonders bedeutsam bei Säuglingen und Kleinkindern bzw. sehr alten Menschen. Die Höhe der **Körpertemperatur** gibt wichtige Hinweise, ebenso die Beobachtung, ob der Patient **bewegungslos** liegt oder eher **unruhig** ist. Die Suche nach einem **Aszites** oder die Auskultation von Herz und Lunge können weitere mögliche Ursachen bestätigen oder ausschließen. Die **rektale Untersuchung** weist im positiven Fall auf Perityphlitis bzw. Douglas-Abszess, Divertikulitis oder Veränderungen im Adnexbereich.

In früheren Jahren durfte der Patient keine Schmerzmittel erhalten, um die nachfolgenden Untersuchungen nicht zu erschweren. Inzwischen wird frühzeitig **analgesiert**. Dies gilt allerdings im akuten Notfall für den Heilpraktiker eher nicht, weil der meist in kürzester Zeit eintreffende Notarzt diesbezüglich wesentlich mehr Möglichkeiten hat. Unverändert gültig ist, dass der Patient **keinerlei Nahrung** zu sich nehmen darf, da in der Klinik eventuell operiert werden muss.

2.10.3 Nervale Versorgung abdomineller Organe

Noch mehr als bei Erkrankungen der Thoraxorgane kommt es bei akuten abdominellen Erkrankungen und Notfällen darauf an, sich die **sensible Versorgung** der abdominellen Organe in Erinnerung zu rufen, um entscheidende **Hinweise auf die Schmerzursache** zu erhalten.

Peritoneum parietale

Das **Peritoneum parietale** einschließlich der **Bauchwand**, der es innen anliegt, wird über die **Spinalnerven** versorgt. Das gilt auch für die dorsale Bauchwand sowie die dort vom Peritoneum überzogenen, also **retroperitoneal liegenden Organe**. Die Schmerzmeldung über die sensiblen Nerven erfolgt **klar differenzierbar** und wird vom Patienten demnach **exakt erkannt** und dem Bereich direkt über dem betroffenen Organ zugeordnet. Dieser sog. **somatische Schmerz** erscheint entsprechend seiner Leitung über die Spinalnerven auch in den zugehörigen **Dermatomen** (> Abb. 2.5) und **Myotomen** und führt bei Ersteren zur **Hyperästhesie** bereits bei leichten Berührungen, und bei Letzteren zu Verspannungen, die sich unter Palpation weiter verstärken (**Abwehrspannung**). Die Tonuserhöhung der Muskulatur kann man sich gewissermaßen als chronifizierten Fremdreflex vorstellen, indem die sensible Meldung aus dem peritonealen Areal auf die motorischen Nerven umgeschaltet wird und zur Kontraktion im Myotom führt.

Der Schmerz kann in Abhängigkeit von der Ursache und weiteren Gegebenheiten milde oder sehr heftig erscheinen. In jedem Fall ist er nicht kolikartig, sondern **gleichförmig** und **anhaltend**. Ist er sehr ausgeprägt, veranlasst er den Patienten zum möglichst **ruhigen Liegen**, weil er bei **Bewegungen** oder Erschütterungen an **Stärke zunimmt**. Abhängig von der Ursache, jedoch auch von möglichen Besonderheiten auf Seiten des Patienten, können sowohl der subjektiv empfundene Schmerz als auch die tastbare Myogelose im Myotom einschließlich zusätzlich erzeugter Abwehrspannung bei Palpation im Einzelfall sehr milde sein oder sogar vollständig fehlen, was nicht nur die ambulante Diagnostik erschwert oder verunmöglicht, sondern in Fällen, in denen sich der Untersucher davon täuschen lässt, zur unmittelbaren Gefahr für das Leben des Patienten wird. Aus diesem Grund ist der Stellenwert geschilderter bzw. erkennbarer Symptome ganz besonders beim alten Menschen und bei Säuglingen, beim langjährigen Diabetiker bzw. einer Polyneuropathie anderer Genese (Alkohol) oder bei Vorerkrankungen, die spezifisch das Nervensystem involviert haben (Z. n. Zytostatikatherapie, Multipler Sklerose usw.), zurückhaltend zu bewerten.

Peritoneum viscerale

Das Peritoneum viscerale überzieht die intraabdominellen Organe und baut die Mesenterialduplikatur mit den enthaltenen Gefäßen und Lymphknoten auf. Die sensible Versorgung findet hier nicht über die Spinalnerven statt, sondern vegetativ hauptsächlich durch den **Sympathikus**. Die Abbildung des Schmerzes erfolgt demzufolge eher **unbestimmt** und wird zumeist in die **Mittellinie des Abdomens** projiziert, also z. B. **periumbilikal** oder **epigastrisch** empfunden.

Der viszerale Schmerz wird allerdings über die vegetativen Nerven auf die zugehörigen **Spinalnerven** (bzw. deren sensible Fortsetzung in Rückenmark und Hirnstamm) **umgeschaltet (übertragene**

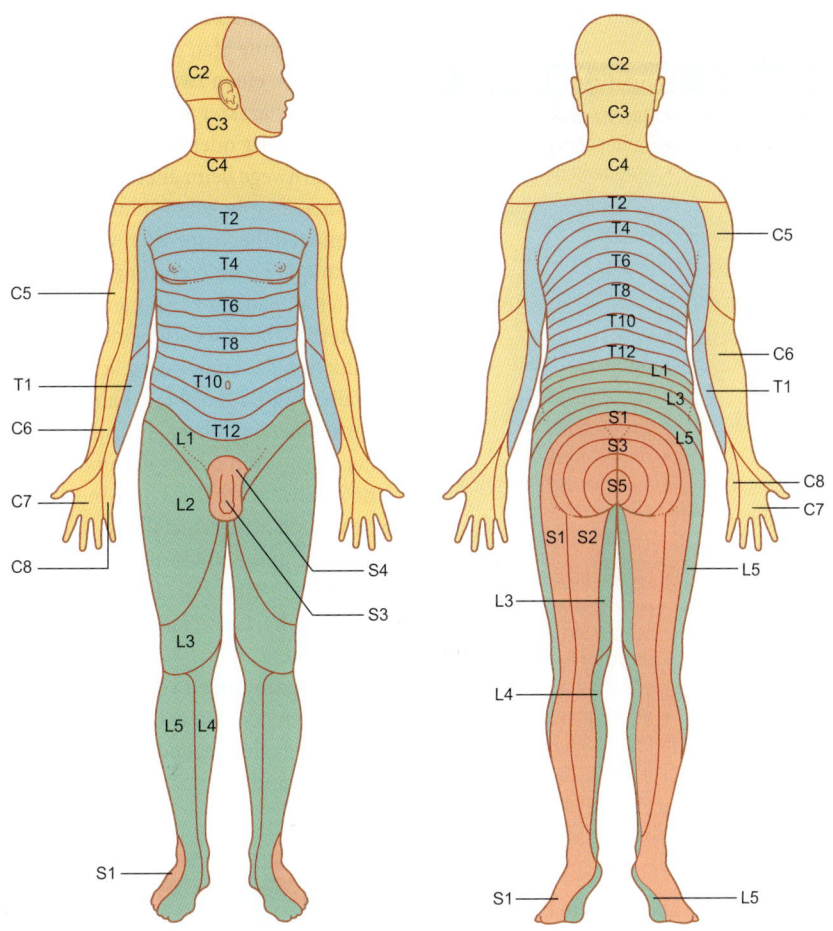

Abb. 2.5 Segmentale Ausstrahlung viszeraler Schmerzen: Dermatome als Teil der Head-Zonen [E689]

Schmerzen), wodurch die Abbildung im Bereich der Haut **wesentlich breiter** erscheint, weil die einzelnen Organe in Abdomen (und Thorax) zumeist aus mehreren Segmenten sympathisch innerviert sind und sämtliche Segmentbeteiligungen auf die zugehörigen Spinalnerven übertragen und über die entsprechenden Dermatome abgebildet werden können. Dadurch erscheint z. B. die mögliche Schmerzausstrahlung des Herzens nicht nur im Bereich des ventralen oder dorsalen Thorax, sondern auch in Schultern, Armen und Oberbauch. Diese breite Umschaltung betrifft neben den Dermatomen auch die Myotome, wodurch bei zunehmender peritonealer Beteiligung des Bauchraums schließlich die gesamte Bauchwandmuskulatur „bretthart" wird und jegliche ambulante Untersuchung verunmöglicht (akutes Abdomen).

Die **Summe** der betroffenen **Dermatome** wird als **Head-Zone** des entsprechenden Organs bezeichnet und erlaubt differenzialdiagnostische Rückschlüsse bei unklaren Schmerzzuständen. Andererseits können aber auch durch entsprechende Reizungen dieser Zonen z. B. mittels intrakutaner Quaddeln die zugehörigen Organe positiv über die Haut beeinflusst werden.

Kompliziert wird die Unterteilung und differenzialdiagnostische Abgrenzung somatischer von viszeralen Schmerzen dadurch, dass es sich bei somatischen, vom Patienten eindeutig angezeigten Schmerzen häufig um eine zugrunde liegende Erkrankung **abdominneller Organe** handelt, die zum **parietalen Peritoneum fortgeleitet** wurde (Appendizitis, Adnexitis, Kolitis, Cholezystitis, Harnleiterstein usw.). Beispielsweise zeigt die akute Appendizitis in den ersten 4–6 Stunden in typischen Fällen den viszeralen Schmerz periumbilikal oder epigastrisch, um dann in der Folge im Bereich des McBurney somatisch in Erscheinung zu treten. Allerdings ist dieser Mechanismus nicht als Einbahnstraße aufzufassen: Die Reizung des parietalen Peritoneums mit zunächst scharf abgebildetem Schmerz bei der akuten Pankreatitis greift im Verlauf der Erkrankung sowohl aufs viszerale Peritoneum als auch in einem Teil der Fälle auf die linksseitige Pleura über. Dadurch entstehen Ausstrahlungen, die von der linken Achselhöhle bis in den Unterbauch ziehen können (Head-Zone der Pleura) bzw. der für die Erkrankung typische Subileus oder sogar paralytische Ileus (viszerales Peritoneum).

Sensible Afferenzen aus dem Peritoneum viscerale projizieren neben all ihren vielfältigen Verschaltungen u. a. mit Thalamus und Hypothalamus (→ Hormonsekretion), limbischem System (→ emotionale Verarbeitung), Frontallappen und Gyrus postcentralis, in dem der Schmerz ins Bewusstsein gelangt (➤ Fach Neurologie), auch zum **Brechzentrum** der Medulla oblongata. Dies erklärt, warum Entzündungen oder auch nur Irritationen des viszeralen Peritoneums neben der breiten Schmerzerzeugung grundsätzlich auch zu Übelkeit und Erbrechen führen.

Tab. 2.12 Unterscheidung zwischen viszeralem und somatischem Schmerz

	Viszeraler Schmerz	Somatischer Schmerz
Entstehungsort	• intraperitoneale Organe • Peritoneum viscerale	• Bauchwand • Peritoneum parietale • retroperitoneale Organe
Schmerzursache	• Überdehnung • Spasmus • Entzündung	• Gewebeschädigung • Entzündung
Weiterleitung	überwiegend sympathisch	segmentale Spinalnerven
Empfindung	• kolikartig oder bohrend • dumpf • sich verändernd	• scharf • stechend • Dauerschmerz
Lokalisation	• unbestimmt • symmetrisch • nahe der Mittellinie • breite Abbildung (Head-Zone)	• umschrieben • klar definiert • asymmetrisch (einseitig)
Zusätzliche Symptome bzw. Hinweise	• Übelkeit und Erbrechen • Sympathikuszeichen: Blässe, Schwitzen, weite Pupillen, Tachykardie, Tachypnoe, Unruhe, Angst • Verschlimmerung in Ruhe; Bewegungen („sich krümmen") oder Umhergehen bessert	• Lage- und Bewegungsabhängigkeit der Schmerzen; Bettruhe (in Schonhaltung) erleichtert • Verschlimmerung durch Erschütterungen (Husten, Niesen) und Bewegungen

Zusammengefasst ergeben sich für die abdominelle Differenzialdiagnostik durchaus wichtige Unterscheidungsmöglichkeiten (➤ Tab. 2.12).

2.10.4 Ursachen von viszeralen Schmerzen

Ursachen eines viszeralen Schmerzes sind, soweit sie nicht von der Bauchwand übertragen wurden, die plötzliche und massive **Druckerhöhung** in einem Hohlorgan (Darm, Gallenblase und -wege, Harnwege), **Entzündungen** (z. B. Appendix oder Eileiter), die **Kapselspannung** eines Organs oder ausgeprägte **Kontraktionen** der (glatten) Muskulatur. Auch die isolierte **Reizung des Bauchfells**, akut z. B. bei der Perforation von Organen (Magen, Duodenum, Gallenblase, Darm), allmählich sich entwickelnd bei (bakterieller) Peritonitis, kann zu erheblichen Schmerzen bzw. zum akuten Abdomen führen (➤ Tab. 2.13). Der unterschiedliche Schmerzcharakter der verschiedenen Ursachen wird häufig bereits aus einer sorgfältigen Anamnese heraus, einschließlich einer ersten Untersuchung, eine weitgehend eindeutige Diagnose erlauben:

- Viszerale Schmerzen sind, sofern sie ein **Hohlorgan** (Gallenblase und -wege, Darm, Harnleiter) betreffen, von **wehenartigem**, an- und abschwellendem Charakter mit schmerzarmen Intervallen und werden dann als **Kolik** bezeichnet. Der Patient ist unruhig und windet bzw. krümmt sich, weil der Schmerz dadurch erträglicher wird. Diese so klar definierte Symptomatik, die meist eine Augenblicksdiagnose erlaubt, ist nun allerdings keine Gesetzmäßigkeit. Zum Beispiel ist es durchaus möglich, dass der akute Stau in den Gallenwegen trotz Aufdehnung der Strukturen einen zwar heftigen, aber relativ gleichmäßigen Schmerzcharakter annimmt, sodass die Diagnose am Krankenbett schwierig oder unmöglich wird. Der Verschluss der unteren Harnwege beim älteren Patienten erzeugt kolikartige Schmerzen mit Ausstrahlung in die Genitalien, sofern er durch einen Stein hervorgerufen wurde. Ist er jedoch mit einer BPH verknüpft, resultieren zunächst eher milde und gleichförmige, später allmählich zunehmende dumpfe Schmerzen im mittleren Unterbauch. Den entscheidenden Hinweis erhält man durch Palpation des suprapubischen Tumors. Der Rückstau aus einer prall gefüllten Harnblase kann ungeachtet der Ursache zu Flankenschmerzen führen. Für spastische, kolikartige Schmerzen der Darmwand gibt es neben dem mechanischen Ileus eine große Zahl weiterer Ursachen. In Frage kommen u. a. Intoxikationen durch Schwermetalle (z. B. Blei), Drogenentzug, Gefäßverschlüsse und Einblutungen im Rahmen einer Vaskulitis (z. B. Schoenlein-Henoch), ausgeprägte metabolische Azidosen – bei der Anaphylaxie verstärkt durch die Histaminwirkung, Urämie und weitere.
- **Kapselspannungen** von abdominellen Organen, die durch Einblutungen oder ein entzündliches Ödem hervorgerufen wurden, werden als **tief liegend** und **dumpf** empfunden. Abhängig vom Ausmaß und v. a. auch von der zeitlichen Entwicklung kann der

Tab. 2.13 Ursachen des akuten Abdomens

Ursache	Vorzugsweise betroffene Organe	Typische Erkrankungen
Perforation eines Hohlorgans	• Magen • Darm • Gallenblase	Ulcus ventriculi oder duodeni
Obstruktion eines Hohlorgans	• Niere mit ableitenden Harnwegen • Galle • Darm	• Nieren-, Uretersteine • Gallensteine • mechanischer Ileus
intraabdominelle Entzündungen	• Peritoneum • alle Bauchorgane • Divertikel	• Peritonitis • Appendizitis, Pankreatitis, Hepatitis, Gastritis, Cholezystitis, Adnexitis • Divertikulitis
Ruptur eines Organs mit nachfolgender Peritonitis	• Leber • Milz • Niere	Bauchtrauma
vaskulär-ischämische Erkrankungen	• Darm • Mesenterium	• ischämische Kolitis • Mesenterialinfarkt
Blutungen in die Bauchhöhle	• Aorta • alle Bauchgefäße • Milz- und Leberrisse • gestielte Myome • Extrauteringravidität	• rupturiertes Aortenaneurysma • traumatische Massenblutung
extraabdominelle Erkrankungen	• Herz • Lunge, Pleura • Stoffwechsel	• Hinterwandinfarkt • akutes Rechtsherzversagen • diabetische Ketoazidose • Porphyrie

Schmerz sehr milde, aber auch quälend erscheinen. Beispielsweise wird eine akut entstandene Splenomegalie bzw. Vergrößerungen von Leber oder Niere deutlich wahrgenommen, während sich die Splenomegalie im Rahmen einer leukämischen Erkrankung bis in den Unterbauch erstrecken kann, ohne zu deutlichen Beschwerden zu führen.

- **Akute Gefäßverschlüsse** z. B. der A. mesenterica superior führen häufig zu hochakuten und dramatischen Schmerzen, nicht so selten aber auch zu eher milden diffusen Bauchschmerzen über einige Tage, weil der Verschluss in dieser Zeitspanne noch nicht vollständig ist und eine lediglich relative Ischämie erzeugt. Die diagnostische Problematik in diesem sog. **stummen Intervall** wird noch dadurch vergrößert, dass Druckschmerz und Abwehrspannung vollständig fehlen können, bis es dann in der Folge zur vollständigen Ischämie und damit zum akuten Abdomen kommt. Dies bedeutet, dass man v. a. beim älteren Patienten mit Bluthochdruck oder weiteren Risikofaktoren an diesen Zusammenhang denken und ihn rechtzeitig in die Klinik verbringen sollte.

Eine vergleichbare Symptomatik kann sich bei der drohenden **Ruptur eines Aortenaneurysmas** ergeben, die sich bis zum endgültigen Einriss über mehrere Tage hinziehen kann. Der wichtigste Hinweis auf die Situation sind dann neben eventuell eher mäßig ausgeprägten Schmerzen deren Ausstrahlung in Flanke oder Unterbauch.

- Ein **akuter** Beginn weist auf ein **mechanisches** Ereignis hin (Steinkolik, Magenperforation, Torsion, mechanischer Ileus, Infarkt durch vollständigen Gefäßverschluss bzw. Gefäßruptur). Ein **allmählicher** Beginn deutet auf **Entzündungen**, **peritoneale Reizungen** einschließlich paralytischem Ileus oder zunehmende **Kapselspannungen** abdomineller Organe (Leber, Milz, Niere).

MERKE
Die häufigsten Ursachen des akuten Abdomens sind in absteigender Reihenfolge:
- Appendizitis
- Gallenkolik
- mechanischer Ileus
- generalisierte Peritonitis
- Pankreatitis

2.10.5 Fortgeleitete Schmerzen

Fortgeleitete (übertragene) Schmerzen werden zusätzlich oder isoliert abdominal empfunden, doch liegt ihre **Ursache außerhalb der Bauchhöhle** in Thorax, Rücken oder äußeren Genitalorganen. Häufig bestehen **Blockaden kleiner Wirbelgelenke**, die in den Bauch ausstrahlen oder Meridianstörungen aus anderen Gelenken (z. B. Störung des Nierenmeridians bei Blockade des Sternoklavikulargelenks). Vor allem bei akuten Schmerzen im Oberbauch ist an Erkrankungen der Thoraxorgane bis hin zu **Herzinfarkt** oder **Lungenembolie** zu denken. Sofern die Schmerzen nicht durch Gelenkblockaden ausgelöst werden, kann man grundsätzlich von den **Head-Zonen** innerer Organe ausgehen (> Tab. 2.14). In ihrer Summe weisen diese Zonen mit einiger Zuverlässigkeit auf das oder die Organe, die damit verbunden sind. Wenn beispielsweise ein heftiger thorakaler Schmerz in den Oberbauch, gleichzeitig jedoch auch bis zum Unterbauch strahlt, kann es sich bereits wegen dieser Zusatzinformation nicht um einen Herzinfarkt handeln, weil die Head-Zone des Herzens nur bis zum Oberbauch (Th6) reicht und weil selbst beim Involvieren weiterer möglicher Strukturen im Rahmen des Infarkts (Zwerchfell oder Perikard mit N. phrenicus) der Unterbauch nicht erreicht wird.

Tab. 2.14 Organzuordnung zu den Head-Zonen

Organ	Head-Zone	Körperseite
Herz	C4–Th6	vorwiegend links, Schulter bis Epigastrium, Arme
Aorta thoracica	C3–Th7	beiderseits
Zwerchfell	C3–C5	betroffene Seite (Hals und Schulter)
Pleura	Th2–Th12	betroffene Seite
Lungen	C3–C4	betroffene Seite
Ösophagus	Th1–Th8	beidseits, Arm (Ulnarseite), oberer Thorax bis Epigastrium
Magen	Th6–Th8	links, Rücken; bei Zwerchfellbeteiligung Ausstrahlung in die linke Schulter (C4)
Leber, Gallenwege	Th6–Th9 (10)	rechts; bei Zwerchfellbeteiligung Ausstrahlung in die rechte Schulter
Pankreas	Th7–Th9	vorwiegend links, gürtelförmig in Flanken und Rücken; bei Pleurareizung (Th2–Th12) Ausstrahlung in Thorax, linke Achselhöhle und Unterbauch
Duodenum	Th6–Th11	rechts, eventuell Ausstrahlung in den rechten Unterbauch
Jejunum	Th8–Th11	links, periumbilikal
Ileum	Th9–Th11	beidseits, periumbilikal
Caecum, proximales Kolon	Th9–L1	rechts, periumbilikal
distales Kolon (mit Rektum)	Th9–L1	links, Unterbauch
Niere und Ureter	Th9–L1 (2)	betroffene Seite
Harnblase	Th11–L1	beidseits
Adnexe, Hoden	Th12–L1	betroffene Seite
Peritoneum	Th5–Th12	beiderseits
Milz	Th6–Th10	links; bei Zwerchfellbeteiligung Ausstrahlung in die linke Schulter (C4)

MERKE
Aus thorakalen Organen übertragene Schmerzen **verändern** sich häufig **mit der Atmung**. Dies gilt sogar für den abdominellen Druckschmerz bzw. die erhaltene Abwehrspannung, die manchmal inspiratorisch deutlich leichter werden, was bei einer abdominellen Ursache nicht möglich ist.

2.10.6 Schmerzlokalisation, Ursachen und Besonderheiten

Weitere Unterscheidungsmöglichkeiten abdomineller Schmerzen neben der Art des Schmerzes, seinem eher akuten oder allmählichen Beginn, der Hauptlokalisation (> Abb. 2.6) und seinen Ausstrahlungen, seiner eventuellen Verlagerung (viszeral → somatisch) und den eventuellen (vegetativen) Begleitsymptomen (z.B. die typische Subileus-Symptomatik bei der akuten Pankreatitis) bietet die An- oder Abwesenheit begleitender Übelkeit, wodurch in der Summe in den allermeisten Fällen zumindest eine Verdachtsdiagnose möglich wird.

Rechter Oberbauch

Mögliche Schmerzursachen sind:
- **Abszesse** im Bereich von Leber, Niere oder Zwerchfell
- **Perforation** eines Ulkus von Magen oder Duodenum
- **Appendizitis** (in den ersten Stunden bzw. in der Schwangerschaft)
- Erkrankungen der **Gallenblase** (Cholezystitis, Perforation, Gallenkolik)
- **Hepatitis, Perihepatitis** (z.B. bei Gonorrhö oder Chlamydieninfektion der Adnexe)
- **Stauungsleber** (Budd-Chiari-Syndrom)
- **Pankreatitis**
- **Pleuritis** (meist mit Fieber oder subfebrilen Temperaturen)
- **Stein im Nierenbecken, Pyelitis** (meist mit hohem Fieber)
- beginnende **Gürtelrose**
- **Blockaden** von Th6–9, CT7 oder Sternoklavikulargelenk (→ Ruheschmerz, Besserung bei Bewegung)

Organabszesse

Organabszesse verursachen **unscharfe dumpfe Schmerzen** im Bereich des betroffenen Organs. Die wichtigste Ursache hierfür besteht in der entzündlichen Schwellung des gesamten Organs, die zu seiner Vergrößerung unter Kapselspannung führt (Leber, Niere, Milz). Auch ohne Kapselspannung entstehen Schmerzen durch freigesetzte entzündliche Mediatoren, sodass auch das Empyem der Gallenblase oder der subphrenische Abszess im Bereich des Zwerchfells (durch Streuung aus infizierten oder perforierten Organen des Bauchraums bzw. hämatogen) auf den Ort des Geschehens aufmerksam machen. Beim subphrenischen Abszess kommt es zusätzlich zur Behinderung der Inspiration (Reizung des N. phrenicus).

Der wichtigste Hinweis auf die Ursache besteht im **hohen, intermittierenden Fieber** mit **Schüttelfrost** durch septische Streuung sowie in **Übelkeit mit Erbrechen** aufgrund der Reizung des anliegenden Bauchfells. Abszesse des rechten Oberbauchs (Leber, Zwerchfell, Gallenblasenempyem) können in die rechte, die linksseitigen (Milz) in die linke Schulter strahlen. Nierenabszesse strahlen bei Übergreifen auf die Nachbarschaft (perinephritischer Abszess) mit Irritation der den M. psoas begleitenden Nerven evtl. in Richtung Leiste. Patienten mit Organabszessen wirken in aller Regel schwerst krank.

Ulkusperforation

Der Schmerz einer Ulkusperforation kann **hochakut** und **sehr heftig** sein, wenn die aufs Bauchfell gelangende Säure in größerem Umfang zu Verätzungen führt. Ist die Perforation jedoch **gedeckt**, ist der zunächst erscheinende Schmerz an den Nachbarstrukturen bzw. dem lediglich münzgroßen peritonealen Areal eventuell so **mild**, dass Fehldiagnosen vorprogrammiert sind. Dies gilt auch für freie Perforationen von Gallenblase oder Dünndarm, weil deren nahezu neutraler Inhalt so lange keine wesentlichen Reizzustände verursacht, bis die sekundären Schädigungen (Galle) bzw. die entstehende bakterielle Peritonitis zum akuten Abdomen geführt haben. Dieser Zusammenhang gilt auch für die reizarmen Flüssigkeiten Urin oder Blut, sodass abgesehen vom mechanischen Druck umfangreicher Flüssigkeitsmengen erst aus den sekundären Folgen erkennbare Symptome resultieren. Eine abdominelle Blutung ohne vorausgehendes Trauma könnte beim marcumarisierten Patienten auch in den Raum der Rektusscheide erfolgen, woraus lokale Schmerzen der Bauchwand resultieren. Auch hier wird deutlich, dass sehr milde Symptome erst im Zusammenhang mit einer gezielten Anamnese und unter Bezugnahme zum Alter des Patienten entscheidende Hinweise vermitteln.

In der Mehrzahl der Fälle verursachen Perforationen von **Magen** oder **Duodenum** hochakute und ausgeprägte bis dramatische Schmerzen **zwischen Epigastrium und Nabel**, weil auch bei gedeckten Perforationen häufig mehr als ausreichende Säuremengen

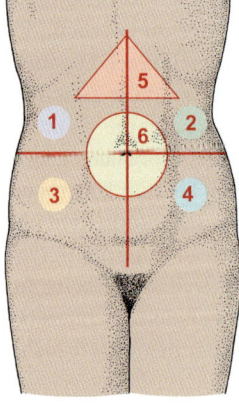

1 Rechter Oberbauch
Hepatitis, Leberzirrhose, Lebertumor, Leberruptur, Gallensteine, Cholezystitis, Ulcus duodeni, Nephrolithiasis, Pyelonephritis, subphrenischer Abszess, basale Pneumonie

2 Linker Oberbauch
Milzruptur, Pankreatitis, Ulcus ventriculi, Ulcus duodeni, Colitis, Nephrolithiasis, Pyelonephritis, Herzinfarkt, Angina pectoris, subphrenischer Abszess, basale Pneumonie

5 Epigastrisch
Hiatushernie, Ösophagitis, Ulcus ventriculi, Magentumor, Herzinfarkt, Angina pectoris

6 Periumbilikal
Pankreatitis, Appendizitis, Aortenaneurysma, Meckel-Divertikel

3 Rechter Unterbauch
Appendizitis, Ileitis (Morbus Crohn), Hernien, Salpingitis/Adnexitis, Ovarialzysten, Bauchhöhlenschwangerschaft, Ileus, Uretersteine, Leistenhernie, Hodentorsion, Harnverhalt

4 Linker Unterbauch
Leistenhernien, Divertikulitis, Kolontumor, Salpingitis/Adnexitis, Ovarialzysten, Bauchhöhlenschwangerschaft, Uretersteine, Hodentorsion, Harnverhalt

Abb. 2.6 Typische Schmerzlokalisationen beim akuten Abdomen [L157]

aufs Peritoneum gelangen. Neben den möglichen **Ausstrahlungen**, bei der Magenperforation zur linken Schulter und in den Rücken auf Höhe Th6, stellt das sich anschließende schmerzfreie Intervall die Weichen zur Verdachtsdiagnose. In aller Regel weist auch die Magenanamnese des Patienten in diese Richtung.

Appendizitis und Adnexitis

Akute Entzündungen dieser Organe werden nach einigen Stunden unscharfer Abbildung aufs parietale Peritoneum übertragen, wodurch ihre Schmerzempfindungen gut zuzuordnen sind. Da der **Schmerz anhaltend** und zunächst nicht allzu heftig ist, begleitet von den bekannten Symptomen wie z. B. **mäßigem Fieber** und **Übelkeit**, dürfte die Diagnose mehrheitlich keine Probleme bereiten, sofern man die Adnexe palpatorisch gegen den Wurmfortsatz abgrenzen kann. Es ist daran zu denken, dass begleitende Durchfälle oder auch ein lebhafter Appetit beide Diagnosen weitgehend ausschließen. Bei ausgeprägtem Druckschmerz am McBurney wäre dann an einen Morbus Crohn zu denken, bei fehlendem oder lediglich mildem, eher diffusem Druckschmerz an eine infektiöse Gastroenteritis.

Gallenblase

Sowohl die reine **Gallenkolik** als auch die akute **Cholezystitis** lassen sich mehrheitlich an ihrem **Kolikschmerz** im rechten bis mittleren Oberbauch erkennen. Die **Ausstrahlungen** in rechtes Schulterblatt und Schulter sind im Zusammenhang typisch. Bei der Cholezystitis findet man wegen der entzündlichen Beteiligung des aufliegenden Peritoneum viscerale eine breitere abdominelle Schmerzausstrahlung sowie **Temperaturerhöhungen**. Das **Murphy-Zeichen** erlaubt eine meist deutliche Abgrenzung gegenüber weiteren Oberbauchprozessen bzw. thorakalen Ursachen auch dann, wenn die Schmerzsymptomatik eher anhaltend, jedenfalls nicht kolikartig empfunden wird. Dies gilt dann auch für die chronische Cholezystitis bzw. für die akute Form, sofern sie nicht von einem Stein in den Gallenwegen begleitet wird.

Leber

Kapselspannungen oder Kapselreizungen im Rahmen einer **Perihepatitis** erzeugen in Abhängigkeit von ihrer Intensität lediglich einen **Druck** oder aber Schmerzen im rechten Oberbauch, die im Einzelfall zur rechten Schulter ausstrahlen können. Da sich die mechanische oder entzündliche Reizung in jedem Fall aufs aufliegende Peritoneum überträgt, gehören **Übelkeit** und **Inappetenz** zum Krankheitsbild. Wichtig zur Abgrenzung z. B. gegenüber einer Gallenkolik, sofern dieselbe nicht als Kolik empfunden wird, ist die nur **allmähliche Entstehung** und Zunahme der Beschwerden über Stunden oder Tage.

Pankreatitis

Die direkte entzündliche Reizung des aufliegenden Peritoneums kann bei der ödematösen Form zu eher milden Schmerzen im somatischen Segment führen, wird jedoch v. a. bei der nekrotisierenden Form durch die freigesetzten Pankreasenzyme erheblich verstärkt, wodurch in diesen Fällen beinahe unerträgliche, in **Flanke** oder **Rücken** ziehende Schmerzen entstehen. Die anfängliche Beschränkung auf das Segment Th8 mit zumindest Bevorzugung der linken Seite führt gemeinsam mit den typischen Begleitsymptomen wie **Übelkeit** und **Erbrechen**, **Temperaturerhöhung**, **Subileussymptomatik** mit spärlichen Darmgeräuschen und der umschriebenen, nachgiebigen **Abwehrspannung** zur meist klaren Diagnose.

Pleuritis

Ein umschriebener Reizzustand der Pleura, als isolierte Pleuritis sicca oder im Zusammenhang mit Lobärpneumonie, Pneumothorax oder Lungenembolie, verursacht **stechende** Schmerzen im **Segment**, die lokalisiert der Thoraxwand zugeordnet werden. Die aus dem atemabhängigen Schmerz folgende Schonatmung führt auch dann zu erkennbaren Thoraxasymmetrien, wenn kein Pneumothorax vorliegt. Ist die viszerale Pleura in größerem Umfang einbezogen, wird die Schmerzabbildung unschärfer und kann sich dann zum Oberbauch bzw. sogar gleichseitigen Unterbauch erstrecken, weil die Head-Zone insgesamt von Th2 (Achselhöhle) bis Th12 (Leiste) reicht.

Den entscheidenden Hinweis liefern die **Atemabhängigkeit** der Beschwerden, die **Schonatmung** bzw. Asymmetrie bereits in Atemruhelage (Pneumothorax), die **Dyspnoe** sowie der akute **Hustenreiz**, soweit er bei Beteiligung der Lunge nicht bereits zuvor bestanden hatte.

Niere

Irritationen der Niere durch Entzündung (Pyelitis), Stein, Tumor oder BPH, die zum Rückstau führen, werden meist als **dumpfe** Schmerzen im Nierenlager empfunden, die umso heftiger sind, je ausgeprägter die entstehende Kapselspannung sich darstellt. **Pyelonephritiden** werden regelhaft von **Krankheitsgefühl** und **hohem Fieber** begleitet, auch wenn dasselbe bei alten Menschen oder einer ausgeprägten Atopie fehlen oder lediglich subfebril vorhanden sein kann. **Steine** verursachen keine Temperaturerhöhungen; zusätzlich ist die Schmerzabbildung teilweise auch etwas breiter. Befindet sich der Stein bereits im Ureter, imponiert der Schmerz **kolikartig** und strahlt in Abhängigkeit von der genauen Lage evtl. bis zur Leiste oder sogar in die äußeren Genitalien.

Es ist daran zu denken, dass die Mehrzahl der Patienten, die mit „Nierenschmerzen" beim Therapeuten erscheinen, lediglich **Blockaden** im Segment aufweisen, die chirotherapeutisch gut zu lösen sind. Die Unterscheidung gelingt – trotz ebenfalls vorhandenem Klopfschmerz im Nierenlager – dadurch, dass die Palpation des Nierenbereichs von ventral schmerzfrei möglich ist, wodurch eine Kapselspannung bereits ausgeschlossen werden kann. Im Zweifelsfall kann der Urinstatus innerhalb weniger Minuten Aufschluss geben.

Gürtelrose

Der Herpes Zoster kann zu heftigen Schmerzen führen, die z. B. an eine Pankreatitis erinnern, sofern das Dermatom des Pankreas betroffen ist. Eine Unterscheidung ist auch bei noch fehlender Hautbeteiligung relativ problemlos möglich, weil der Schmerzcharakter meist **schärfer** ist und von **Brennen** begleitet wird, in jedem Fall aber dadurch, dass sämtliche Zusatzsymptome der Pankreatitis wie Übelkeit, Temperaturerhöhung, Ausstrahlungen oder Darmbeteiligung vollständig fehlen.

Blockaden der Wirbelsäule

Wenn man einmal vom Reizdarmsyndrom absieht, dürften Blockaden kleiner Wirbelgelenke die häufigste Ursache abdomineller Schmerzen darstellen. Die Schmerzen sind ziehend, abhängig von Bewegungen bzw. körperlicher Ruhe und mehrheitlich von geringer Intensität. Zusätzliche Symptome fehlen vollständig. Es gibt weder eine Abwehrspannung noch überhaupt Druckschmerzen im Bereich der Beschwerden. Paravertebral findet sich die zugehörige druckschmerzhafte Myogelose. Auch hier befindet sich der chirotherapeutisch tätige Therapeut im Vorteil, weil die Beschwerden unmittelbar nach Lösung der Blockade verschwunden sind (Sekundenphänomen).

Oberbauchmitte

Als Schmerzursache kommen in Betracht:
- **KHK**, **Herzinfarkt**
- **Perforation** von Magen/Duodenum oder Ösophagus (z. B. nach Laugenverätzung)
- **Pankreatitis**
- **Perikarditis** (meist mit Fieber oder subfebrilen Temperaturen)

Linker Oberbauch

Schmerzen können durch folgende Erkrankungen verursacht werden:
- **Abszesse** im Bereich von Niere, Milz oder Zwerchfell
- **Herz**infarkt, KHK
- **Milz**ruptur oder -infarkt
- **Pankreatitis**
- **Pleuritis** (meist mit Fieber oder subfebrilen Temperaturen)
- **Stein** im Nierenbecken, **Pyelitis**
- beginnende **Gürtelrose**
- **Blockaden** von Th6–9, CT7 oder Sternoklavikulargelenk (Besserung bei Bewegung)

Milz

Ruptur oder **Infarkt** der Milz sind mit Schmerzen im linken Oberbauch verbunden, die sehr **heftig** sein und eventuell zur **linken Schulter** ausstrahlen können. Dabei spielt es keine Rolle, ob die Ruptur ein- oder zweizeitig erfolgt – der Schmerz entsteht im Augenblick der Ruptur. Das wichtigste Zusatzsymptom besteht im **Blutdruckabfall** und in der Anamnese eines stumpfen Bauchtraumas. Der Infarkt durch Embolie oder arteriosklerotischen Verschluss der Milzarterie stellt ein seltenes Ereignis dar und betrifft dann zumeist Patienten im fortgeschrittenen Lebensalter.

Rechter Unterbauch

Ursachen von Schmerzen können sein:
- **Appendizitis** (meist mit Fieber oder subfebrilen Temperaturen)
- **Morbus Crohn** (meist mit Fieber oder subfebrilen Temperaturen)
- **Meckel-Divertikel**
- Erkrankungen der **Gallenblase** (Cholezystitis, Perforation)
- (inkarzerierte) **Leistenhernie**
- **Psoasabszess** (meist mit hohem Fieber)
- **Invagination**, **Volvulus**
- **Hodentorsion**
- **Ureterstein**
- **Lymphadenitis**, z. B. bei Yersinienenterocolitis (meist mit Fieber oder subfebrilen Temperaturen)
- **gynäkologische Erkrankungen** (Adnexitis, Eileiterschwangerschaft, Ovarialzyste)

Meckel-Divertikel

Die seltene „Meckelitis" erscheint meist als Appendizitis und wird auch entsprechend therapiert, sodass eine Abgrenzung unnötig ist.

Hernien

Die Inkarzeration von Hernien verursacht lokale, sehr ausgeprägte Schmerzen. Der Bruch ist inspektorisch und palpatorisch problemlos erkennbar und er hat eine lange, dem Patienten gut bekannte Vorgeschichte.

Psoasabszess

Der Psoasabszess hat eine Vorgeschichte, meist in der Form einer Appendizitis, sodass er kaum jemals als hochakuter Notfall angetroffen wird – vielleicht abgesehen von sehr alten Patienten, die möglicherweise nun erstmals Symptome aufweisen.

Invagination

Invaginationen betreffen nahezu ausschließlich Säuglinge und Kleinkinder. Das hochakute und dramatische Ereignis muss (in der Klinik) v. a. gegen einen Volvulus abgegrenzt werden.

Hodentorsion

Die Hodentorsion kann im Akutfall zu heftigen Schmerzen im Unterbauch führen, immer jedoch zusätzlich im Bereich von Hoden und Leiste. Betroffen sind Pubertierende oder (seltener) Säuglinge. In Zweifelsfällen kann das Prehn-Zeichen zur Abgrenzung gegenüber Orchitis oder Epididymitis dienen. Der Kremasterreflex ist aufgehoben.

Unterbauchmitte

Bei folgenden Erkrankungen kommt es zu Schmerzen im mittleren Unterbauch:
- **Aortenaneurysma**
- **Mesenterialinfarkt** (auch diffus)
- mechanischer **Ileus** des Kolons
- **Prostatitis** (meist mit Fieber oder subfebrilen Temperaturen)
- **Harnverhalt**

Die Prostatitis verursacht Schmerzen im (v. a. mittleren) Unterbauch und/oder Ausstrahlungen in die Dammregion.

Linker Unterbauch

Ursachen von Schmerzen im linken Unterbauch:
- **Sigmadivertikulitis** (meist mit Fieber oder subfebrilen Temperaturen)
- **Karzinom** in Sigma oder Rektum
- (inkarzerierte) **Leistenhernie**
- **Psoasabszess** (meist mit Fieber oder subfebrilen Temperaturen)
- **Invagination**
- **Hodentorsion**
- **Ureterstein**
- **gynäkologische Erkrankungen** (Adnexitis, Eileiterschwangerschaft, Ovarialzyste)

Diffuse Schmerzen

Bei folgenden Erkrankungen kommt es zu diffusen Schmerzen im gesamten Bauchraum:
- **Gastroenteritis** (eventuell mit Fieber oder subfebrilen Temperaturen)
- **Ileus**
- **Peritonitis** (meist mit hohem Fieber)
- **Aortenaneurysma** (auch umschriebene Schmerzen mit Ausstrahlung in Flanke und Unterbauch)
- alle Organerkrankungen, die eine diffuse **Reizung des Bauchfells** verursachen, z. B. auch ausgelöst durch Perforationen von Magen, Blinddarm oder im Rahmen einer Extrauteringravidität (EUG)
- **Diabetes mellitus**
- **Bleiintoxikation**
- **Porphyrie**
- **Colon irritabile**

Das Reizdarm-Syndrom (RDS, Colon irritabile) verursacht umschriebene oder diffuse Schmerzen wechselnder Stärke und Lokalisation, verbunden meist mit Obstipation (Frauen) oder eher durchfälligen Stühlen (Männer) sowie Meteorismus; seltener beobachtet man ein wechselndes Stuhlverhalten. Bauchwandhernien schmerzen lokal, solange kein Darmanteil geschädigt ist (inkarzerierte Hernien).

2.11 Übelkeit

2.11.1 Definition

Beim Erbrechen kommt es zur rückläufigen Entleerung von Magen- oder Darminhalt. Es stellt ein komplexes Reflexgeschehen dar, das vom Brechzentrum gesteuert wird.

Übelkeit (**Nausea**) und Erbrechen (**Emesis**, **Vomitus**) können unabhängig voneinander auftreten, sind jedoch in der Regel miteinander verbunden. Als alleinige Symptome ohne weitere Pathologika wie z. B. Bauchschmerzen, Durchfall, Fieber, Schwindel, Kopfschmerzen usw. ergeben sich besonders ausgeprägte differenzialdiagnostische Probleme. Der Brechreflex stellt mit seiner Vielfalt an beteiligten Strukturen ein außerordentlich komplexes Geschehen dar. Er wird im ➤ Fach Verdauungssystem besprochen.

2.11.2 Entstehung des Symptoms

Das **Brechzentrum** in der **Medulla oblongata** erhält **Afferenzen** aus dem Magen-Darm-Trakt und Peritoneum viscerale, aus Hirnstamm, Zwischenhirn und kortikalen Zentren, aus dem Innenohr (Labyrinth) sowie aus einem weiteren Zentrum der Medulla oblongata (Chemorezeptor-Zone), das überwiegend für die Erkennung brechreizerregender Bestandteile des Blutes wie bakterieller Toxine, bakterieller oder viraler Zerfallsprodukte, metabolischer Faktoren bei Urämie oder Hypoxie, Medikamenten wie Digitalis, Zytostatika und Opiaten, metabolische Faktoren aus radioaktiven Bestrahlungen, Hormone (Schwangerschaftserbrechen) usw. zuständig ist (➤ Abb. 2.7).

Die **Efferenzen** aus dem Brechzentrum laufen zu Zwerchfell (über den N. phrenicus), Interkostal- und abdomineller Muskulatur (über Spinalnerven) sowie über den N. vagus zu Magen, Darm, Speiseröhre, Kehlkopf und Rachen. Die zerebrale Abbildung und damit Wahrnehmung der Übelkeit erfolgt v. a. in limbischem System und Frontallappen.

2.11.3 Ursachen

Die Verschaltung des Brechzentrums mit Hirnstrukturen und Innenohr erklärt Übelkeit und Erbrechen bei Erkrankungen wie **Hirndruckerhöhungen** gleich welcher Ursache, **Meningitis**, **Enzephalitis** oder **Innenohrstörungen** (Morbus Menière, Labyrinthitis, Kinetosen), aber auch die mögliche Auslösung durch **gedankliche** oder **emotionale Reize**. **Lokale Reizzustände** im Magen-Darm-Trakt, eine **Atonie** von Magen oder Darm (Ileus) bzw. auch deren **Überdehnung** bei übermäßiger Füllung sowie **Entzündungen**, **Reizzustände** oder Schmerzen aller intraabdominellen Organe vermögen Übelkeit auszulösen, wobei hier Reizungen des Peritoneums im Vordergrund stehen, aber auch die Triggerung der Übelkeit durch emotionale Faktoren wie Angst oder starke Schmerzen. Auch eine mechanische Reizung des weichen Gaumens oder Rachens kann (unzuverlässig) zum Erbrechen führen.

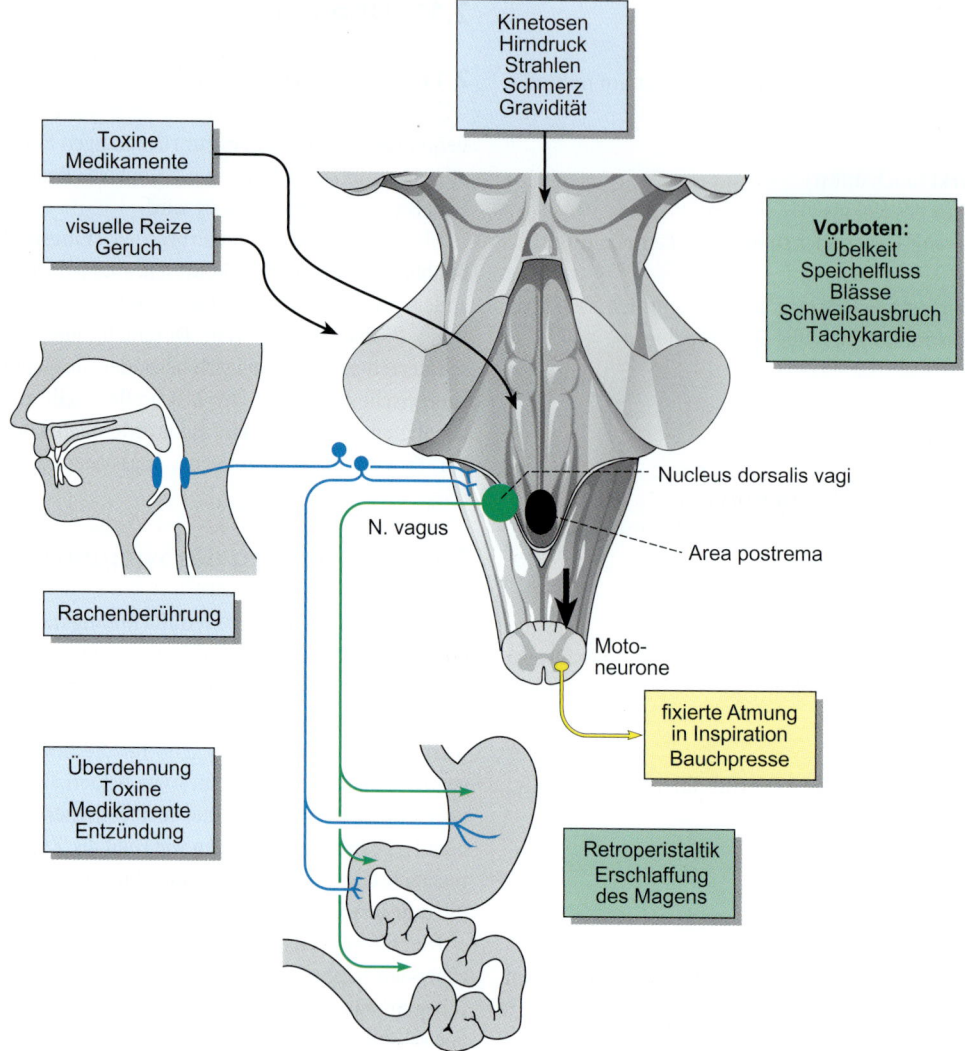

Abb. 2.7 Afferenzen und Efferenzen des Brechzentrums in der Medulla oblongata [L106]

> **MERKE**
> Vertebragene oder durch Meridianstörungen verursachte Bauchschmerzen bedingen weder Übelkeit noch Erbrechen, sodass beim Auftreten der Symptomatik grundsätzlich nach primären Organstörungen gesucht werden muss. Als einzige Ausnahme kann die Blockade der Kopfgelenke gelten, die im Verein mit Schwindel auch Übelkeit hervorrufen kann.

Zerebrale Ursachen

- Hirndrucksteigerung: Meningitis, Enzephalitis, Hirnödem, Tumor, Hydrozephalus Einblutungen bzw. Kompression von Hirnsubstanz durch epidurale Hämatome, Glaukomanfall
- Innenohr: Reizzustände oder Entzündungen: z. B. Morbus Menière, Labyrinthitis, Kinetosen, Reizung durch Efferenzen der Kopfgelenke (Atlasblockade)
- Migräne
- emotionale Reize: z. B. Ekel, stärkste Schmerzen, Angstzustände
- gedankliche Vorstellungen, meist emotional verknüpft

Abdominelle Ursachen

- Irritationen der Schleimhaut des Verdauungstrakts: z. B. durch toxische Stoffe oder mechanische Faktoren
- entzündliche Reizungen der Mukosa: z. B. Ösophagitis, Gastritis, Enteritis
- mechanische Überdehnung: z. B. Überladung des Magens, mechanischer Ileus
- Motilitätsstörungen: z. B. Reizdarmsyndrom, Reizmagen (funktionelle Dyspepsie)
- Atonie der Darmmuskulatur: z. B. paralytischer Ileus

- jede entzündliche Beteiligung des Peritoneums: z. B. bei Pankreatitis, Cholezystitis, Hepatitis, Appendizitis, Adnexitis

Faktoren des Blutes (Chemorezeptor-Zone)

- bakterielle Toxine, mikrobielle Zerfallsprodukte
- Hormone: z. B. im 1. Trimenon der Schwangerschaft
- metabolische Faktoren: z. B. bei Urämie, Ketoazidose, nach Bestrahlung
- Medikamente: z. B. Opiate, Herzglykoside, Zytostatika, Antibiotika

Sonstige Ursachen

- thorakale Beteiligung des Bauchfells: z. B. bei Hinterwandinfarkt
- Alkoholintoxikation
- Anorexie, Bulimie, Depressionen
- idiopathisch

ACHTUNG
Bei **starkem, anhaltendem Erbrechen** ist daran zu denken, dass durch den **Verlust an Magensäure** (HCl), die von den Belegzellen erneut produziert werden muss, eine **metabolische Alkalose** mit nachfolgender **Hypokaliämie** entstehen kann. Besonders gefährdet, auch im Hinblick auf die zusätzliche Hypovolämie, sind Kinder und kardial vorerkrankte Patienten.

2.11.4 Wegweisende Begleitsymptome

Eine sinnvolle differenzialdiagnostische Abklärung über Anamnese und Untersuchung hat sich v. a. an den **Begleitsymptomen** zu orientieren, z. B. daran, ob gleichzeitig abdominelle Beschwerden bestehen und damit der Hinweis auf eine abdominelle Ursache der Übelkeit gegeben ist. Der abdominelle Schmerz kann andererseits auch fortgeleitet aus thorakalen Organen entstehen wie beim Herzinfarkt, bei dem besonders Hinterwand- oder Transmuralinfarkte häufig von Erbrechen begleitet werden, gleichzeitig aber auch Oberbauchschmerzen verursachen können.

Bei vorhandenen Kopfschmerzen oder weiteren zerebralen Symptomen wie Somnolenz, Schwindel oder Verwirrtheit ist es zunächst von Bedeutung, ob ein Trauma vorausging, ob begleitend Zeichen eines Infekts wie z. B. Fieber bestehen und ob sich die Symptome abrupt oder allmählich entwickelt haben. **Vorerkrankungen** wie ein schlecht eingestellter Hochdruck oder ein Diabetes mellitus können Hinweise liefern. Auch die **Art des Erbrechens** vermag im Einzelfall die Diagnose zu erleichtern. Zum Beispiel deutet schwallartiges Erbrechen, eventuell ohne vorausgehende Übelkeit und ohne Kopfschmerzen, in jedem Fall aber ohne abdominelle Beschwerden, auf eine Hirndrucksteigerung u. a. durch zerebralen Tumor. Wird es dagegen von abdominellen Symptomen begleitet, sollte man an einen proximalen Verschluss der Nahrungswege denken – beim Säugling z. B. an eine Pylorusstenose, beim älteren Patienten an ein Magenausgangskarzinom.

HINWEIS DES AUTORS
Das ungemein häufige Gefühl, dass der Magen „nicht richtig arbeite", verbunden mit vorzeitiger Sättigung während der Nahrungsaufnahme, Völlegefühl und teilweise auch Übelkeit, wird als **funktionelle Dyspepsie** bezeichnet. Verursacht wird sie nahezu ausschließlich durch eine Blockade des 6. Brustwirbels.

Begleitende Bauchschmerzen

- Gastritis, Gastroenteritis
- Ulcus ventriculi, Ulcus duodeni, Ulkusperforation
- (Nahrungsmittel-)Intoxikation
- Pylorusstenose
- Magenkarzinom
- Hepatitis
- (Sub-)Ileus
- Peritonitis
- Erkrankungen von Galle und Pankreas
- Stein-Koliken (Galle, Ureter, Urethra)
- Adnexitis, Extrauteringravidität, Appendizitis
- Volvulus und Invagination bei Säuglingen und Kleinkindern
- Herzinfarkt

Differenzierung bei abdominellen Symptomen

- Erbrechen **vor** dem Bauchschmerz: Gastritis, Gastroenteritis, Intoxikation
- Erbrechen **nach** oder **gleichzeitig** mit dem Bauchschmerz: alle anderen
- **Erleichterung** durch Erbrechen: Gastritis, Gastroenteritis, Intoxikation (meistens), Ulcus ventriculi et duodeni, Magenkarzinom, Pylorusstenose, Ileus des Dünndarms
- mit (möglicher) **Blutung** als Hämatemesis, Teerstuhl, makroskopischem oder okkultem Blut im Stuhl: Gastritis, Ulcus duodeni et ventriculi, Magenkarzinom, Pylorusstenose, Volvulus, Invagination, selten auch bei Gastroenteritis
- mit **Fieber** oder Begleitsymptomen eines Infekts: Gastroenteritis, Appendizitis, akute Adnexitis, Cholezystitis, Pankreatitis, Peritonitis
- mit **Schmerzausstrahlung**: Ulcus (Rücken, linke Schulter), Galle (Rücken, rechte Schulter), Pankreas (Rücken, linke Thoraxseite bis Achselhöhle, periumbilikal, gürtelförmig), Ureterstein (Nierenlager, Leiste, äußere Genitalien), Peritonitis (eine oder beide Schultern)

Zerebrale Symptome

Symptome wie Kopfschmerzen, Eintrübungen, Verwirrtheit, Krämpfe, Lähmungen oder Veränderungen der Pupillen weisen auf eine zerebrale Verursachung der Übelkeit:

- Meningitis, Enzephalitis
- Hirndrucksteigerung durch Tumor, Sinus-cavernosus-Thrombose, Einblutung oder Glaukom
- Tinnitus oder Schwindel bei Störungen des Innenohrs (einschließlich Atlas)
- Migräne

Ohne abdominelle oder zerebrale Symptome

- Hepatitis
- Magenkarzinom
- Herzinfarkt

Zeitpunkt des Erbrechens

- morgendliches Erbrechen: Schwangerschaft, Stoffwechselstörung, Intoxikation (Alkohol), zerebraler Tumor
- während oder nach einer Mahlzeit: psychoneurotische Ursache (Bulimie, Anorexie)
- längere Zeit nach einer Mahlzeit: Nahrungsmittelintoxikation oder organische Ursache (z. B. Passagehindernis)

MERKE
Hepatitis, Magenkarzinom und Herzinfarkt können mit oder ohne abdominelle Symptome einhergehen.

2.12 Aszites

2.12.1 Definition

Aszites („Bauchwassersucht") bedeutet eine Flüssigkeitsansammlung in der freien Bauchhöhle. Dabei kann es sich um wenige Milliliter handeln, aber auch um mehrere Liter. Die Flüssigkeit kann serös sein, eitrig oder blutig. Bei einer Organperforation kann sie aus Magensaft, Gallenflüssigkeit oder Urin bestehen. Bei der Perforation des Darms kann das Sekret schwach alkalisch und weitgehend steril sein, sofern der proximale Dünndarm betroffen ist, doch können auch Nahrungsreste oder Stuhlanteile in die Bauchhöhle gelangen.

Die Flüssigkeit kann aus den Kapillaren der abdominellen Gefäße abgepresst werden. In diesen Fällen spricht man von einem **Transsudat**. Sie kann aber auch aus entzündlichen Herden abtropfen oder aus verletzten Gefäßen bzw. einem perforierten Hohlorgan als **Exsudat** in die Bauchhöhle gelangen.

2.12.2 Diagnostik

Bei einem Transsudat ist die Relation zwischen dem Fließdruck in den kleinsten Blutgefäßen und dem onkotischen Druck des Plasmas verändert. Entweder ist der Druck erhöht oder der onkotische Druck abgefallen. Bei der Leberzirrhose verändern sich beide Parameter, wodurch die Transsudation von Serumflüssigkeit weiter gesteigert ist. Durch die Kapillarporen abgepresst wird allerdings im Fall eines **Transsudats** in jedem Fall eine vergleichsweise **albuminarme** Flüssigkeit. Die hämorrhagische, entzündliche oder eitrige Flüssigkeit des **Exsudats** besteht im Gegensatz dazu aus einer Aszitesflüssigkeit, die **größere Mengen an Eiweiß** enthält.

Für die Diagnostik eines Aszites ist aus diesem Zusammenhang heraus die **Relation** zwischen dem **Albumingehalt** des **Serums** und demjenigen der **Aszitesflüssigkeit** von Bedeutung (Serum-Aszites-Albumingradient = SAAG). Beträgt dieser Gradient > 1,1, ist von einem Transsudat auszugehen. Liegt er unter 1,1, ist die Aszitesflüssigkeit also relativ eiweißreich, ist dies ein Hinweis auf ein Exsudat (➤ Tab. 2.15; ➤ Abb. 2.8). Weitere wichtige Rückschlüsse aus der **Laboruntersuchung** einer abpunktierten **Aszitesflüssigkeit** erhält man aus Parametern wie Leukozytenzahl, Beimischung von Erythrozyten, Bakterien oder z. B. pankreatischen Enzymen. Grund-

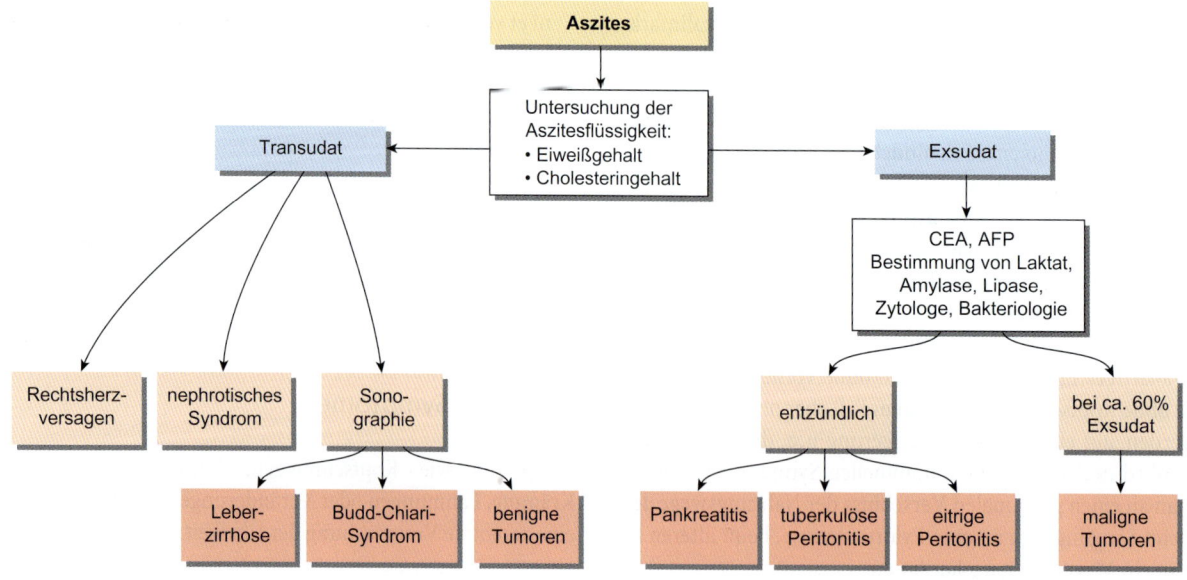

Abb. 2.8 Ursachen des Aszites [L157]

Tab. 2.15 Differenzialdiagnostik des Aszites anhand des Serum-Aszites-Albumingradienten

> 1,1 g/dl	< 1,1 g/dl
• Rechtsherzinsuffizienz	• Peritonealkarzinose
• Budd-Chiari-Syndrom	• Peritonealtuberkulose
• Pfortaderthrombose	• Peritonitis
• Leberzirrhose	• pankreatischer oder biliärer Aszites
• Leberversagen	• nephrotisches Syndrom
• Metastasenleber	• Mesenterialinfarkt

sätzlich werden zusätzlich Kulturen angelegt, die neben dem üblichen bakteriellen Spektrum auch die säurefesten Stäbchen einer Tuberkulose erfassen.

Bei der bekannten Vorerkrankung eines Patienten, die zum Aszites führen kann (z. B. Herzinsuffizienz, Leberzirrhose), sollte man beim erstmaligen Auftreten nicht versäumen, nach weiteren Ursachen zu fahnden, bevor man sich mit der naheliegenden Diagnose bescheidet. Beispielsweise könnte der Patient mit Leberzirrhose ein primäres, metastasierendes Leberkarzinom entwickelt haben, der Herzinsuffiziente einen abdominellen Tumor oder eine abdominelle Tuberkulose. Grundsätzlich gilt hier die übliche Überlegung, dass es in der Medizin „Läuse und Flöhe gibt" und dass man beim Auffinden der Läuse nicht die Flöhe übersehen sollte. Nicht alle Symptome, die ein Patient zeigt, müssen auf die eine, bereits bekannte Ursache zurückzuführen sein.

Über die **Perkussion** der Flanken am liegenden Patienten kann ab einer Flüssigkeitsmenge von etwa 2 l die Dämpfung erkannt werden, sobald sich der perkutierende Finger am Übergang lufthaltiger Darmschlingen zur Flüssigkeit befindet. In Knie-Ellenbogen-Lage des Patienten sind eventuell bereits Flüssigkeitsmengen ab 1,5 l abgrenzbar. Alternativ kann man an einer Flanke des auf dem Rücken liegenden Patienten eine Flüssigkeitswelle auslösen, die unter der auf der anderen Flanke aufgelegten Hand ankommt und dort zu spüren ist. Mit der **Sonographie** erkennt man bereits Flüssigkeitsmengen ab etwa 100 ml.

2.12.3 Ursachen

Es gibt eine Reihe von Erkrankungen, die zu **Ödemen** und **gleichzeitig** zum Flüssigkeitsaustritt in die Bauchhöhle führen können. Dies gilt beispielsweise für eine fortgeschrittene **Rechtsherzinsuffizienz** oder einen massiven **Eiweißmangel** jedweder Ursache. Andere betreffen lediglich die Bauchhöhle. Ist z. B. der Weg zur Leber in der Folge einer **Pfortaderthrombose** verschlossen, kann der resultierende Rückstau mit Flüssigkeitsaustritt ausschließlich diejenigen Gefäße betreffen, die ihr Blut zur Leber führen. Dies gilt für die Mesenterialvenen sowie diejenigen der unpaaren Oberbauchorgane, nicht jedoch für Organe wie Nieren oder Organe des kleinen Beckens, deren Blut direkt in die Hohlvene gelangt. Die untere Hohlvene läuft an der Leber vorbei und weist keinerlei Bezug zur Pfortader auf. Dies bedeutet, dass der Verschluss der Pfortader auf die Extremitäten keinerlei Auswirkungen haben kann, sodass eine Ödementstehung nicht möglich ist. Ebenso folgerichtig ist, dass ein Stau in der unteren Hohlvene distal der Einmündung der Lebervenen bzw. in vorgeschalteten Venen von Becken oder Beinen im Einzugsgebiet der Hohlvene zu Ödemen führt, während Pfortader und Leber nicht tangiert sind, sodass auch kein Aszites entstehen kann.

> **MERKE**
> Die mit weitem Abstand wichtigste Ursache eines Aszites ist die Leberzirrhose.

Transsudat

Handelt es sich beim Aszites um ein Transsudat, kommen als Ursachen in Betracht:

Portale Hypertension
- Leberzirrhose
- Pfortaderthrombose
- Rechtsherzinsuffizienz bzw. Budd-Chiari-Syndrom
- konstriktive Perikarditis bzw. Perikardtamponade
- Trikuspidalisfehler

Eiweißmangel
- Mangelernährung (Kwashiorkor)
- Malabsorption (z. B. Zöliakie, Pankreasinsuffizienz)
- Leberzirrhose (Albuminsynthese)
- nephrotisches Syndrom (Eiweißverlust)

Lymphstau
- Verlegung oder Verletzung des Ductus thoracicus (→ chylöser Aszites)

Hyperaldosteronismus
- Nebennierenrindentumor (Conn-Syndrom)
- Leberzirrhose (verminderter Abbau)

Der Aszites des **Leberzirrhotikers** resultiert aus dem portalen Rückstau, der verminderten Albuminsynthese der Leber und den erhöhten Aldosteronspiegeln bei vermindertem hepatischem Abbau, hat also insgesamt **3 Ursachen**.

Exsudat

Ursachen einer Aszitesflüssigkeit als Exsudat können sein:

Serös/serös-eitrig
- Peritonitis
- Pankreatitis
- Karzinom

Hämorrhagisch
- Karzinom
- Tuberkulose
- Stichverletzungen
- Gefäßzerreißungen

Chemisch
- Gallenblasenperforation
- Magenperforation (z. B. bei Ulcus ventriculi)
- Dünndarmperforation (z. B. bei Ulcus duodeni)
- Dickdarmperforation (z. B. bei Divertikulitis, Megakolon bei Colitis ulcerosa)

2.12.4 Symptome

Die Symptomatik des Patienten wird zunächst vom zugrunde liegenden Ereignis bestimmt. Perforationen oder Rupturen können mit heftigsten **Schmerzen** einhergehen. Dies gilt auch für Verätzungen des Bauchfells durch die Salzsäure des Magens. Fehlen derart einschneidende Ereignisse, bleibt ein sich allmählich entwickelnder Aszites zumindest bei adipösen Patienten in aller Regel **unbemerkt**. Bei Flüssigkeitsmengen von mehreren Litern kann dem Patienten ein Ziehen oder **Spannen der Bauchdecken** auffallen. Der abdominelle Druck auf Zwerchfell und Oberbauchorgane kann zu **Sodbrennen** oder einer Behinderung der Atmung mit **Dyspnoe** führen. Begünstigt wird Letzteres dadurch, dass die Aszitesflüssigkeit, möglicherweise über verbindende Lymphgefäße des Zwerchfells, einen basalen Pleuraerguss (meist rechts) auszulösen vermag. Dieser Mechanismus erklärt eventuell auch den linksseitigen Pleuraerguss im Rahmen einer akuten Pankreatitis.

Wenn Symptome seitens des Patienten fehlen, kann ein Aszites aus dem Aspekt heraus frühestens dann erkannt werden, wenn mindestens 2 l Flüssigkeit in die Bauchhöhle gelaufen sind. In diesen Fällen sind die **Bauchdecken** (mäßig) **vorgewölbt** bzw. gespannt, die **Flanken ausladend**, der **Bauchnabel** kann **nach außen gedrückt** sein (➤ Abb. 2.9).

2.12.5 Wegweisende Begleitsymptome

Begleitende Umstände und anamnestische Angaben können wichtige Hinweise auf die Ursache liefern. Beispiele sind periumbilikale Venenzeichnungen (Caput medusae), ein Ikterus, Ödeme bei bekannter Herzinsuffizienz oder terminaler Niereninsuffizienz, eine chronische Pankreatitis mit ihrer möglichen Folge einer Thrombosierung der Pfortader. Gestaute Halsvenen weisen auf eine Rechtsherzinsuffizienz oder weitere Ursachen einer Einflussstauung. Erkennt man eine Pulsation, ist eine Trikuspidalinsuffizienz die wahrscheinlichste Ursache. Palmarerythem oder Spider naevi lassen an die Leber denken, eine hervortretende Virchow-Drüse an ein Karzinom des Bauchraums, meist des Magens.

Ödeme *und* Aszites

- Rechtsherzinsuffizienz
- Perikardtamponade, konstriktive Perikarditis
- Trikuspidalisfehler
- massiver Eiweißmangel
- Leberzirrhose

Aszites *ohne* periphere Ödeme

- Pfortaderthrombose
- Peritonitis
- Pankreatitis
- Tuberkulose des Bauchraums
- Karzinome des Bauchraums
- Verlegung des Ductus thoracicus
- Perforation von abdominellen Organen

2.13 Diarrhö

2.13.1 Definition

Das übliche Stuhlgewicht eines Erwachsenen liegt bei maximal 200 g/Tag. Hierin sind 100–150 ml Wasser enthalten, das restliche Gewicht entfällt weit überwiegend auf Bakterien. Die normale Entleerungshäufigkeit schwankt zwischen 3-mal/Tag und 3-mal/Woche. Die Diarrhö (Durchfall) ist dadurch charakterisiert, dass täg-

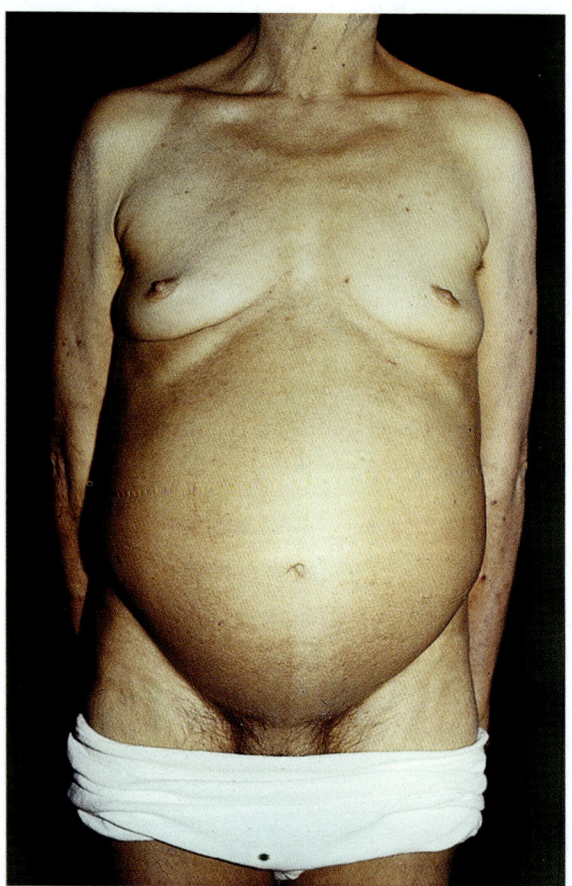

Abb. 2.9 Massiver Aszites mit vorgewölbter Bauchdecke, ausladender Flanke und nach außen gedrückten Nabel [R246]

lich **mehr als 3 dünnflüssige Stühle** mit insgesamt **mehr als 200 g Gesamtgewicht** ausgeschieden werden.

Häufige Defäkationen kleinerer Mengen, die in ihrer Summe keine 200 g/Tag erreichen, werden als **Pseudodiarrhö** bezeichnet. Man sollte von daher jede scheinbare Diarrhö zunächst anamnestisch dagegen abgrenzen, soweit der Patient dazu in der Lage ist. Bei der **paradoxen Diarrhö** („Verstopfungsdurchfall") wird ein Gemisch aus festen und flüssigen Anteilen entleert.

Grundsätzlich lässt sich eine akute von der chronischen Diarrhö unterscheiden: Die **akute** Form ist auf maximal 1–2 Wochen terminiert. Wenn eine Diarrhö dagegen länger als 2–3 Wochen anhält, spricht man von der **chronischen** Form.

2.13.2 Akute Diarrhö

Akute infektiöse Durchfälle stellen in der **dritten Welt** eine **wesentliche Todesursache** v. a. bei Kindern dar. Weltweit versterben pro Jahr etwa 2 Millionen Säuglinge und Kinder. Hauptursachen sind mangelhafte Hygiene bei der Wasserversorgung und -entsorgung, fehlende Lebensmittelkühlung und mangelhafte körperliche Hygiene.

Der wesentliche Übertragungsweg einer infektiösen Diarrhö ist die **fäkal-orale Übertragung** durch **Schmierinfektion**, durch **verunreinigtes Trinkwasser** oder über kontaminierte **Lebensmittel**. Häufigster Erreger sind im **Kindesalter Rotaviren** und **Noroviren**. Besondere Bedeutung haben hier aber auch **Coli-Bakterien** (EPEC). Im **Erwachsenenalter** stehen bakterielle Infektionen durch **Enterobakterien** einschließlich obligat pathogener **Coli-Bakterien** im Vordergrund.

Die sog. **Rei**sedia**rrhö**, die etwa jeden dritten Urlauber betrifft, wird mit weitem Abstand am häufigsten (> 50% der Fälle) durch enterotoxinbildende **Coli-Bakterien** (ETEC) verursacht. Daneben kommen **virale** Erreger wie Rotaviren (10% der Fälle) und Noroviren oder **bakterielle** wie Salmonellen, Campylobacter, Yersinien und Shigellen in Frage. Selten, aber bei Reisen in Länder wie u. a. Indien immer möglich, sind z. B. Cholera oder Typhus. Hinsichtlich der Cholera ist neben den großen Flüssigkeitsverlusten an das reiswasserartige Aussehen der Ausscheidungen zu denken. Der Typhus abdominalis ist längst diagnostiziert, bevor in der 2. oder 3. Krankheitswoche die erbsbreiartigen Durchfälle erscheinen. Vor allem bei chronisch werdenden Symptomen im Anschluss an Fernreisen oder Campingtouren ist an **Protozoen** (Giardia lamblia, Entamoeba histolytica u. a.) zu denken. Deren Nachweis gelingt grundsätzlich nur aus frischem Stuhl, sodass sie bei der üblichen Diagnostik aus eingeschickten Stuhlproben dem Nachweis entgehen.

Häufigste Ursachen

- Infektionen durch **Bakterien**: Salmonellen, Campylobacter, Yersinien, obligat pathogene Escherichia coli, Shigellen
- Infektionen durch **Viren**: Rotaviren, Noroviren, Adenoviren
- Infektionen durch **Protozoen** wie Entamoeba histolytica, Giardia lamblia, Cryptosporidium oder in den Tropen beheimatete Würmer
- Toxine von Bakterien als **Lebensmittelvergiftung** (v. a. Staphylococcus aureus)
- **Nahrungsfaktoren** wie Pilze (u. a. Knollenblätterpilz) oder Arsen
- **Medikamente** (u. a. Antibiotika, Zytostatika, Antazida, NSAR)
- akute **Divertikulitis**
- **Ischämie des Kolons** durch arteriosklerotische Stenosierung oder Thrombosierung der A. mesenterica inferior
- Beginn der Nahrungszufuhr nach längerem Fasten
- Anfangsstadium einer chronischen Diarrhö

Diagnostik

Die Diagnostik akuter Diarrhöen durch **Stuhluntersuchungen**, um den genauen Erreger zu identifizieren, ist aufwendig und zumeist **ohne Nutzen**, da die Therapie (Flüssigkeits- und Elektrolytersatz, bei Kleinkindern eventuell als Infusion) ohnehin immer die gleiche ist. Sie wird im Alltag deswegen auch nur dann durchgeführt, wenn
- der Verdacht auf meldepflichtige Erkrankungen besteht,
- mehrere Personen parallel erkrankt sind,
- der Stuhl Blutbeimengungen enthält,
- die Erkrankung auffallend schwer verläuft,
- ein Säugling bzw. Kleinkind oder alter Mensch gefährdet erscheint,
- die Diarrhö nach einem Urlaub in den Tropen auftritt.

Wegweisende Begleitsymptome

Eine Differenzialdiagnostik aufgrund der begleitenden Symptomatik ist nicht möglich. Die Mehrzahl der infektiösen Durchfallerkrankungen geht mit **Bauchschmerzen**, **Übelkeit** und eventuell **Fieber** einher. Man könnte höchstens aus dem **zeitlichen Abstand** zu einer verdächtigten Mahlzeit und den bekannten Inkubationszeiten in Frage kommender Erreger gewisse Schlussfolgerungen treffen. So ist ein Brechdurchfall innerhalb von 6 Stunden nach einer Mahlzeit, v. a. wenn weitere Teilnehmer einer gemeinsamen Mahlzeit betroffen sind, hochgradig verdächtig auf eine Lebensmittelvergiftung durch Toxine von Staphylococcus aureus oder auf eine Pilzvergiftung. Liegt das Zeitintervall eher bei 12–24 Stunden, sollte man an Salmonellen denken.

Ein begleitendes **Erythema nodosum** und/oder **Arthralgien** müssen den Verdacht auf eine **Yersiniose** lenken („akuter Morbus Crohn"). Auch ein Morbus Reiter ist möglich. Da Yersinien beinahe regelmäßig das terminale Ileum befallen, entsteht häufig das Bild einer akuten Appendizitis. Abgrenzen lässt sich die Appendizitis dadurch, dass sie keine Durchfälle verursacht.

Heftige Durchfälle im Anschluss an eine **Antibiotikatherapie** müssen an **Staphylococcus aureus** oder die **pseudomembranöse Kolitis** (blutig) durch **Clostridium difficile** denken lassen. Bauchkrämpfe können als Hinweis auf eine Dickdarmbeteiligung gewertet werden.

Werden akute Durchfälle **blutig**, ist die zunächst wahrscheinlichste Ursache eine Infektion durch Shigellen, EHEC, EIEC oder Amöben, sofern sie nicht im Rahmen einer antibiotischen Therapie entstanden sind (Clostridium difficile). Bei EHEC und Shigellen mit deren identischem Shiga-Toxin besteht eine zusätzliche Gefährdung des Patienten in der Entwicklung des hämolytisch-urämischen Syndroms (HUS).

2.13.3 Chronische Diarrhö

Eine über mehrere Wochen, Monate oder gar Jahre andauernde Diarrhö bedarf immer der **peniblen Abklärung**, bevor man sich mit Diagnosen wie Reizdarm o. Ä. zufrieden gibt. Die Ursachen für eine chronische Diarrhö lassen sich pauschaliert auf 4 unterschiedliche Mechanismen zurückführen (> Tab. 2.16):
- sekretorische Form
- entzündliche Form
- osmotische Form
- veränderte Darmmotilität

Sekretorische Form

Hier liegt eine übermäßige Sekretion von Ionen in das Darmlumen vor, wodurch auch entsprechend größere Mengen an Wasser gebunden werden und verloren gehen. Dies ist der übliche Mechanismus bei einer **viralen** oder **bakteriellen** Enteritis.

Ein Verlust des terminalen Ileum bei massiver Entzündung (Morbus Crohn) oder operativen Entfernung verhindert die Reabsorption der Gallensäuren. Durch ihren Übertritt in den Dickdarm unter Bindung großer Mengen Wasser kommt es zu wässrigen Durchfällen. Dies bezeichnet man als **chologene** Diarrhö. Überschreitet der Verlust die Neusyntheserate der Leber, ist der Stuhl zusätzlich fettig (**Steatorrhö**).

Entzündliche Form

Bei dieser Form gehen über die Ionen- und Flüssigkeitssekretion hinaus auch Eiweiße und seltener sogar Blut über den Darm verloren. Ursache hierfür sind **bakterielle Infektionen** (Shigellen, Campylobacter, Clostridium difficile, EHEC, Morbus Whipple als systemische bakterielle Infektion durch Tropheryma whippelii) sowie entzündliche Erkrankungen unklarer Ätiologie wie **Colitis ulcerosa** oder **Morbus Crohn**. Während die bakteriellen Ursachen, abgesehen vom Morbus Whipple, meist nur akute Durchfälle auslösen, sollte man bei ihrer Chronifizierung neben Amöben immer auch an **Lamblien** denken. Giardia lamblia persistiert im proximalen Dünndarm und verursacht ein Bild, das demjenigen des Reizdarmsyndroms gleicht. Lamblien sind kaum zu diagnostizieren, sofern man nicht gezielt nach ihnen sucht, notfalls durch Entnahme von Dünndarmsekret anlässlich einer Duodenoskopie.

Osmotische Form

Bei der osmotischen Form verbleiben nicht resorbierbare Nahrungsbestandteile im Darmlumen, wodurch entsprechende Flüssigkeitsmengen gebunden werden. Der beim Erwachsenen recht häufige **Laktase-Mangel** führt zur verminderten Resorption des Disaccharids Laktose (Milchzucker), sodass reichlicher Milchgenuss Durchfälle verursacht.

Bei der **Malabsorption** (chronische Pankreatitis bzw. zystische Fibrose, Sprue bzw. Zöliakie, Morbus Crohn des proximalen Dünndarms) führen v. a. die im Darmlumen verbleibenden Kohlenhydrate zu Durchfall, während bei der Steatorrhö die Erweichung des Stuhles nicht durch gebundenes Wasser (Fett vermag kein Wasser anzulagern), sondern durch das bei Körpertemperatur flüssige, erst bei Raumtemperatur erstarrende Fett verursacht wird. Beim **Zollinger-Ellison-Syndrom** entstehen Malabsorption und Diarrhö, weil der Dünndarminhalt nicht mehr neutralisiert werden kann, wodurch die Pankreasenzyme unwirksam werden. An die multiplen Ulcera in Magen und Duodenum sei erinnert.

Eine Sonderform einer osmotischen Diarrhö stellt das sog. **Kurzdarmsyndrom** dar. Man findet es z. B. bei Patienten mit Morbus Crohn oder einer Polyposis, bei denen umfangreiche Dünndarmabschnitte entfernt wurden, sodass die resorbierende Dünndarmoberfläche für eine vollständige Resorption der Nahrung nicht mehr ausreicht. Auch die **Polyposis** selbst kann, evtl. sogar blutige, Durchfälle auslösen. Beim **Morbus Crohn** kann durch den Verlust der Gallensäuren einschließlich des gebundenen Wassers in den Dickdarm neben Steatorrhö und osmotischer Diarrhö (bei Befall proximaler Dünndarmabschnitte) auch eine sekretorische (chologene) Diarrhö entstehen. Im Zusammenhang sollte man sich daran erinnern, dass auch Vitamin B_{12} nicht mehr resorptionsfähig ist und parenteral substituiert werden muss. Die Gallenblase könnte eventuell sporadisch im Hinblick auf die drohenden Steinbildungen sonographisch abgeklärt werden, auch wenn dies letztendlich keine therapeutischen Konsequenzen hat.

Nach einer länger andauernden **Fastenkur** können bei Wiederaufnahme der Nahrungszufuhr vorübergehend Durchfälle entstehen, weil sich die Enterozyten offensichtlich dem Mangel an Nahrung durch verminderten Einbau von Carrier-Molekülen angepasst hatten.

Die chronische Diarrhö in der Folge einer **Maldigestion** (z. B. Pankreasinsuffizienz) führt über die Malabsorption essenzieller Nahrungsbestandteile und/oder kalorischer Mangelernährung schließlich auch zu den Symptomen der **Malnutrition**. Die **Steatorrhö** kann zu einem Mangel an essenziellen Nahrungsfetten (Linol-

Tab. 2.16 Ursachen der chronischen Diarrhö

Entzündliche Form	Osmotische Form	Sekretorische Form	Veränderte Motilität
• Colitis ulcerosa • Morbus Crohn • Kolonkarzinom und Z. n. Strahlentherapie (z. B. bei Prostata- oder Uteruskarzinom) • tierische Parasiten (Protozoen wie Amöben und Giardia lamblia, Würmer) • HIV bzw. AIDS	• Pankreasinsuffizienz • Sprue bzw. Zöliakie • Laktoseintoleranz • Lebensmittel mit Sorbit o. ä. • Morbus Whipple • Kurzdarmsyndrom • Zollinger-Ellison-Syndrom • Dysbiose bei Reizdarmsyndrom	• Karzinoid-Syndrom • infektiös (z. B. Cholera) • Koffein	• Reizdarmsyndrom • Kolonkarzinom • Polyposis • Hyperthyreose • Nikotin- und Koffeinabusus • Polyneuropathie bei Diabetes mellitus oder Alkoholkrankheit • Arsen

säure, α-Linolensäure) und fettlöslichen Vitaminen (v. a. der Vitamine A bzw. β-Carotin, K und E) führen. Die bei jeglicher andauernden Malnutrition zu beobachtenden Mangelsymptome können die Differenzialdiagnose evtl. erleichtern.

Veränderte Darmmotilität

Eine gesteigerte Darmmotilität führt zur beschleunigten Darmpassage und damit zu Resorptionsstörungen, sofern der Dünndarm betroffen ist (osmotische Diarrhö) bzw. zur unzureichenden Wasserrückresorption aus dem Kolon. Ausgelöst werden **Motilitätsstörungen** z. B. durch Genussgifte wie **Nikotin** oder **Koffein**. Auch der **Reizdarm** (Colon irritabile) wird zu dieser Gruppe gerechnet. Beim **Diabetiker** oder **Alkoholkranken** kann die **Polyneuropathie** auch den Plexus myentericus betreffen und führt dann zur Diarrhö *oder* Obstipation. Bei der **Hyperthyreose** entstehen die Durchfälle durch direkte Wirkung der Schilddrüsenhormone auf die Muskularis der Darmwand. Beim **Dickdarmkarzinom** steht der direkte Reiz auf die Darmwand im Vordergrund. Als Hinweis auf die Ursache wichtiger als Diarrhö bzw. Obstipation sind hier die Veränderung bisheriger Stuhlgewohnheiten bzw. ein Wechsel zwischen Diarrhö und Obstipation. Zumindest bei Patienten in der zweiten Lebenshälfte sollte eine penible Abklärung einschließlich Koloskopie erfolgen, bevor man sich mit der Diagnose eines Reizdarmsyndroms (RDS) bescheidet. Die Dysbiose des RDS führt nicht nur zu Motilitätsstörungen. Durch die Verdrängung physiologischer Darmbakterien entsteht eine mangelhafte Verwertung von Ballaststoffen, sodass auch eine osmotische Verflüssigung des Stuhls resultieren kann, die ihrerseits zur Diarrhö führt.

Weitere Ursachen

- künstlich erzeugt (psychiatrische Ursachen)
- Laxanzienabusus
- therapeutische Überdosierung von Magnesium
- Nahrungsmittelallergien (selten)
- Steatorrhö als subjektiv empfundene Diarrhö (z. B. nach Cholezystektomie, Verschluss der Gallenwege oder dem Syndrom der blinden Schlinge nach Billroth I)

> **MERKE**
> Fasten bessert die osmotische Diarrhö und hat bei der sekretorischen Form keinen Erfolg.

2.13.4 Differenzialdiagnostik von Morbus Crohn und Colitis ulcerosa (➤ Tab. 2.17)

Das wichtigste anamnestische Unterscheidungsmerkmal zwischen den beiden Darmerkrankungen besteht in den **blutig-schleimigen Durchfällen** der Colitis ulcerosa, während die Durchfälle des Crohn-Patienten mehr breiig und meist frei von Blut sind. Beim **Morbus Crohn** bestehen zumindest während der Schübe **heftige Bauchschmerzen**, die sich bei der Colitis ulcerosa häufig auf die Zeit der Defäkation beschränken, weil hierbei v. a. das meist betroffene Sigma sehr ausgeprägte peristaltische Kontraktionen aufweist. **Druckschmerz** und ein evtl. **palpabler Tumor** im Bereich des **McBurney** finden sich v. a. beim Morbus Crohn.

Tab. 2.17 Differenzialdiagnostik von Morbus Crohn und Colitis ulcerosa

	Morbus Crohn	Colitis ulcerosa
Durchfall	+++	+++
Beimengungen von Blut bzw. Schleim	(+)	+++
Dauerschmerz	+ bis ++	(+)
Defäkationsschmerz	–	+++
Fieber	+	+
Ileussymptomatik	+	–
Tastbarer Tumor	+ bis ++	–
Malabsorption	– bis ++	–
Gallensteine	+	–
Anämie	++	++
Ausschließlich Kolon betroffen	+	+++
Beteiligung des Ileum	+++	(+)
Segmentaler Befall	+++	–
Transmuraler Befall	+++	– bis (+)
Wandverdickung	+++	–
Verwachsungen	+++	(+)
Lymphknotenbeteiligung	+++	–
Ulzera	+++	+++
Granulome	++	–
Fisteln	++	–
Kryptenabszesse	–	++
Pseudopolypen	–	++
Karzinom-Risiko	(+)	+ bis ++
„Heilung" nach Kolektomie	–	+++

2.14 Blut im Stuhl

2.14.1 Definition

Blut kann im Stuhl **sichtbar** (makroskopisch, rot) oder, bei sehr geringen Mengen, **unsichtbar** (okkult) vorhanden sein. Es kann den gesamten Stuhl oder Teile davon auch **schwarz (Teerstuhl = Meläna)** oder zumindest dunkel verfärben. Sichtbares **rotes Blut** kann dem Stuhl aufgelagert oder mit ihm vermischt sein. Die Farbe kann dann hell- oder dunkelrot erscheinen.

Meläna (Teerstuhl) bezeichnet einen **teerartig klebrigen Stuhl**. Schwarze Stühle, wie sie durch die Einnahme von Eisen- oder Wismutpräparaten zustande kommen, weisen keine klebrige Beschaffenheit auf und lassen sich dadurch abgrenzen. Im weiteren und allgemein üblichen Sinne wird der Begriff Meläna allerdings für jede blutungsbedingte Dunkel- oder Schwarzfärbung benutzt, auch wenn die Klebrigkeit hierbei fehlt.

2.14.2 Ursachen

Blut verursacht unabhängig von der Blutungsquelle immer dann eine **Schwarzfärbung** des Stuhls, wenn
- seine Menge zumindest **60 ml** beträgt,
- ein **Kontakt zur Salzsäure des Magens** zustande kam; darüber hinaus bekommt der Stuhl dabei durch Bildung von **Hämatin** die angesprochene **klebrige** Beschaffenheit,
- die **Verweildauer** im Darm bei **mindestens 10 Stunden** liegt.

Die Schwarzfärbung kommt also einerseits durch den Kontakt mit der Salzsäure durch Bildung des schwarzen Hämatin zustande, andererseits aber auch durch den Abbau des Hämoglobins mit Verstoffwechselung durch die Dickdarmflora (u. a. Bildung von Eisensulfid). Eine Meläna setzt also keinesfalls den Kontakt des Blutes mit der Salzsäure des Magens voraus, während eine schwarz verfärbte Hämatemesis, eventuell unter Beimengung von Blutgerinnseln als Kaffeesatzerbrechen, diesen Kontakt in jedem Fall zur Voraussetzung hat.

Die übliche Verweildauer des Darminhalts beträgt für den Dünndarm 2–3 Stunden und für den Dickdarm 10–24 Stunden. Daraus geht hervor, dass die allgemein vertretene Lehrmeinung, eine Meläna habe eine Blutungsquelle im oberen Verdauungstrakt zur Ursache, nicht stimmig ist. Eine Blutungsquelle im Colon ascendens, in dem die Faeces durchschnittlich 17 Stunden lang gespeichert werden, hat bei einer Blutmenge ab 60 ml ebenfalls eine Meläna zur Folge. Andererseits kann eine massive Blutung oberhalb des Magens, z. B. aus Ösophagusvarizen, sogar eine rote Blutung aus dem Darm (Hämatochezie) nach sich ziehen.

MERKE
Ganz pauschal kann man für eine erste Suche nach der Blutungsquelle davon ausgehen, dass die **Schwarzfärbung** des Stuhls eine Blutungsquelle aus dem **oberen Verdauungstrakt** (Ösophagus bis zur Flexura duodenojejunalis = Übergang des Duodenum zum Jejunum), und eine **Hämatochezie** eine solche aus dem **unteren Verdauungstrakt** (ab der Flexur bis zum Rektum) zur Ursache haben sollte.

Blut aus dem **Dünn-** oder **proximalen Dickdarm** erscheint mit dem Stuhl **durchmischt**. Eine Blutungsquelle im Bereich des **Rektums** verursacht **Auflagerungen** auf dem Stuhl. Dies gilt ganz besonders für Blutungen aus Hämorrhoiden oder Analfissuren, aber auch für Karzinome oder Polypen, wenn sich diese im distalen Sigma oder Rektum befinden. Sichtbares Blut lediglich am Toilettenpapier hat als wesentliche Ursachen eine Analfissur oder (seltener) Hämorrhoiden.

ACHTUNG
Jede gastrointestinale Blutung, auch der Nachweis von okkultem Blut, muss weiter abgeklärt werden.

2.14.3 Blutungsquellen (> Tab. 2.18)

Oberer Verdauungstrakt

Die häufigste Ursache für Blutungen aus dem oberen Gastrointestinaltrakt stellen **peptische Ulcera** des Magens oder Duodenums dar

Tab. 2.18 Ursachen von Blut im Stuhl

Blutung des oberen Verdauungstrakts	Blutung des unteren Verdauungstrakts
• Ulcus ventriculi et duodeni • erosive Gastritis • Ösophagusvarizen • Mallory-Weiss-Syndrom • Ösophagitis • Polypen • Karzinom (Magen, Speiseröhre)	• Analfissur • Hämorrhoiden • Meckel-Divertikel • Divertikulitis • Proktitis • Polypen • Karzinom (Dickdarm) • Colitis ulcerosa, Morbus Crohn • Enteritis bzw. Kolitis durch Enterobakterien, Amöben • Angiektasien

(50 % aller oberen Blutungen). An zweiter Stelle steht die **erosive Gastritis** und an dritter die **Ösophagusvarizenblutung**. Anschließend folgt das **Mallory-Weiss-Syndrom** und zuletzt die **Ösophagitis** sowie **Karzinome** in Ösophagus oder Magen.

Die beiden Hauptursachen für **erosive oder ulzerierende Läsionen** von Magen und Bulbus duodeni sind **Helicobacter** und die chronische Medikamenteneinnahme von **NSAR** (ASS, Ibuprofen, Diclofenac). Allerdings werden Patienten mit therapeutisch veranlasster Analgetika-Therapie meist prophylaktisch mit Protonenpumpenhemmern abgedeckt, wodurch blutende Magenschädigungen inzwischen eher eine Ausnahme darstellen. Seltenere Ursachen bestehen in **Alkoholabusus** oder einem **Gastrinom**, bei Intensivpatienten auch aus dem **Disstress** als Summe von Trauma bzw. schwerer Erkrankung und der medikamentösen Therapie.

Die **Varizenblutung** des unteren Ösophagus stellt ein dramatisches Ereignis, gleichzeitig die häufigste Todesursache des **alkoholkranken Zirrhosepatienten** dar. Selbst bei anfänglicher Hämatemesis kann die über den Darm verloren gehende Blutung noch so massiv sein, dass anstatt der erwarteten Meläna eine Hämatochezie entsteht.

Vom **Mallory-Weiss-Syndrom** betroffen sind mehrheitlich **alkoholkranke** Personen, gelegentlich auch Patienten mit Bulimie. Das rezidivierende Erbrechen führt an der Schleimhaut der Kardia, häufig direkt distal der Ösophaguseinmündung, zu blutenden Einrissen. Das erste Symptom besteht neben auftretenden Schmerzen meist in einer Hämatemesis.

Erosionen in Speiseröhre oder Magen verursachen aufgrund der in der Regel geringen Blutverluste selten eine Meläna, sondern nach längerem Bestand meist eine **Anämie**, deren Abklärung, falls wegen der weiteren Symptomatik noch nicht erfolgt, zur Diagnose führt. Dies gilt erst recht für die **axiale Gleithernie**, sofern es zu Blutungen kommt, weil dabei noch nicht einmal Schmerzen entstehen, die eine Diagnostik veranlassen würden.

Auch **Polypen** oder die **Karzinome** in Speiseröhre und Magen geben sich kaum jemals durch sichtbare Blutungen zu erkennen. Im Vordergrund stehen eher die Dysphagie des Ösophaguskarzinoms bzw. die häufig unspezifischen Symptome des Magenkarzinoms. Entsprechendes gilt für weitere Erkrankungen wie z. B. die **Achalasie** der Speiseröhre oder ein **Zenker-Divertikel**.

Unterer Verdauungstrakt

Blutungen aus dem unteren Verdauungstrakt entstehen fast immer im Dickdarm und werden **infektiös** durch Amöben (Amöbenruhr), Enterobakterien (Shigellen, Escherichia coli v. a. als EHEC und EIEC, Campylobacter) oder Clostridium difficile, durch **Polypen**, **Divertikel**, **Karzinome**, **Hämorrhoiden** oder **Analfissuren**, und entzündlich durch eine **Colitis ulcerosa** oder (seltener) einen **Morbus Crohn** verursacht. Während als Blutungsursachen bei Kindern und jungen Erwachsenen neben Polypen v. a. entzündliche Dickdarmerkrankungen wie Morbus Crohn und v. a. Colitis ulcerosa im Vordergrund stehen, findet man bei alten Menschen neben Blutungen aus Hämorrhoiden, Divertikeln, Polypen und Karzinomen nicht so selten Gefäßerweiterungen der Dickdarmmukosa als Blutungsquelle.

Blutungen am Darmende (z. B. aus Hämorrhoiden) sind dem Stuhl **aufgelagert** und diagnostisch problemlos zuzuordnen. Blutungen aus Polypen und Karzinomen finden sich meist nur **okkult** z. B. im Rahmen der Vorsorge oder bei der Abklärung einer Eisenmangelanämie. Dagegen erscheinen Blutungen aus einer Divertikulitis in aller Regel deutlich erkennbar oder sogar sehr massiv und meist ohne begleitende Schmerzen. Man braucht also bei der akuten Darmblutung eines älteren Patienten im ersten Gespräch mit ihm nicht gleich an eine infauste Prognose zu denken.

> **MERKE**
> **Rötliche** oder **schwärzliche** Stuhlverfärbungen sind möglich durch:
> - Eisen-, Kohle- oder die inzwischen obsoleten Wismutpräparate
> - Rote Bete
> - Heidelbeeren
> - Spinat
> - Rotkohl
>
> **Vitamin C** in Dosen > 500 mg verursacht evtl. einen **falsch positiven Test** auf okkultes Blut.

2.14.4 Wegweisende Begleitsymptome

Leitsymptom des **Kolonkarzinoms** ist die **okkulte Blutung**, die den anderen Symptomen oft lange Zeit vorausgehen und bis zur **Anämie** führen kann. Das rechtsseitige Karzinom bleibt oft länger asymptomatisch, während beim linksseitigen zumindest teilweise **Stuhlunregelmäßigkeiten** auftreten. Weitere Symptome sind **Gewichtsverlust**, **Müdigkeit** und **subfebrile Temperaturen**. Bei fortgeschrittenem Tumor kommt es zu Teerstühlen oder sichtbaren Blutbeimengungen im Stuhl sowie Beschwerden infolge der zunehmenden Stenosierung des Darmlumens bis hin zum mechanischen Ileus.

Die weitgehend übereinstimmenden Symptome von **Hämorrhoiden** und **Analfissuren** sind:
- Brennen und Stechen in der Analregion
- Schmerzen bei der Defäkation
- chronische Obstipation (reaktiv)
- Blutabgang bei oder nach der Defäkation, jedoch niemals als Teerstuhl

- Entzündete **Divertikel** können Schmerzen im linken Unterbauch verursachen. Ein v. a. nächtlicher bzw. morgendlicher Juckreiz der Analregion und allergische Hauterscheinungen können auf **Parasiten** hinweisen.

2.15 Arthralgie

2.15.1 Definition

Entzündungen im Bereich von Gelenken nehmen in aller Regel von der **Membrana synovialis** ihren Ausgang. Dies gilt mehrheitlich auch für ausgeprägte **Schmerzen**, soweit sie akut entstehen, weil die weiteren Gelenkstrukturen kaum oder gar nicht durchblutet und nur wenig nerval versorgt sind. Davon gibt es allerdings auch etliche Ausnahmen: Bei der **Bechterew-Krankheit** ist die **Membrana fibrosa** das entzündlich betroffene Substrat. Bei der **Arthrose** sind es überwiegend die **umgebenden Strukturen** wie z. B. verhärtete Muskeln, die Schmerzen bereiten. Erst im entzündlichen Stadium der **aktivierten Arthrose** ist die **innere Gelenkkapsel** ursächlich involviert. Bei den Schmerzen einer **Gelenkblockade** führt deren Verkantung bzw. Fehlstellung ebenfalls in erster Linie zu Schmerzen der **umgebenden Weichteile** und selbst beim Bewegungsschmerz in die gesperrte Richtung ist die Gelenkkapsel nicht betroffen. Der Schmerz scheint hier, entsprechend der Retropatellar- bzw. jeder Arthrose, aus der gegenseitigen Reibung inkongruenter Gelenkflächen hervorzugehen, zunächst also von Rezeptoren der Knorpelüberzüge verursacht zu werden. Besonders deutlich wird dies bei der Chondropathie, bei der der typische Schmerz unter Belastung (Schulsport, Treppensteigen) anlässlich der Untersuchung allein durch Bewegungen der Patella unter leichtem Anpressdruck provoziert werden kann. Der Schmerz entsteht exakt in dem Moment, in dem die Rauigkeit unter den untersuchenden Fingern spürbar wird.

2.15.2 Ursachen

Veränderungen und Schmerzen in Gelenken entstehen **traumatisch** oder **degenerativ**. Liegt eine **Infektion** zugrunde, können die zumeist verursachenden Bakterien direkten Zugang zum Gelenk erhalten (Trauma, Arthroskopie bzw. Operation) oder auf dem Blutweg dorthin gelangen. Häufiger als durch Keimbesiedelung ist ein **Autoimmunmechanismus** Ursache einer Arthritis. Hier finden sich keine Keime, sondern entweder **Ablagerungen von Immunkomplexen** unter Komplementaktivierung oder es kommt zum direkten **Angriff des Immunsystems** aufgrund einer Verwechslung (Kreuzreaktivität) wie z. B. bei rheumatoider Arthritis oder Morbus Bechterew. Ein weiterer Mechanismus besteht darin, dass **abgelagerte Kristalle** zum Angriff von Neutrophilen führen (Gichtanfall). Vergleichbar könnte das abgelagerte, toxische Eisen bei der Hämochromatose definiert werden. Wie in der Medizin üblich gibt es zusätzliche seltene Ausnahmen (Blutergelenk bei Hämophilie oder sonstigen Gerinnungsstörungen) oder Fälle wie die Psoriasis-Arthritis, die schwer einzuordnen sind. Myalgien und Arthralgien im

Rahmen grippaler Infekte scheinen durch körpereigene Mediatoren (PGE$_2$) verursacht zu werden.

Die folgenden, im Hinblick auf die Heilpraktikerprüfung sowie die spätere Praxis wesentlichen Erkrankungen betreffen überwiegend oder ausschließlich den Bewegungsapparat oder sie treten begleitend oder sporadisch im Rahmen einer Erkrankung außerhalb des Bewegungsapparats auf:

- **Akromegalie**
- **Arthrose** (➤ Tab. 2.19)
- **Borreliose**
- **Chondropathia patellae**
- **Colitis ulcerosa**
- **Gelenkblockaden**
- **Gicht**
- **Gonorrhö**
- **Hämochromatose**
- **Hämophilie** (Blutergelenk)
- **Hepatitis B**
- im Rahmen allgemeiner, z. B. grippaler (= viraler) **Infekte**
- **rheumatisches Fieber**
- **rheumatoide Arthritis**
- **Morbus Bechterew**
- **Morbus Crohn** und **Yersinien-Enterocolitis**
- **Morbus Reiter**
- **Osteochondrosis dissecans**
- **Periarthropathia humeroscapularis**
- **Psoriasis-Arthritis**
- **Purpura Schoenlein-Henoch**
- **Sarkoidose (Löfgren-Syndrom)**
- **systemischer Lupus erythematodes** und verwandte Autoimmunkrankheiten bzw. Kollagenosen
- **traumatische** oder **bakterielle Monarthritis**
- **Tuberkulose**
- **Tumor** oder Tumormetastase im Bereich von Gelenken

Tab. 2.19 Unterscheidung von Arthrose (degenerativ) und Arthritis (entzündlich)

Arthrose	Arthritis
Anlauf-, Belastungsschmerz	Dauerschmerz (in Ruhe, auch nachts und bei Bewegung)
Anlaufsteifigkeit (Dauer: Minuten, unabhängig von der Tageszeit)	Morgensteifigkeit (Dauer: Stunden)
Endphasenschmerz, Bewegungseinschränkung	Schmerzen während der gesamten Bewegung
Besserung durch Bewegung	Verstärkung durch Bewegung
Besserung im Tagesverlauf	Verstärkung im Tagesverlauf
Druckschmerz am Gelenkrand und an Sehnenansätzen um das Gelenk, Muskelverspannungen	Überwärmung, Rötung, Funktionsausfall
Wulste an Gelenkrändern	Schwellung (Verdickung der Gelenkkapsel, Erguss)
Gelenkgeräusche (Knarren, Reiben, Knacken)	

2.15.3 Anamnese

Anamnestisch sollte immer nach folgenden Details gefragt werden, um das überaus breite Spektrum möglicher Ursachen einzugrenzen:

- vorangegangene oder begleitende Traumen
- Symptome wie Fieber, Halsschmerzen, Inappetenz, Müdigkeit, Nachtschweiß
- Durchfallerkrankungen (u. a. Yersiniose, Morbus Crohn oder Colitis ulcerosa)
- Hauterscheinungen (einschließlich Erythema nodosum, Erythema migrans, Einblutungen oder psoriatischen Plaques)
- Ernährungsgewohnheiten (z. B. halb gares Fleisch, Milch vom Bauern?)
- Partnerwechsel
- Lymphknotenschwellungen
- Tachykardie
- Dysurie
- Augensymptome usw.

Auch im Rahmen akuter oder chronischer Chlamydien- oder Mykoplasmeninfektionen (Atmungsorgane oder genital) kann es zu Gelenkbeteiligungen kommen. Hierbei muss daran gedacht werden, dass diese Erkrankungen, sofern sie chronisch geworden sind, häufig asymptomatisch verlaufen, sodass betroffene Patientinnen außer einem Fluor vaginalis und der häufigen Dysmenorrhö oder sogar Sterilität kaum anamnestische Hinweise bieten.

2.15.4 Untersuchung

Die **körperliche** Untersuchung darf sich nicht auf das/die betroffene(n) Gelenk(e) beschränken, sondern sollte bei jedem zunächst unklaren Zusammenhang Atmungsorgane, Haut, Herz (pathologische Geräusche, Arrhythmie) und Abdomen (Hepatomegalie, Splenomegalie, Darmbeteiligung?) mit einbeziehen.

Anlässlich der **Laboruntersuchung** ist auch an Bestimmungen von **ASL**, **Rheumafaktor**, **CRP** oder **Harnsäure** zu denken – neben Selbstverständlichkeiten wie großem Blutbild, BSG und Transaminasen. Ist ein Morbus Bechterew oder ein Morbus Reiter aus der klinischen Symptomatik nicht eindeutig zu definieren, könnte man sich die Suche nach **HLA-B27** überlegen.

Beim Verdacht auf einen akuten Gichtanfall schließt ein Harnsäurewert, der mit 6,x normal erscheint, die Diagnose einer Gicht keinesfalls aus. Hier könnte man dann seinen Verdacht durch eine gezielte Anamnese (Beginn nachts bzw. gegen Morgen, Kälteeinwirkung, Alkoholgenuss, purinreiche Ernährung) stützen, bis der Harnsäurewert bei einer Kontrolle nach überstandenem Anfall in der erwarteten Höhe deutlich oberhalb 7 mg/dl nachweisbar wird. Die Diagnose eines **rheumatischen Fiebers** wird dagegen bei leerer Anamnese und niedrigem **ASL-Titer** eher unwahrscheinlich bis nahezu ausgeschlossen.

Der **Rheumafaktor** hilft beim eher vagen Verdacht auf eine **rheumatoide Arthritis** nicht weiter, weil diese Autoantikörper auch bei völlig Gesunden in 5 % der Fälle nachweisbar sind. Wird er dagegen bei typischen Symptomen wie einer symmetrischen Morgensteifigkeit der Finger usw. nachweisbar, dient er als zusätzliches, die cP beweisendes Zeichen. Im Zusammenhang mit der cP ist daran zu denken, dass gerade Autoimmunkrankheiten beinahe regelmäßig auffallende Beschleunigungen der **BSG** verursachen. Dies gilt allerdings auch für die bakterielle (eitrige) Monarthritis eines großen Gelenks. Im Umkehrschluss lässt sich der vage Verdacht auf eine Autoimmunkrankheit bereits durch eine weitgehend normale BSG entkräften.

Wegweisende Begleitsymptome (> Tab. 2.20)

Die betroffenen Gelenke sind v. a. im Hinblick darauf zu untersuchen, ob sie lediglich schmerzen (= Arthralgie) oder ob Schwellungen, ein Gelenkerguss, Rötung und Überwärmung bestehen. Der Befall überwiegend kleiner Gelenke ist von demjenigen großer abzugrenzen.

- Ein **wechselnder Gelenkbefall** (Arthritis saltans) muss, v. a. wenn Fieber besteht, an das **rheumatische Fieber** denken lassen.
- Sind bei fehlendem Fieber eher die **kleinen Wirbelgelenke** betroffen, könnte dies als Hinweis auf eine **Borreliose** im Stadium II verstanden werden.
- Der Befall distaler Fingergelenke schließt eine **cP** weitgehend aus, während der Befall gleichzeitig mehrerer **Fingergrund- und -mittelgelenke** die Aufmerksamkeit auf diese Erkrankung lenken muss.
- Sind vom Handgelenk nach distal alle Gelenke eines Fingers bzw. seines **Strahls** betroffen, sollte die **Psoriasis** in Betracht gezogen werden.
- **Einzelne große Gelenke**, bevorzugt das Knie, lassen Erkrankungen wie Gonorrhö, Gichtanfall oder eine bakterielle Monarthritis nicht-gonorrhoischer Ursache möglich erscheinen, während der Befall **mehrerer großer Gelenke**, auch wenn die Gelenke (noch) nicht in abwechselnder Folge betroffen sind, an ein rheumatisches Fieber denken lassen.
- Der **morgendliche Kreuzschmerz**, der die Patienten evtl. sogar aus dem Bett treibt, ist im Alltag ungemein häufig. Er hat als wesentliche Ursache die **ISG-Blockade**. Gesellen sich zu diesem Alltagssymptom aber ein Fersenschmerz, ein Gesäßschmerz oder eine lumbale Steifigkeit auch in schmerzfreien Episoden, muss zunächst der **Morbus Bechterew** ausgeschlossen werden.
- Die **Sarkoidose** in ihrer akuten Form als **Löfgren-Syndrom** betrifft häufig junge Frauen und führt dann auffallend oft zu einer beidseitigen Arthritis der **oberen Sprunggelenke**.
- Die **aktivierte Arthrose** hat eine typische Anamnese und kann kaum verwechselt werden.
- Eine isolierte **Tendovaginitis** oder **Bursitis** kann jedoch, abgesehen von den „üblichen Verdächtigen" (Überlastung, Trauma, Infektion) immer einmal als Gichtanfall oder als Frühsymptom einer rheumatoiden Arthritis entstehen, sodass Anamnese und Untersuchung in diese Richtung ausgedehnt werden sollten.
- Die auf eines oder mehrere **Fingerendgelenke** beschränkte Auftreibung bei einer Patientin in der zweiten Lebenshälfte, meist ohne Schmerzen und in jedem Fall ohne weitere Symptome, kennt als **Heberden-Arthrose** keinerlei Differenzialdiagnose.

2.15.5 Differenzialdiagnostische Fallstricke

Die Differenzialdiagnostik zwischen Erkrankungen, die Gelenkschmerzen verursachen, ist in typischen Fällen einfach, doch verlaufen sie eben nicht immer so ganz typisch:

- Eine **Psoriasis** kann durchaus einmal mit einer Arthritis und ohne deutliche oder bereits zugeordnete Hauterscheinungen einhergehen.
- Eine **Hepatitis B** kann ohne Fieber, ohne Ikterus und mit nur geringgradigen Symptomen wie Übelkeit oder Inappetenz zu Hauterscheinungen oder Arthralgien führen.
- Nicht jede Tonsillitis tritt mit starken Halsschmerzen und deutlichem Fieber in Erscheinung, sodass das nachfolgende **rheumatische Fieber** evtl. zunächst kaum zugeordnet werden kann bzw. gar nicht in die Überlegungen einbezogen wird.
- Ein akuter **Gichtanfall** muss sich keinesfalls immer am Großzehengrundgelenk manifestieren, sondern kann sich abgesehen von weiteren Gelenken auch z. B. als Bursitis olecrani zeigen. Der wichtigste Hinweis auf die Ursache ergibt sich dann aus dem hochakuten, nicht-traumatischen Beginn und der auffallend heftigen Schmerzhaftigkeit.
- Die **rheumatoide Arthritis**, die üblicherweise schleichend und eher unspezifisch beginnt, kann auch beim Erwachsenen mit akuten Gelenkschmerzen und hohem Fieber einhergehen und bereitet dann differenzialdiagnostische Probleme.
- Der **Morbus Bechterew** gilt als Erkrankung junger Männer, kann aber selbstverständlich auch Frauen oder ältere Männer betreffen.
- Die **Gonorrhö** verläuft v. a. bei Frauen nicht so selten asymptomatisch, sodass man bei der Monarthritis in Knie oder Sprunggelenk, mit der sich die Patientin vorstellt, diese Erkrankung

Tab. 2.20 Ursachen einer Arthritis

Monarthritis	Oligo- bzw. Polyarthritis	
	v. a. große Gelenke betroffen	v. a. kleine Gelenke betroffen
• Gichtanfall • aktivierte Arthrose • bakterielle Arthritis • spezifische Arthritis (z. B. Gonorrhö oder Tuberkulose) • Überlastung • posttraumatisch • Malignom	• rheumatisches Fieber • Morbus Bechterew (+ Wirbelsäule)	• Heberden-Arthrose • cP • Hämochromatose
	• Morbus Reiter • Sarkoidose (Löfgren-Syndrom) • Hepatitis B • Morbus Crohn • Colitis ulcerosa • Kollagenosen • Chlamydien-, Mykoplasmeninfektion • Lyme-Borreliose • Hämophilie • im Rahmen zahlreicher Allgemeininfektionen • nach Medikamenteneinnahme (einschließlich Marcumar®)	

selbst bei negativer Anamnese nicht von vornherein ausschließen sollte.
- Die **Retropatellararthrose** ist eine Erkrankung älterer Kinder bzw. Jugendlicher, kann jedoch auch in nachfolgenden Jahren zu Beschwerden führen, sofern ihre Ursache nicht erkannt und abgestellt worden ist. Dies gilt letztendlich für jedes, nicht achsengerecht stehende Gelenk.
- Gelenkbeschwerden im Rahmen einer **Borreliose** sind im Stadium II Arthralgien ohne Entzündungszeichen meist mehrerer Gelenke, während im Stadium III die entzündliche Komponente meist eines Gelenks deutlich wird (Lyme-Arthritis). Nachdem mindestens 50 % der Borreliosen ohne erinnerlichen Zeckenstich erscheinen, gibt beim Stadium II die Gesamtkonstellation einschließlich Neuralgien, Kopfschmerzen, Fazialisparese, Nachtschweiß oder depressiven Symptomen den entscheidenden Hinweis.
- Purpura Schoenlein-Henoch, Morbus Crohn, Morbus Reiter, systemischer Lupus erythematodes und Hepatitis B stehen stellvertretend für eine große Zahl an **infektiösen Erkrankungen**, bei denen **zirkulierende Immunkomplexe** entstehen, die sich dann in alle möglichen Organe, Endothelien und weitere Strukturen einlagern, um über eine Komplementaktivierung zu Vaskulitis, Arthritis, Glomerulonephritis, Rheumaknoten oder Organfibrosierungen zu führen.

Es ist von besonderer Bedeutung, einerseits die aufgelisteten Erkrankungen überhaupt in Erwägung zu ziehen, um einen möglichen Bezug herzustellen, und andererseits die jeweiligen Symptome der entsprechenden Erkrankungen in der Summe in Erinnerung zu haben, um auch dann an sie zu denken, wenn einzelne der scheinbar typischen Symptome gar nicht in Erscheinung getreten sind.

2.16 Kopfschmerzen

2.16.1 Definition

Schmerzen im Bereich des Schädels entstehen äußerlich durch Irritationen von **Kopfschwarte** oder **Periost** der Schädelknochen. Der größte Teil der Hirnmasse ist dagegen schmerzunempfindlich. Als wesentliche Ausnahme kann der **N. trigeminus** gelten, der in all seinen Anteilen, von den Kerngebieten im Hirnstamm bis hin zu

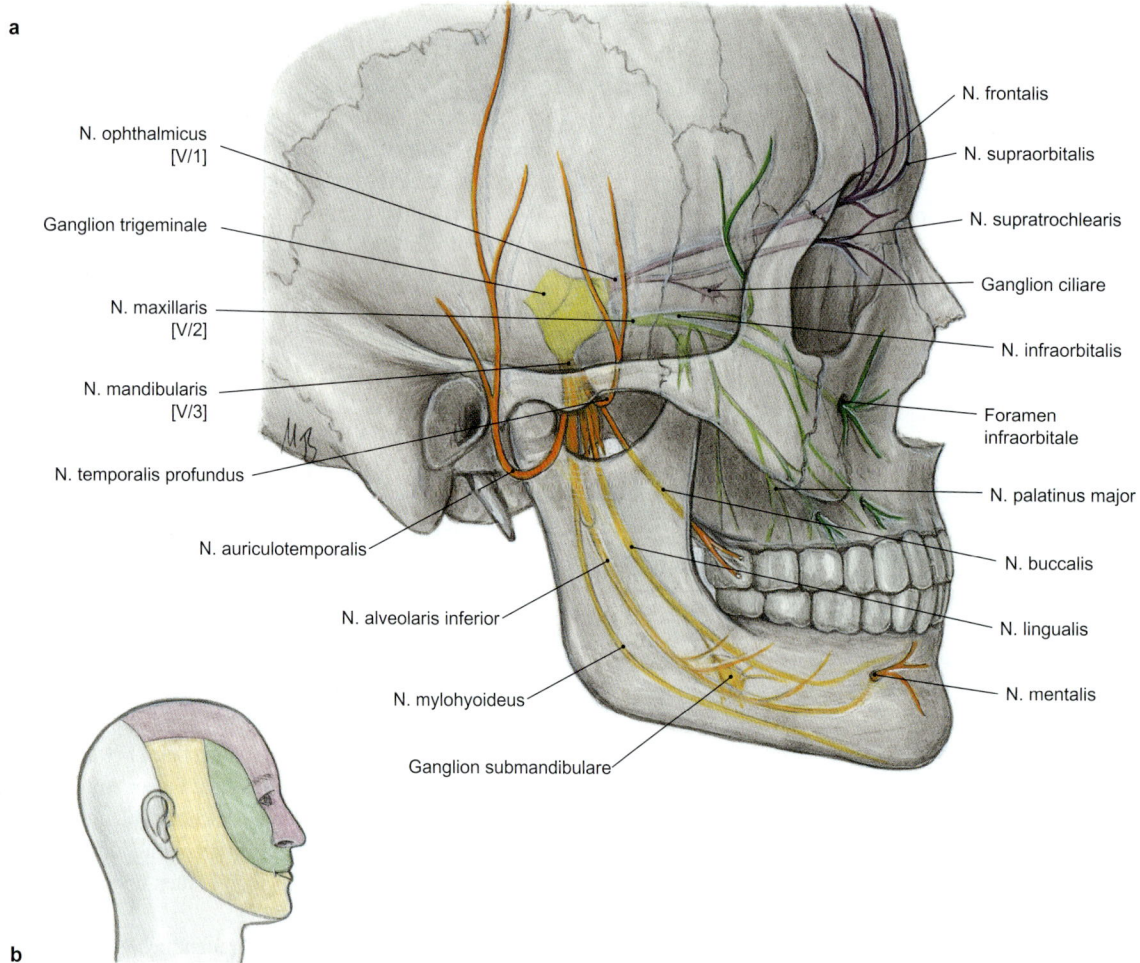

Abb. 2.10 Versorgungsgebiete durch die 3 Äste des N. trigeminus [S007-22]

sämtlichen versorgten Strukturen, in Abhängigkeit vom Ausmaß seiner Schädigung oder Reizung sehr heftige Schmerzen verursachen kann. Die wichtigsten, durch den V. Hirnnerv versorgten Strukturen sind neben den Anteilen des **Gesichts** (➤ Abb. 2.10) einschließlich der **Nebenhöhlen** die **Dura mater** sowie die **Wandungen** der **großen Arterien** sowie **venösen Sinus**. Die reichliche nervale Versorgung der Dura gilt auch für ihre Duplikaturen (Falx, Tentorium).

Kopfschmerzen können **primär** oder **sekundär** entstehen. Während die sekundären Formen entweder im Zusammenhang mit systemischen Erkrankungen wie z. B. grippalen Infekten oder aber als Folge einer definierten zerebralen Ursache (Meningitis, Blutung, Hirntumor usw.) sekundär daraus hervorgehen, bestehen die primären Formen aus Erkrankungen, die (noch) nicht ursächlich zugeordnet werden können. Kopfschmerzen können **erstmalig**, **hochakut** und unmittelbar **lebensbedrohend** auftreten wie u. a. bei zerebralen Einblutungen oder als sich beständig wiederholende **Rezidive** vorbestehender Formen wie u. a. bei Migräne oder Cluster-Kopfschmerzen.

MERKE
Die weltweit mit großem Abstand häufigste Kopfschmerzform ist der Spannungskopfschmerz (1,5 Milliarden Betroffene). An zweiter Stelle folgt die Migräne (knapp 1 Milliarde).

Primäre Kopfschmerzen

- Spannungskopfschmerz
- Migräne
- Cluster-Kopfschmerz

Sekundäre Kopfschmerzen

- intrazerebrale Blutung
- Meningitis, Enzephalitis, Hirnabszess
- Sinus-cavernosus-Thrombose
- Sinusitis frontalis, ethmoidalis, sphenoidalis
- Arteriitis temporalis
- Hirntumoren, zerebrale Metastasen
- Glaukomanfall
- arterielle Hypertonie, v. a. als hypertone Krise
- posttraumatisch
- Analgetika-Kopfschmerz
- Nikotin- oder Alkoholabusus

2.16.2 Ursachen

Kopfschmerzen entstehen grundsätzlich durch Verlagerung, Kompression oder Entzündung von intra- oder extrakraniellen **großen Blutgefäßen**, durch **meningeale Reizungen**, durch intrakranielle **Druckerhöhungen**, die den N. trigeminus in seinem Kerngebiet oder Faserverlauf bedrängen oder, v. a. bei Migränepatienten, durch Störungen der **Serotonin-** und **Dopamin-Übertragung** bzw. der zugehörigen Rezeptoren. Ein weiterer wesentlicher und besonders häufig ursächlicher Mechanismus besteht in **verspannter Muskulatur** an Kopf, Hals und Schultern bzw. in den regelhaft zugrunde liegenden **Blockaden** an HWS und oberer BWS (bis einschließlich Th3). Blockaden der HWS strahlen häufig auf der Seite der Blockade scheitelförmig nach vorne bis in den Bereich des Auges oder Jochbeins. Blockaden von HWS und oberer BWS führen zu schmerzhaften Myogelosen im Bereich von

Tab. 2.21 Zeitmuster und Schmerzcharakter bei verschiedenen Kopfschmerzursachen

Zeitmuster	Schmerzcharakter	Ursache
schlagartig auftretende Kopfschmerzen	wie ein Blitz aus heiterem Himmel	• akute Subarachnoidalblutung • akute intrazerebrale Blutung • ischämischer Schlaganfall
wiederholte, anfallsartige und sehr intensive Gesichtsschmerzen	• oft nur wenige Sekunden dauernd, sehr intensiv, konstant lokalisiert • manchmal durch Berühren von Triggerpunkten oder Kauen, Schlucken, Sprechen auslösbar	• Trigeminusneuralgie • seltene Gesichtsneuralgien (z. B. Glossopharyngeusneuralgie, Erkrankungen der Kiefergelenke)
wiederholte, anfallsartige Kopfschmerzen	• intensiv, manchmal unerträglich • Unterschiedliche lange Schmerzepisoden werden durch schmerzfreie Intervalle abgelöst.	• Migräne • Cluster-Kopfschmerz • Hochdruckkrise, z. B. bei Phäochromozytom
chronische, meist diffuse Kopfschmerzen	• Schmerzen diffus, oft schon beim Erwachen • durch Alkohol, Schlafmangel, Wetterwechsel usw. auslösbar • Stunden oder Tage anhaltend	• Spannungskopfschmerz • Hypertonie • raumfordernde intrakranielle Prozesse (Tumor, Tumormetastasen) • posttraumatisch • Nikotin- oder Alkoholabusus • Polyzythämie • Urämie • Leberzirrhose • Hypoglykämie • Intoxikation (Blei, CO) • Pharmaka (Ovulationshemmer, Analgetika, Brom)

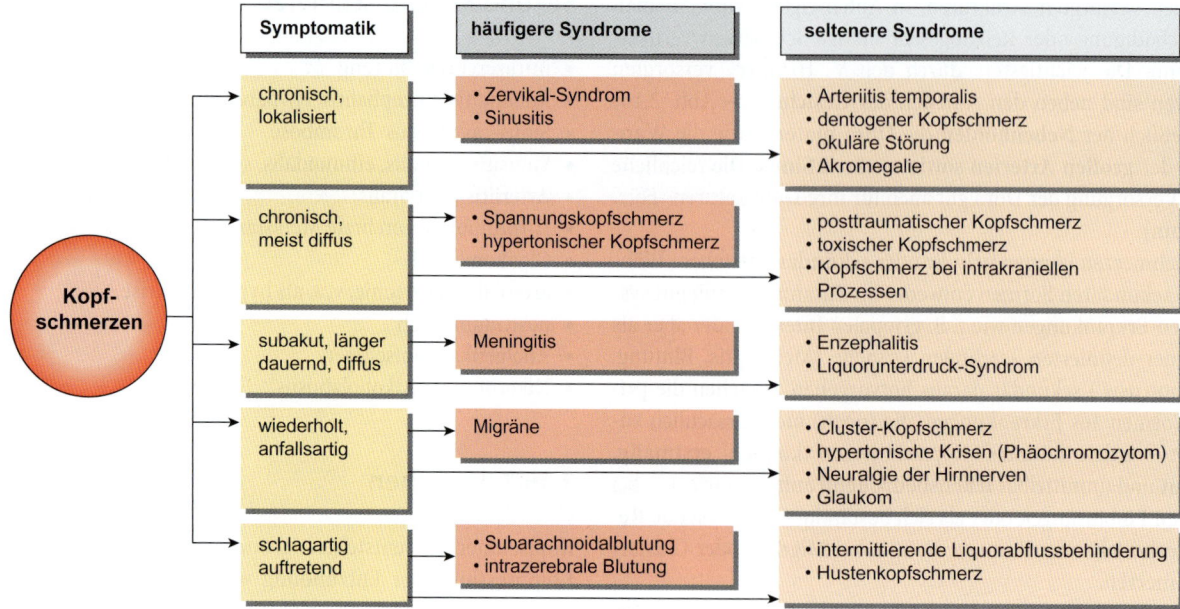

Abb. 2.11 Ursachen von Kopfschmerzen [L157]

Nacken und Schulter. Blockaden der Rippenwirbelgelenke betreffen neben der paravertebralen Muskulatur sehr ausgeprägt auch den Trapeziusrand. Die 5. Rippe kann darüber hinaus heftige Schläfenkopfschmerzen auf der betroffenen Seite auslösen. Speziell der Zusammenhang zwischen Blockaden der oberen und unteren Kopfgelenke mit resultierenden Kopfschmerzen wird inzwischen auch physiologisch bzw. biochemisch verstanden: Die Trigeminuskerne liegen in der Brücke (Pons), reichen jedoch mit kaudalen Ausläufern oder Verschaltungen bis zu den beiden obersten Segmenten des Halsmarks.

Nur vergleichsweise wenige Menschen leiden nicht wenigstens sporadisch unter Kopfschmerzen. Wetteränderungen, unzureichender Schlaf, die Nachwirkungen einer Feier, psychische oder physische Überlastungen, Bildschirmarbeit, Sauerstoffmangel in unzureichend belüfteten Räumen und weitere, zum menschlichen Alltag gehörende Umstände können zu Kopfschmerzen führen. Pauschaliert kann man das Symptom des Kopfschmerzes in Bezug auf mögliche Ursachen in akute, sich subakut entwickelnde und in chronische oder chronisch rezidivierende Schmerzen unterteilen (➤ Abb. 2.11, ➤ Tab. 2.21).

Akute Kopfschmerzen

Wesentliche Ursachen für Kopfschmerzen, die sich „aus heiterem Himmel heraus" innerhalb von Sekunden, Minuten, selten auch einmal über wenige Stunden entwickeln, sind:
- zerebrale **Einblutungen** nach **Verletzungen** oder beim Platzen eines vorbestehenden **Aneurysmas**
- die akute **Ischämie** im Rahmen eines **Schlaganfalls**, z. B. durch das Losreißen eines Thromboembolus aus dem linken Herzen

Subakute Kopfschmerzen

Der sich innerhalb weniger Stunden, selten einiger Tage entwickelnde Kopfschmerz kann durch
- ein **Subduralhämatom**,
- eine **Meningitis** oder **Enzephalitis**,
- eine **hypertone Krise**,
- **Hirndrucksteigerungen** im Rahmen eines Tumors,
- **Hirndruckminderungen** nach Lumbalpunktion,
- eine **Thrombose des Sinus cavernosus** oder durch weitere Mechanismen

entstehen. An eine **Sinus-cavernosus-Thrombose** wäre v. a. bei eitrigen Prozessen, z. B. einem Furunkel im Gesicht oberhalb des Mundes (ab der Oberlippe) zu denken. Solche Patienten trüben ein; im Bereich der Augen ist der Rückstau des Blutes als Ödem, konjunktivale Injektion, teilweise sogar als Exophthalmus zu erkennen.

Auch ein **Glaukomanfall** entwickelt sich subakut innerhalb von Stunden mit stärksten Schmerzen im Umfeld des betroffenen Auges. Begleitende Symptome sind konjunktivale Einblutungen, eine durch Druckschädigung des N. oculomotorius weite, lichtstarre, evtl. entrundete Pupille, ein steinharter Bulbus und Übelkeit mit Erbrechen. Vorboten des Anfalls bestehen in Sehstörungen (Nebelsehen, farbige Ringe) und einseitig erweiterter Pupille.

Chronische Kopfschmerzen

Der chronische oder chronisch rezidivierende Kopfschmerz hat eine große Anzahl möglicher Ursachen, von denen die wichtigsten bereits unter den primären und sekundären Kopfschmerzursachen (➤ Kap. 2.16.1) aufgelistet wurden.

2.16.3 Migräne

In der Mehrzahl der Fälle verläuft die Migräne mit ihren möglichen **Vorboten** (Aura mit Seh- und Sensibilitätsstörungen, Paresen oder Aphasie), ihrem **Schmerzcharakter** (einseitig, klopfend) und **Begleitsymptomen** (Übelkeit; Überempfindlichkeit gegenüber sensorischen Reizen; Schwindel; Durchfälle) sowie ihrer Dauer von einigen Stunden bis zu **maximal 1–2 Tagen** derart typisch, dass die Diagnose leicht gestellt werden kann. Auch Beginn und Ende der Attacken zum Zeitpunkt des **morgendlichen Erwachens** sowie **auslösende Faktoren** wie hormonale (Menses) oder psychische Faktoren (Disstress), Klimaveränderungen, grelles Licht, Schlafmangel, Hunger, Alkohol oder Nahrungsfaktoren wie z. B. Käse sind häufig klar definiert. Zahlreiche Patienten verspüren ein **Prodromalstadium** mit Reizbarkeit, Stuhlveränderungen, muskulärer Schwäche oder allgemeinem Unwohlsein. Insgesamt sind etwa 10 % der Bevölkerung betroffen – rund 5 % der Männer und 15 % der Frauen.

Einschränkend zur scheinbar eindeutigen Diagnose, die bei rund ⅔ der Migräne-Patienten getroffen werden kann, muss allerdings ergänzt werden, dass grundsätzlich jeder schwere Kopfschmerz als pulsierend beschrieben wird und mit Übelkeit einhergehen kann, während weniger schwere Schmerzen, auch wenn sie im Rahmen einer Migräne auftreten, unbestimmbar bleiben oder mit Attributen wie bandartig, eng, den ganzen Kopf betreffend belegt werden, was eher für den Spannungskopfschmerz typisch wäre. Das wichtigste Unterscheidungsmerkmal besteht, neben ihren Begleitsymptomen, in der **Verschlimmerung** der Migräne unter **körperlicher Belastung**, während sich ein Spannungskopfschmerz darunter bessert.

HINWEIS DES AUTORS
Es scheint also so zu sein, dass sich unterschiedliche Definitionen und Diagnosen von **Kopfschmerzen** hinsichtlich ihrer Ursache nicht unbedingt unterscheiden müssen. Dazu passt, dass sowohl Spannungskopfschmerz und Migräne als auch zahlreiche weitere, nicht klassifizierte Kopfschmerzarten mehrheitlich durch **Blockaden der HWS** ausgelöst werden können und durch chirotherapeutische Deblockierung zu heilen oder wesentlich zu lindern sind.

Nach heutiger Auffassung entsteht der Kopfschmerz der Migräne auf der Basis **kongenitaler Faktoren**, die zu einer **Störung** im System der **Neurotransmitter** (Serotonin, Dopamin) bzw. ihrer Rezeptoren in Hirnstamm und Thalamus führen. Als eigentlichen Migränegenerator verdächtigt man die **Trigeminuskerne** der Brücke, deren Fasern nach Umschaltung im Zwischenhirn die arteriellen Gefäße des Großhirns erreichen. Einer initialen Engstellung dieser Gefäße folgt die NO-vermittelte Erweiterung mit Mehrdurchblutung und Serumaustritt, gleichbedeutend mit einer aseptischen Entzündung der Gefäßumgebung unter Reizung der versorgenden Trigeminusfasern. Bei 10–15 % der Patienten führt eine Hemmung neuronaler Aktivitäten in der Großhirnrinde begleitend oder – v. a. bei älteren Patienten – isoliert als einziges Symptom zur Aura, während die Verschaltung der Kerne der Hirnnerven V und VIII im Hirnstamm Übelkeit und Schwindel zu erklären vermag. Hier liegt auch die Schnittstelle zu Störungen der Kopfgelenke, die in ihrer Projektion u. a. auf Trigeminuskerne und Vestibularorgan Schmerzen, Übelkeit und Schwindel auslösen, und bei kongenitaler Prädisposition zum Migräneanfall führen.

Deutlich seltener sind Migräne-Formen, die durch **Alkohol**, **Nahrungsmittelallergien** bzw. **Pseudoallergien** (Käse, Gewürze usw.) verursacht werden oder bei denen **Anämie**, **Geopathie**, **Disstress** oder weitere Faktoren das Geschehen bestimmen. Eine **Hypotonie** scheint begünstigend zu wirken. An einen **Zahnfokus**, Amalgam oder dessen „Steigerung", bei der die gleichzeitige Verwendung von Amalgam und Gold Spannungen im Voltbereich erzeugt, ist sowohl bei der Migräne als auch bei unspezifischen Kopfschmerzformen zu denken.

HINWEIS DES AUTORS
Nach Erfahrungen des Autors besteht eine wichtige Ursache der **Migräne** in einer **Blockade** der **Kopfgelenke** oder manchmal auch der **5. Rippe** (Hauptlokalisation des Schmerzes im Bereich der Schläfe). Man könnte zur Migräne und weiteren Kopfschmerzformen ganz allgemein formulieren, dass deutliche Verspannungen im Bereich von Nacken und Schultern des Patienten die Aufmerksamkeit auf Gelenkblockaden als Ursache des Schmerzes lenken sollten.
An 2. Stelle folgt die hormonelle Migräne, die trotz ihres Namens immer dann zur Ausheilung gelangt, wenn die **chronische Entzündung** im Bereich der weiblichen **Adnexe** (häufig auch vergesellschaftet mit Ovarialzysten) einschließlich der resultierenden Verwachsungen und Meridianstörungen (Blasenmeridian) erkannt und adäquat behandelt wird. Ursächlich ist hier also häufig nicht die Hormonstörung bzw. Hormonveränderung z. B. in der Mitte des Zyklus oder bei der allmonatlichen Menses, sondern die chronische Entzündung, die in diesen Zeiträumen hormonelle Veränderungen potenziert.
Es ist immer wieder auffallend, wie schnell eine chronisch rezidivierende Migräne verschwindet, wenn die Halswirbel deblockiert oder die Adnexitis ausgeheilt werden, ohne dass die Migräne selbst behandelt zu werden brauchte.

2.16.4 Cluster-Kopfschmerz

Der Cluster-Kopfschmerz betrifft etwa 0,1 % der Bevölkerung. Männer sind weit häufiger betroffen als Frauen, während andere Kopfschmerzformen beim weiblichen Geschlecht bevorzugt beobachtet werden. Die meisten Patienten (> 80 %) sind **Raucher**. **Alkohol**, **grelles Licht** und **Extremtemperaturen** können einen Anfall auslösen.

Der Cluster-Kopfschmerz besitzt eine so eindeutige Symptomatik, dass er kaum fehldiagnostiziert werden kann, auch wenn er manchmal wegen der Nasenbeteiligung mit einer Sinusitis verwechselt wird. Er ist stets **einseitig** lokalisiert und bezieht das gleichseitige **Auge** mit ein (**Tränen**, **Rötung**, **Ptosis** und **Miosis** als Teil des Horner-Syndroms). Die **Nase** ist **einseitig verstopft**, kann aber trotzdem „laufen". Die Anfälle treten täglich auf, oft mehrmals, gehäuft im Frühjahr oder Herbst, um nach meist 2–3-monatiger Dauer für die Zeit von 1–2 Jahren zu verschwinden, doch gibt es auch chronische Formen (20 %) ohne diese Periodizität.

Der Kopfschmerz beginnt ohne Vorwarnung **periorbital** oder (seltener) **temporal**. Er ist äußerst **heftig** („als ob ein glühendes Messer in Auge oder Schläfe getrieben würde") mit Erreichen des Maximums bereits nach wenigen Minuten (bei der Migräne erst nach Stunden), sein Beginn häufig **nachts** (etwa 2 Stunden nach dem Einschlafen), die Dauer auf **2 Stunden** (zumeist nur etwa

45 Minuten) terminiert. Die Patienten sind (im Gegensatz zur Migräne) **unruhig**, nach dem Anfall in der Regel erschöpft und depressiv. Von der Trigeminusneuralgie lässt sich der Cluster-Kopfschmerz alleine schon durch die Dauer der Episoden unterscheiden.

Die sensible Versorgung auch der Haut und Schleimhaut (z. B. Auge und Nase) des Gesichts durch den N. trigeminus erklärt die Symptomenkonstellation des Cluster-Kopfschmerzes. Zusätzlich kommt es hier reflektorisch zur Aktivierung des kranialen Parasympathikus, woraus Mehrdurchblutung mit zusätzlicher Sekretion und Anschwellen der Nasenschleimhaut der betroffenen Seite verständlich werden.

Übliche Analgetika besitzen keine ausreichende Wirkung, wenn man von **Sumatriptan** (für Migränepatienten entwickelt) absieht. Weitaus am besten hilft das Einatmen von **reinem O$_2$**. Interessant ist, dass ein **Lidocain-Nasenspray** häufig eine gute Wirksamkeit besitzt, woraus man eine Ursache-Wirkungs-Beziehung des Cluster-Kopfschmerzes aus der trigeminalen Reizung ableiten kann. Übliche, abschwellende Nasentropfen sind unwirksam. **Vorbeugend** hilft der Calciumantagonist **Verapamil**. Manchmal werden Glukokortikoide benötigt.

2.16.5 Spannungskopfschmerz

Der Spannungskopfschmerz ist die mit weitem Abstand führende Form eines Kopfschmerzes. Er beginnt in der weit überwiegenden Mehrzahl der Fälle **morgens** beim Erwachen und klingt dann im Lauf des Tages mehr oder weniger vollständig ab. Emotionale Faktoren, Nikotin- und Alkoholabusus können ihn nach allgemeiner Lehrmeinung auslösen oder zumindest verstärken. Nicht so selten ist er kombiniert mit **Schlafstörungen** und **Schwindel**.

Es handelt sich um einen **dumpf-drückenden** Schmerz, der **nuchal-okzipital** besonders ausgeprägt ist und von dort aus nach **parietal** oder **frontal** ausstrahlt. Beschrieben wird er z. B. als „Band, das um den Kopf gewickelt ist" bzw. als Gefühl, „als ob der Kopf in einem Schraubstock stecke", doch ist er häufig auch einseitig betont. **Begleiterscheinungen** wie Übelkeit, Triggerung durch sensorische Reize oder körperliche Aktivitäten oder auch der pulsierende Charakter weiterer Kopfschmerzarten **fehlen** im Allgemeinen, was differenzialdiagnostisch bedeutsam ist und auf die Ursache weist. Dies gilt besonders für die Schmerzverstärkung in der Ruhe und der wesentlichen **Besserung** bei **Bewegung** bzw. unter körperlicher Belastung. Lediglich bei Mitbeteiligung der Kopfgelenke kann es auch einmal zu begleitender Übelkeit bzw. deren zusätzlichen Symptomen wie z. B. Schwindel kommen. Die typische Lokalisation der Schmerzen und ihre Besserung bei Bewegung können der schnellen Abgrenzung von Kopfschmerzen bei Nikotin- oder Alkoholabusus dienen.

HINWEIS DES AUTORS
Der Spannungskopfschmerz hat als einzige erwähnenswerte Ursache **Blockaden** im Bereich von HWS und oberer BWS, eventuell verbunden mit bzw. verstärkt durch eine **Geopathie**. **Stress** wirkt als Verstärkungsfaktor, weil blockierungsbedingte Myogelosen hierunter weiter verhärten. Bedingt durch die Geopathie sind die Blockaden häufig chirotherapeutisch nur schwer zu lösen oder sie rezidivieren in kurzen Abständen, doch dient die wenigstens vorübergehende Schmerzfreiheit dazu, dem Patienten die Zusammenhänge aufzuzeigen und diesbezügliche Hilfestellungen (einschließlich Schlafplatzsanierung) anzubieten.

Die Betroffenen unterliegen nicht so selten einem **Analgetikaabusus** und landen, weil keine ursächliche Diagnose gestellt werden kann, in der psychosomatischen Schublade der Medizin. Verstärkt wird die Symptomatik teilweise dadurch, dass der Analgetikaabusus ebenfalls wiederum zu Kopfschmerzen führen bzw. dieselben verschlimmern kann, was v. a. für Ergotamin-Präparate, aber teilweise auch für die Gruppe der NSAR gilt (**Analgetika-Kopfschmerz**).

Der Spannungskopfschmerz geht in etlichen Fällen in eine einfache **Migräne** über bzw. besteht **abwechselnd** damit bei demselben Patienten. Bei den Betroffenen helfen dann häufig Triptane, die beim reinen Spannungskopfschmerz unwirksam sind. Eine klare Unterscheidung zwischen beiden Formen ist allerdings in etlichen Fällen nicht zu treffen. Dies unterstreicht, dass Ursachen (HWS-Blockaden) wie Mechanismen nicht weit auseinander liegen können.

2.16.6 Arteriitis temporalis

Die Arteriitis temporalis (= Horton-Krankheit) verursacht einen chronischen Kopfschmerz im Bereich der **Schläfen** (ein- oder beidseitig), doch können auch andere Bereiche des Kopfes betroffen sein. Der Schmerz ist **nachts** am schlimmsten. Er wird als **dumpf** und beeinträchtigend beschrieben. Die **A. temporalis** zeigt sich **verdickt** und **geschlängelt**, teilweise **gerötet** (➤ Abb. 2.12).

Betroffen sind überwiegend ältere Menschen ab etwa 60 Jahren, Frauen häufiger als Männer. Da es sich um eine Autoimmunerkrankung handelt, die häufig neben der A. temporalis auch weitere Folgegefäße der A. carotis communis bzw. sogar periphere Gefäße betreffen kann, sieht man bei den Patienten neben dem Schläfenkopfschmerz die Allgemeinsymptome aller Autoimmunkrankheiten einschließlich **Temperaturerhöhung** und **Gewichtsabnahme**, sowie – als Hauptgefahren – einen **Schlaganfall** oder einen Befall der A. ophtalmica mit **Sehstörungen** bis hin zur **Blindheit**. Begleitend besteht häufig eine **Polymyalgia rheumatica** mit muskulärem Hartspann in Schulter- und Beckengürtel.

HINWEIS DES AUTORS
Es sei daran erinnert, dass die mit weitem Abstand häufigste Ursache für den Schläfenkopfschmerz in einer Blockade der gleichseitigen 5. Rippe besteht (➤ Fach Bewegungsapparat). Bestehen diagnostische Unsicherheiten, lässt sich die Horton-Krankheit bereits durch eine unauffällige BSG ausschließen.

2.16.7 Trigeminusneuralgie

Von der Trigeminusneuralgie werden wiederum Frauen häufiger befallen als Männer. Die Schmerzlokalisation entspricht dem Versorgungsgebiet des Nervs (➤ Abb. 2.10). Zumeist sind es die Äste V_2 (N. maxillaris) und V_3 (N. mandibularis). Die **heftigen**, **einseitigen**, hochakut einschießenden Schmerzen erinnern auch deshalb an einen

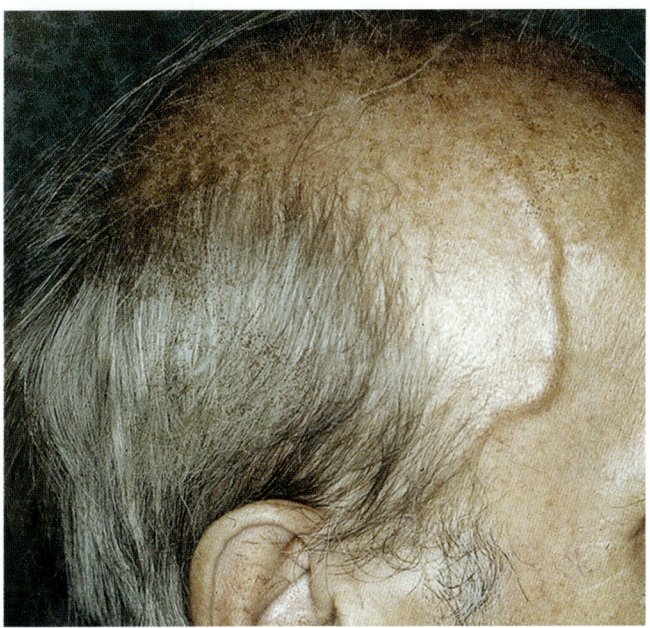

Abb. 2.12 Arteriitis temporalis [R246]

Cluster-Kopfschmerz, weil sie mit **Augentränen** verbunden sein können, doch dauern sie im Gegensatz zu diesem nur **Sekunden**.

Ursächlich existieren eine große Anzahl triggernder Faktoren bis hin zum **Hirntumor**. Besonders häufige Auslöser sind pathologische Veränderungen im Bereich der **Zähne**. Für diesen Mechanismus würde die Schmerzentstehung beim Essen sprechen, doch kämen dafür auch Veränderungen des **Kiefergelenks** oder eine Neuralgie des **N. glossopharyngeus** in Frage. Auch der Schmerz der Arteriitis temporalis kann durch **Kauen** provoziert werden. Das **Nasopharynxkarzinom** verursacht ebenfalls Gesichtsschmerzen, wobei diese allerdings überwiegend anhaltend und schlecht lokalisierbar imponieren.

2.16.8 Posttraumatische Kopfschmerzen

Posttraumatische Kopfschmerzen, z. B. nach einem Schleudertrauma oder einem Schädel-Hirn-Trauma, wurden lange Jahre in die Psyche des Patienten gelagert, weil man mittels apparativer Diagnostik keine Ursache findet. Häufig wurde davon ausgegangen, dass der Patient die Schmerzen aus anderen Gründen vortäusche (Schmerzensgeld, vorzeitige Berentung, familiärer Krankheitsgewinn usw.). Diese Zuordnungen lassen sich heute nicht mehr aufrechterhalten.

Grundsätzlich lassen sich 2 Ursachen für Kopfschmerzen festmachen, die nicht so selten Monate oder auch Jahre nach dem Ereignis fortbestehen oder zumindest eine Anfälligkeit gegenüber Ereignissen wie Wetterwechsel, Disstress o. ä. bedingen:

- Ein Schleudertrauma kann zu **Einrissen** im Bereich von HWS-Strukturen wie Zwischenwirbelscheiben, Bändern oder Kapselapparaten führen, die nur langsam heilen und im Röntgenbild nicht zu sehen sind.
- Gerade bei Schädel-Hirn-Trauma und Schleudertrauma entstehen häufig **Blockaden**, die nach wie vor allergrößte Probleme hinsichtlich ihrer Diagnosestellung bereiten. Wer aber weder weiß, was HWS-Blockaden anrichten können, noch imstande ist, sie überhaupt zu erkennen, der wird bei der Ursachenforschung nicht fündig werden können.

Es sei daran erinnert, dass im Bereich der unteren HWS (C5/6, C6/7) zwar relativ zur LWS nur selten **Bandscheibenvorfälle** entstehen, diese aber dann häufig durch Mechanismen, wie sie beim Schleudertrauma vorliegen. Einen Vorfall sieht man nicht im Röntgenbild, sondern nur in CT oder Kernspin. Man sollte die Patienten bei entsprechendem Verdacht nach der durchgeführten Diagnostik befragen.

Ein Schädel-Hirn-Trauma oder auch nur eine schwere Schädelprellung ohne Bewusstseinsverlust kann die relativ weiche Hirnmasse nicht unbeteiligt lassen. Daneben scheint durch die Erschütterung die **Neurotransmission** in Teilen des Gehirns gestört, wobei diese Veränderungen typischerweise **verzögert regenerieren**.

2.16.9 Hirntumoren

Nur etwa ⅓ der Patienten mit Hirntumoren leidet unter deutlichen Kopfschmerzen. Der Schmerz wird als **dumpf** und **tiefsitzend** beschrieben. Begleitend stehen hier häufig weitere Symptome wie **Übelkeit** mit **Erbrechen** (nüchtern, schwallartig), **Wesensänderungen** oder Zeichen des **Hirndrucks** mit Sehstörungen im Vordergrund. Typisch ist bei derartigen Kopfschmerzen ein **intermittierendes Auftreten** und, in 10 % der Fälle, das schmerzbedingte **Erwachen aus dem nächtlichen Schlaf**. Übelkeit und Erbrechen treten häufig auch als Vorboten vor dem Schmerzbeginn auf. Besonders gilt dies für Tumoren der hinteren Schädelgrube. Bei Tumoren der vorderen Schädelgrube (Stirnlappen) stellen häufig Wesensveränderungen ein frühes Symptom dar.

ACHTUNG
Bei Patienten mit bekanntem peripherem Malignom müssen neu auftretende Kopfschmerzen den Verdacht auf zerebrale Metastasen lenken.

2.16.10 Kopfschmerzanamnese

Eine Kopfschmerzanamnese könnte in etwa folgendermaßen aussehen:
- **wo:** genaue Lokalisation, immer die gleiche Stelle oder wechselnd
- **seit wann:** Abstände regelmäßig oder unregelmäßig – z. B. Zyklusabhängigkeit bei Frauen, bei Wetterwechsel
- **wie oft:** täglich, 1-mal in der Woche, 1-mal im Monat
- **Schmerzbeginn:** nachts, beim morgendlichen Erwachen, zu anderen Zeiten
- **tageszeitlicher Verlauf, wie lange** anhaltend: Minuten, Stunden, Tage, periodisch
- **Schmerzcharakter:** ziehend, stechend, dumpf, drückend, pulsierend, nicht gut zu beschreiben; Maximum plötzlich innerhalb von Sekunden oder Minuten oder allmählich zunehmend über Stunden oder Tage

- **Begleitsymptome:** Übelkeit, Empfindlichkeit gegenüber Gerüchen, Geräuschen oder Licht, begleitende Angst, Tachykardie, Fieber, Schwitzen, Durchfälle, Müdigkeit, Gewichtsabnahme
- **Begleiterkrankungen:** chronische (bakterielle) Rhinitis oder Sinusitis, Insomnie, Hypermenorrhö oder Polymenorrhö bei Frauen, Hypertonie oder Hypotonie, Schwindel, bekannte Allergien (IgE-Serumspiegel?); Diabetes mellitus, Hypoglykämien, Anämie, Gedächtnis, Gehör, Tinnitus, Sehschwäche
- **Beginn** im Anschluss an eine Operation, einen Unfall mit Schädelprellung oder Schleudertrauma, nach einem Infekt, einem Wohnungswechsel, der Geburt eines Kindes, Partnerwechsel, Berufswechsel oder neuer Brille
- **Bedingungen** am Arbeitsplatz bzw. in der Familie: Lärm, Hitze, schlechte Luft, PC
- offensichtliche **Vorboten** bzw. **Auslöser:** Augensymptome, Übelkeit, Stress, Aufnahme bestimmter Nahrungsmittel, Wohnen an Hauptverkehrsstraße oder im Grünen
- **Ausstrahlung** wohin bzw. von wo, Nervenaustrittspunkte, Zähne, Amalgam, Rückenschmerzen
- **familiäre Kopfschmerzanamnese**

ACHTUNG

Wesentlich ist die Differenzierung eines „gutartigen" Schmerzes von einem „bösartigen" durch z. B. Tumor oder Blutung. Bei erstmals auftretenden Kopfschmerzen sind demnach CT oder MRT, evtl. auch ergänzende Laboruntersuchungen zu veranlassen.
Alarmzeichen bei Kopfschmerzen sind:
- begleitende Wesensänderungen
- begleitende Übelkeit oder Erbrechen
- Bewusstseinstrübung
- Meningismus
- Horner-Syndrom
- Hirnnerven- und andere fokale Ausfälle
- akute Hypertonie und/oder Bradykardie
- Sehstörungen, Mydriasis

2.17 Schwindel

2.17.1 Definition

Der Begriff des Schwindels wird vom Patienten für sehr verschiedenartige Zustände benutzt:
- Schwarzwerden vor den Augen
- Sehstörungen, z. B. Verschwommensehen
- Benommenheit, Unsicherheit, Schwäche
- Schwanken, Gangstörungen, Fallneigung
- Bewegungshalluzinationen
- Orientierungsschwierigkeiten, geistige Verwirrtheit
- Beim sog. Liftschwindel entsteht ein Gefühl des Hochgehobenwerdens bzw. des in den Boden Versinkens.

MERKE

Es sollte im Einzelfall immer nachgefragt werden, was genau gemeint ist, wenn der Patient über Schwindel klagt.

Schwindel ist keine eigenständige Krankheit, sondern lediglich ein Symptom, das zu den verschiedenartigsten Erkrankungen gehören kann. Er erfordert deshalb zumeist umfangreiche differenzialdiagnostische Überlegungen und Untersuchungen, die allerdings im medizinischen Alltag nicht immer zu einer klaren diagnostischen Aussage führen.

Insgesamt **3 sensorische Systeme** informieren, sich gegenseitig ergänzend, über die räumliche **Position** von **Kopf** und **Restorganismus** (> Abb. 2.13): Dies ist das **visuelle System** mit Beginn am Augenhintergrund und Projektion über Strukturen des Zwischenhirns bis zur Sehrinde im Hinterhauptlappen. Das **Vestibularorgan** des Innenohrs informiert auch bei geschlossenen Augen über die Position des Kopfes und erfasst gleichzeitig Beschleunigungen. Schließlich wird die Peripherie über **Propriozeptoren** in Haut, Muskeln und Sehnen sowie Gelenkkapseln sensibel erfasst und zerebral abgebildet.

Schwindel (Vertigo) tritt immer dann auf, wenn in einem der 3 Systeme eine **physiologische Stimulation** oder eine **pathologische Dysfunktion** zustande kommt, die durch die beiden anderen Systeme **nicht bestätigt** bzw., falls pathologisch, **nicht kompensiert** werden kann. Schwindel entsteht also auch bei völlig Gesunden, wenn sich die Systeme in ihrer Verarbeitung von Reizen bzw. deren Ergebnis nicht einig sind. Insoweit kann man einen **pathologischen** von einem **physiologischen** Schwindel unterscheiden.

Die Hauptursache einer pathologischen Vertigo ist, nach üblicher Lehrmeinung, eine **Fehlfunktion im Vestibularorgan**. Formal abzugrenzen von der Verursachung im Vestibularapparat des Innenohrs (peripherer Schwindel) sind die Vestibulariskerne des Hirnstamms (zentraler Schwindel). Die Halluzination einer Eigen- oder Umgebungsbewegung wird zumeist als **Drehen**, seltener als **Schwanken** empfunden. Begleitet wird der Schwindel nicht so selten von **Übelkeit** und **Nystagmus**, eventuell sogar einer **Gangataxie**, die aus der Verschaltung der Vestibulariskerne mit dem Zerebellum verstanden werden kann.

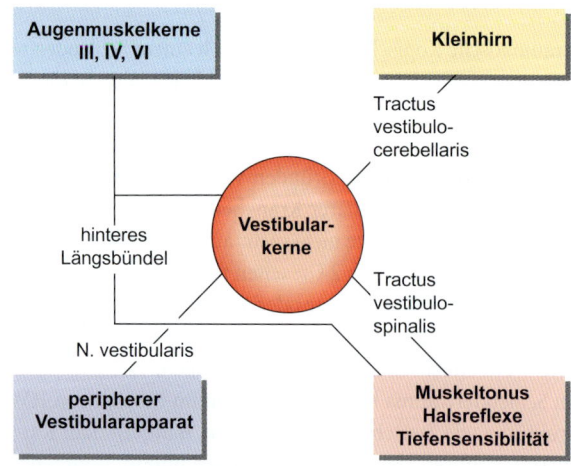

Abb. 2.13 Verschaltung von visuellem System, Vestibularorgan und Propriozeptoren [L157]

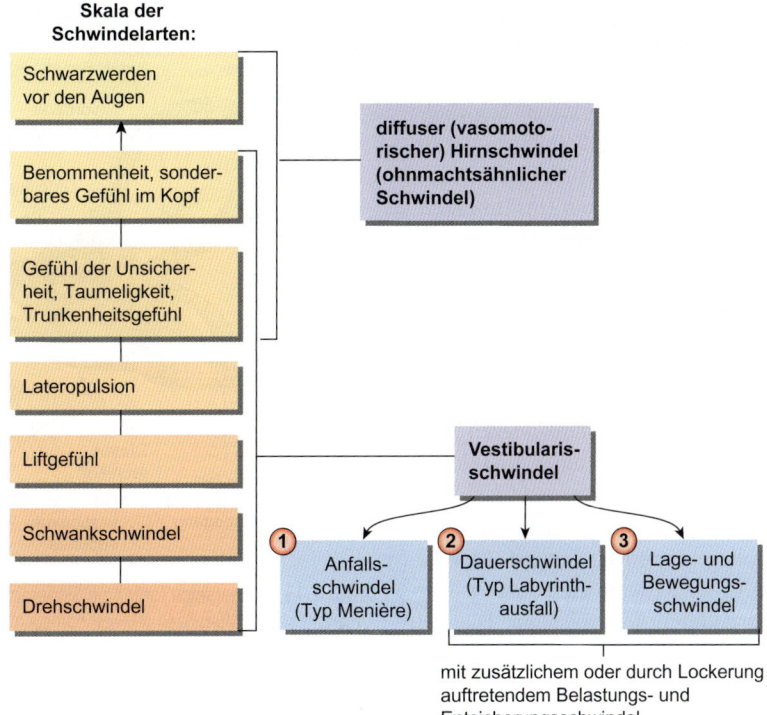

Abb. 2.14 Arten von Schwindel [L157]

2.17.2 Systematik

Es existieren unterschiedliche Einteilungsvarianten des Schwindels. Nach Ursachen und Symptomen kann man ihn in folgende Bereiche untergliedern:
- **Allgemeinschwindel**
- **kortikaler** Schwindel
- **vestibulärer** Schwindel (zentral oder peripher)
- **zerebellärer** Schwindel
- **okulärer** bzw. visueller Schwindel
- Kinetosen (z. B. Seekrankheit) als **physiologischer** Schwindel

Nach einer anderen Einteilung lässt sich der Schwindel in die beiden Bereiche der **Schwäche** (als Vorstufe einer Ohnmacht) und der **Vertigo**, den eigentlichen Schwindel, unterscheiden, wobei mit Vertigo die Halluzination einer Eigen- oder Umgebungsbewegung gemeint ist. Weitere, in der Medizin benutzte Termini sind **systematischer** Schwindel für den eigentlichen Schwindel (Vertigo) und **asystematischer** Schwindel für die Schwäche. Die wesentlichen Symptome und ihre Zuordnung ergeben sich aus ➤ Abb. 2.14, wobei deutlich wird, dass sich Symptome und Ursachen teilweise überschneiden.

2.17.3 Schwäche

Die Ursache einer Ohnmacht bzw. kurzfristigen Bewusstlosigkeit (**Synkope** ➤ Kap. 2.19) ist in der Regel eine **zerebrale Ischämie**, v. a. in ihrer Auswirkung auf die Formatio reticularis des Hirnstamms. Eine Ischämie, die noch nicht ausreicht, um eine Bewusstlosigkeit zu erzeugen, verursacht ein Gefühl der Schwäche, das man auch mit dem Attribut des **Allgemeinschwindels** oder **asystematischen Schwindels** belegen könnte.

Die hierbei entstehenden, das Gefühl der Schwäche begleitenden Symptome bestehen in **Benommenheit**, **getrübtem Sehen** bzw. **Schwarzwerden vor den Augen**, **Schweregefühl** in den Beinen bis hin zum **Schwanken** bzw. **Taumeln** sowie – als Sympathikusreaktion – **Tachykardie** und **Schwitzen**. Die Schwäche geht dann entweder in eine Ohnmacht über oder sie verschwindet, z. B. durch Einnehmen einer liegenden Position.

Ursachen

Wesentliche Ursachen der zerebralen Ischämie sind:
- **kardiale Insuffizienz**
- **Gefäßstenosierungen**
- eine ausgeprägte **Hypotonie** mit **orthostatischer Dysregulation**
- kardiale Arrhythmie
- Angstzustände mit oder ohne Hyperventilation
- Anämie
- Formen der Epilepsie (Absencen)
- Karotissinus-Syndrom (➤ Kap. 2.19)

2.17.4 Physiologischer Schwindel

Physiologischer Schwindel entsteht bei **Unstimmigkeiten** der **3 Systeme untereinander**, aber auch bei **ungewöhnlichen Kopfbewegungen** oder **Positionen** zwischen Kopf und Hals. Letztere entsteht z. B. beim Streichen einer Zimmerdecke. Zu ungewöhnlichen Bewegungen kommt es bei Schiffsfahrten oder beim andauernden Drehen im Kreis.

Unstimmigkeiten zwischen den Systemen erklären Schwindel und **Übelkeit**, die beim Autofahren, bei der Seekrankheit oder bei Astronauten in der Schwerelosigkeit entstehen. Auch im Kino, z. B. bei Autoverfolgungsjagden, kann es aufgrund von Unstimmigkeiten mit dem visuellen Erleben zu Schwindel kommen. Die Sensibilität gegenüber derartigen Diskrepanzen unter den 3 Systemen ist nicht bei allen Menschen im gleichen Umfang ausgeprägt. Während es altgediente Seeleute gibt, die in den ersten Tagen einer jeden Schiffsreise immer aufs Neue heftigste Symptome zeigen, gibt es „Landratten", denen dies noch nicht einmal bei der allerersten Fahrt widerfährt. Es scheint möglich, dass diese individuellen Empfindlichkeiten von zusätzlichen Reizen, z. B. aus einer Atlasblockade, getriggert bzw. verstärkt werden.

Unstimmigkeiten der 3 Systeme mit resultierendem Schwindel bzw. Übelkeit werden in aller Regel innerhalb weniger Tage dadurch ausgeglichen, dass zwei dieser Systeme die Führung übernehmen und die Abweichung dadurch kompensieren. Dies gilt auch für pathologische Störungen eines Systems.

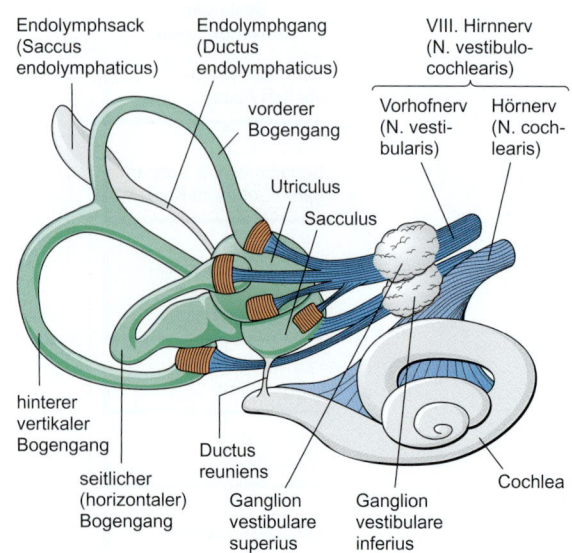

Abb. 2.15 Bogengänge (grün) mit Sinnesepithel (otolithischer Apparat; rot) im Innenohr sowie Afferenzen (N. vestibulocochlearis; blau) [L106]

2.17.5 Pathologischer Schwindel (Vertigo)

Störungen im **propriozeptiven System** führen nicht zu Schwindel, sondern zu **Parästhesien**, **Lähmungen** oder einer **Ataxie**. Bei einer peripheren Neuropathie oder muskulären Erkrankungen bedarf es zusätzlicher Faktoren, um das Gefühl eines Schwindels entstehen zu lassen. Bei **pathologischen Schwindelzuständen** ist demnach an das **visuelle System**, den **Vestibularapparat** im Innenohr sowie an die **Verschaltungen der Vestibulariskerne** des Hirnstamms zu denken. Eine direkte Schädigung des N. vestibularis, z. B. durch einen Tumor (Akustikusneurinom), entwickelt sich in aller Regel so langsam und unterschwellig, dass zwar Tinnitus und Hörverlust entstehen, aber wegen der rechtzeitig einsetzenden Kompensation kein deutlich bemerkbarer Schwindel.

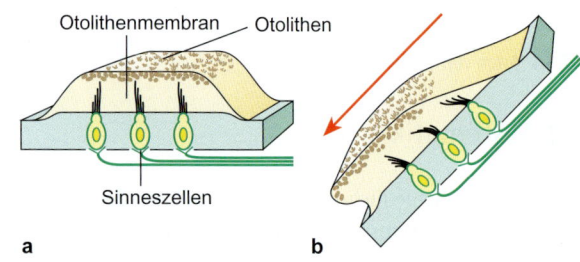

Abb. 2.16 Schema der Haarzellen mit Stereozilien und aufliegenden Otolithen (Statoconien) aus Calciumcarbonat. Die Schwerkraft verschiebt die Otolithenmembran gegen die Stereozilien. [L106]

Visuelles System

Pathologischer Schwindel aus dem visuellen System entsteht beispielsweise durch eine neue oder schlecht angepasste **Brille** oder durch eine **Augenmuskelparese** mit dem Auftreten von Doppelbildern. Derartige Schwindelzustände werden in der Regel sehr schnell, innerhalb von Stunden oder wenigen Tagen durch die beiden anderen Systeme kompensiert.

Vestibularapparat

Das vestibuläre System im knöchernen Labyrinth des Innenohrs besteht aus den 3 halbkreisförmigen, senkrecht aufeinander stehenden Bogengängen und dem otolithischen Apparat (Utriculus und Sacculus) (➤ Abb. 2.15, ➤ Abb. 2.16). Die **Bogengänge** registrieren Winkelbeschleunigungen, also **Drehbewegungen**. Die **Otolithen** nehmen **lineare, geradlinige Bewegungen** sowie **statische Anziehungskräfte** der Erde (Schwerkraft) auf, wodurch auch die Lage des Kopfes im Raum vermittelt wird.

Der VIII. Hirnnerv, **N. vestibulocochlearis**, leitet die Impulse aus dem Gleichgewichtsorgan zu den vestibulären Kernen im Hirnstamm, wo sie verarbeitet werden. Von dort aus gehen in der Folge Impulse an die **Kerne der Hirnnerven III** (N. oculomotorius), **IV** (N. trochlearis) und **VI** (N. abducens), die die Funktion der Augen steuern, ans **Großhirn**, **Kleinhirn** sowie ans **obere Halsmark**. Weitere Verschaltungen, v. a. aber die Projektionen der Vestibulariskerne auf die Nerven der äußeren Augenmuskulatur, bewirken bei einer vestibulären Fehlfunktion die Entstehung eines Nystagmus, also Oszillationsbewegungen der Augen. Die Projektion der Vestibulariskerne zum Halsmark hat Bedeutung für die Erkennung und Überwachung der Körperhaltung; diejenigen zur Großhirnrinde, die über den Thalamus laufen und hier moduliert werden, dienen hauptsächlich dem Bewusstwerden von Haltung und Bewegungen des Kopfes.

Für den medizinischen Alltag ganz besonders wichtig ist die Tatsache, dass es sich bei den vielfältigen Projektionen, u. a. aufs obere

Halsmark, um keine Einbahnstraßen handelt: Störungen im Bereich des **Atlas** (in aller Regel Blockaden) sind sehr wahrscheinlich die mit weitem Abstand führende Ursache für **rezidivierende Schwindelzustände**, häufig vergesellschaftet mit **Tinnitus** oder sogar **Hörsturz**, einem Gefühl der **Unsicherheit** oder **Übelkeit** bis hin zum Eindruck, „**neben sich zu stehen**" bzw. „**nicht mehr klar denken zu können**". Nach der chirotherapeutischen Deblockierung wird dann von den betroffenen Patienten nicht nur über die Beseitigung von Kopfschmerz, Schwindel oder Tinnitus, sondern auch voller Erstaunen darüber berichtet, wie klar man plötzlich denken könne bzw. von dem Gefühl, es sei ihnen „ein Vorhang oder Schleier entfernt worden". Ursachen sind Verschaltungen der obersten Wirbelsäulengelenke mit zahlreichen Zentren, u. a. eben auch mit dem Innenohr, zusätzlich eine Beeinflussung der Durchblutung der A. vertebralis, woraus Ischämien sowohl im Bereich von Innenohr und Hirnstamm als auch in der okzipitalen Sehrinde oder im Kleinhirn entstehen können.

Ursachen

Angeschuldigte Ursachen einer einseitigen Funktionsstörung des Labyrinths sind **Infektionen** (evtl. Rezidive einer Herpes-simplex-Infektion, vergleichbar einem rezidivierenden Herpes labialis), **Trauma** und **Mangeldurchblutung** (Ischämie). Als unspezifische Umschreibung wird hierfür die Diagnose einer **akuten Labyrinthitis** benutzt. Da man hinsichtlich der angeführten Ursachen in den allermeisten Fällen dann doch nicht fündig wird, wurde die sehr allgemeine Diagnose einer **peripheren Vestibulopathie** eingeführt. Hieraus erhellt sich der Umstand, dass die klare medizinische Aussage hinsichtlich der häufigsten Ursache eines Schwindels so klar nicht sein kann, denn sie geht über eine verschwommene Vermutung, die sich v. a. gerade durch das Fehlen der angeschuldigten Zusammenhänge auszeichnet, überhaupt nicht hinaus.

Man kann also ohne weiteres und unwidersprochen behaupten, dass die Medizin von der wesentlichen Ursache eines Schwindels nur sehr nebulöse Vorstellungen hat. Ersatzweise, und dem Zeitgeist angemessen, neigt man heute dazu, v. a. den **Schwankschwindel** (Liftschwindel) der Psyche des Patienten, also **unverarbeiteten Ängsten** und **seelischen Problemen** zuzuordnen.

Andererseits gibt es durchaus auch Formen eines Schwindels, die man unter dem Begriff des **psychogenen Schwindels** einordnen kann. Möglich ist dies z. B. begleitend zu **Panikattacken** oder, meist als Schwankschwindel, bei konkreten **Angstzuständen** wie bei Höhenangst oder Angst vor Menschenansammlungen. Beim psychogenen Schwindel fehlt ein pathologischer Nystagmus, doch ist der Umkehrschluss nicht zulässig, denn der oft sehr ausgeprägte Schwindel einer Atlasblockade geht eben mehrheitlich auch ohne Nystagmus einher. Man sollte also die fassbaren Ursachen eines Schwankschwindels nicht in einen Topf mit (durch den Therapeuten der Einfachheit halber) vermuteten unverarbeiteten Ängsten stecken, denn diese findet man bei gründlicher Suche bei jedem Menschen. Im Ergebnis hat man dann praktischerweise bei jeglicher Störung auch gleich die „passende Diagnose" zur Hand und übersieht dabei die eigentliche Ursache der Blockade.

Morbus Menière

Besser definiert als die „periphere Vestibulopathie" ist der Morbus Menière, der aus einer wechselnden Kombination aus **Drehschwindelattacken**, **Übelkeit**, **Tinnitus** und fortschreitender, **einseitiger Schwerhörigkeit**, meist im Tieftonbereich, besteht. Die Schwindelattacken dauern beim Morbus Menière in der Regel zwischen 30 Minuten und einigen Stunden.

Vermutete Ursache ist eine **Druckerhöhung** der endolymphatischen Flüssigkeit durch Störung ihrer Rückresorption (**endolymphatischer Hydrops**), die zur Schädigung der vestibulären und cochleären Haarzellen führt. Begleitet werden die Attacken häufig von **Nystagmus** und erheblichen **Angstzuständen**.

Auch die Symptome der Menière-Krankheit stimmen auffallend genau mit den **Symptomen der Atlasblockade** überein. Dieser Zusammenhang gewinnt v. a. deswegen an Gewicht, weil die überwiegende Mehrzahl der Erkrankungen idiopathisch, also ohne nachweisbare Ursachen einer Druckerhöhung wie z. B. als Folge von Infektionen, Traumata, Autoimmunerkrankungen oder Tumoren entsteht. Die beste Abgrenzung erfolgt durch den Nystagmus, der sowohl beim Morbus Menière wie auch bei anderen organischen Störungen, zumindest nach Provokation, immer vorhanden ist, während er bei der Atlasstörung zumindest nicht regelhaft beobachtet wird. Das Problem, das sich dabei stellt, besteht darin, dass aus der Unkenntnis der häufigen Atlasblockaden und ihren möglichen Folgen heraus diese wichtige Differenzialdiagnose gar nicht erst erwogen wird, mithin auch keine Nystagmusprovokation versucht wird.

Dauerschwindel

Dem paroxysmalen Schwindel des Morbus Menière lässt sich der Dauerschwindel gegenüberstellen, der durch den **akuten Ausfall des Labyrinths** zustande kommt und dann über Tage bis zu etwa 2 Wochen bestehen bleibt. Typischerweise entsteht hierbei auch eine **Fallneigung** zur **Seite der Erkrankung**. Bei dem besonders häufigen **Drehschwindel** wird die Bewegung in **Richtung der gesunden Seite** wahrgenommen.

Dauerschwindel kann auch als zentraler Schwindel bei **Läsionen** im Bereich der **Vestibulariskerne** entstehen – z. B. bei Multipler Sklerose, nach Infarkten, Intoxikationen (einschließlich Alkohol) oder Tumoren. Meist steht hierbei allerdings ein ausgeprägter **Nystagmus** im Vordergrund, während der Schwindel kompensiert ist und höchstens vorübergehend in Erscheinung tritt.

Lageschwindel

Der Lageschwindel tritt nur bei für den jeweiligen Patienten **typischen Haltungen** oder Lagerungen des Kopfes auf, besonders häufig bei Rechts- oder Linksseitenlage im Bett. Im Gegensatz zum Lagerungsschwindel entsteht der Lageschwindel nicht sofort, sondern erst nach einer **Latenzzeit** zwischen etwa 5 und 30 Sekunden, um dann allmählich wieder abzuklingen. Er wird stets von **Nystagmus** begleitet.

Ursache ist eine (angeschuldigte) **Läsion** oder Intoxikation im Bereich von **Hirnstamm** (Vestibulariskerne) oder **Kleinhirn**, weshalb man den Lageschwindel auch als **zentralen Schwindel** bezeichnet, doch wird in den allermeisten Fällen keine Ursache gefunden. Nach Wochen bis wenigen Monaten klingen die Symptome von alleine wieder ab.

Lagerungsschwindel

Als Ursache für den Lagerungsschwindel wird eine Störung im Bereich des peripheren (z. B. Otolithenfunktion) oder zentralen **Vestibularorgans** angenommen. Besonders häufig sollen sich Otolithen oder auch einzelne Bruchstücke aus ihrer angestammten Gallertschicht lösen (beispielsweise im Rahmen eines Traumas) und in den hinteren Bogengang gelangen, wo sie dem Gehirn dann Drehbeschleunigungen vorgaukeln. Durch gezielte, schnelle Drehbewegungen des Patienten-Oberkörpers (Lagerungsmanöver) kann der Erfahrene das Steinchen wieder aus dem betroffenen Bogengang herausschleudern. Häufig klingen die Beschwerden jedoch nach Wochen oder wenigen Monaten von selbst ab.

Der Lagerungsschwindel beginnt nahezu **ohne Latenzzeit** bei Bewegungen des Kopfes, sodass die Patienten dazu neigen, den **Kopf still zu halten**. Dies gilt letztendlich für jede Form eines vestibulären Schwindels. Sobald die Otolithen im Anschluss an die Bewegung wieder zur Ruhe kommen (nach längstens 30 Sekunden), ist die Schwindelattacke vorbei. Auch der Lagerungsschwindel wird regelmäßig von **Nystagmus**, teilweise auch von **Übelkeit** und **Erbrechen** begleitet.

MERKE
Es handelt sich offiziell um die häufigste Unterform eines pathologischen Schwindels.

2.17.6 Formen und Ursachen des pathologischen Schwindels

Allgemeiner = asystematischer Schwindel = Schwäche

Unsicherheit, Schwarzwerden vor den Augen, Benommenheit, Taumeln, Schweregefühl
- ischämisch (kardial, arteriosklerotisch, hypoton)
- psychisch (Angst, Hyperventilation)
- Hypoglykämie
- Anämie
- Karotissinus-Syndrom
- nach Schädel-Hirn-Trauma
- Atlasblockade

Systematischer Schwindel

Anfallsweiser oder andauernder oder lageabhängiger Dreh-, Schwank- oder Liftschwindel – häufig begleitet von Fallneigung, Gangataxie, Nystagmus, Übelkeit, Tinnitus, Hörverschlechterung
- Schlaganfall
- Akustikusneurinom und sonstige Hirntumoren
- Meningitis, Enzephalitis
- Trauma
- Ischämie
- Epilepsie
- toxische Substanzen (Drogen, Alkohol, Medikamente wie u. a. Antibiotika)
- neue oder schlecht angepasste Brille, Augenmuskelparese
- Multiple Sklerose
- Migräne (teilweise ohne deutliche Kopfschmerzen)
- Atlasblockade
- psychogener Schwindel (Höhenangst, Agoraphobie)

MERKE
Die **häufigste Ursache** des eigentlichen (systematischen) Schwindels ist die **vestibuläre Fehlfunktion** (einschließlich Atlasblockade).

2.18 Koma

2.18.1 Definition

Von Koma spricht man bei einer Bewusstlosigkeit, die zeitlich über die kurz dauernde Synkope hinausgeht, also über zumindest mehrere Minuten andauert. Die zerebralen Neurone, die zu Wachheit, Aufmerksamkeit und koordinierten und geordneten Denkabläufen befähigen, befinden sich im **Hirnstamm** überwiegend in der **Formatio reticularis** des Mittelhirns und im **Thalamus**, einschließlich der Verbindung dieser Zentren mit den **Großhirnhemisphären** (> Abb. 2.17). Die Neurone erhalten über die verschiedensten sensiblen und sensorischen Organe aus der Peripherie **unspezifische Anregungen** und aktivieren daraufhin die Großhirnrinde. Dabei werden keine konkreten Informationen übertragen, sondern lediglich eine grundsätzliche Bereitschaft bzw. Aufmerksamkeit erzeugt. Das betreffende System der Formatio reticularis des Hirnstamms wird in seiner Gesamtheit als **ARAS** (= aufsteigendes retikuläres aktivierendes System) bezeichnet (> Abb. 2.18).

2.18.2 Einteilung

Es gibt **qualitative** Grade einer Störung des Bewusstseins, die mit unterschiedlichen diagnostischen Bezeichnungen belegt werden:
- Eine **Verwirrtheit** bezeichnet den Zustand einer Störung des Bewusstseinsinhalts, die sich durch die Unfähigkeit auszeichnet, eine zusammenhängende Gedankenfolge aufrecht zu erhalten. Gleichzeitig findet man in der Regel eine Störung der Orientierung, oft auch eine Inaktivität. Die Verwirrtheit kann auch als quantitativer Grad einer Bewusstseinsstörung definiert sein, in-

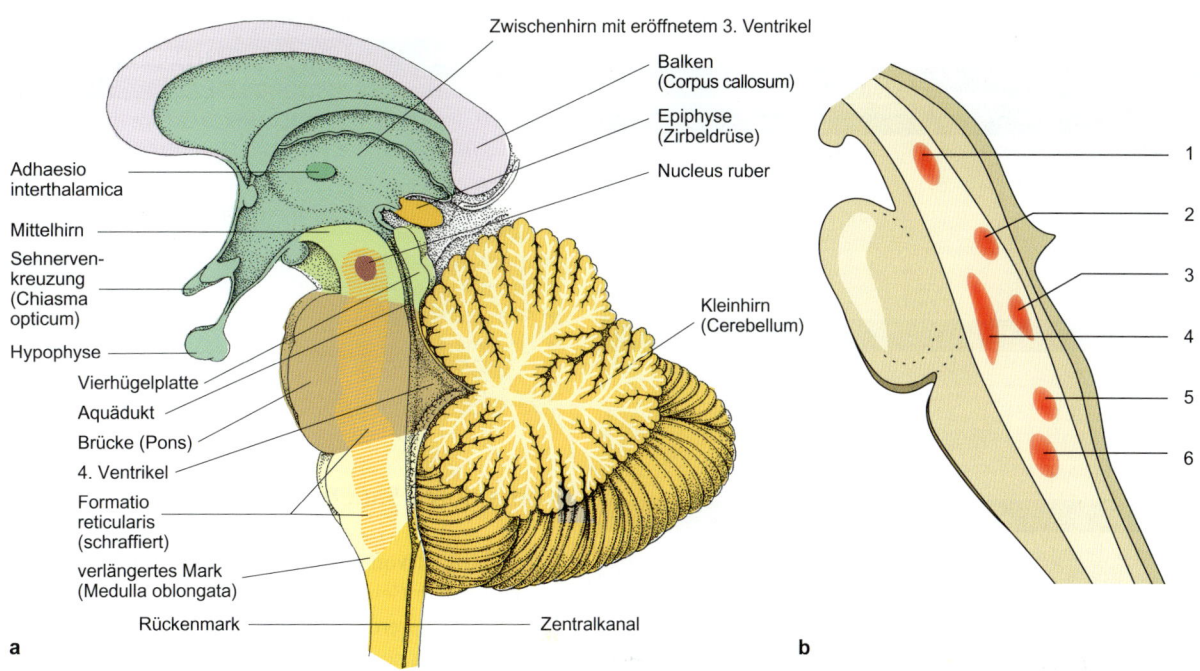

Abb. 2.17 a Hirnstamm mit Mittelhirn, Pons und Medulla oblongata. Die Formatio reticularis erstreckt sich vom Mittelhirn über die Brücke bis in das verlängerte Mark. **b** Lateralansicht mit den funktionellen Zentren ARAS (1), pontines Miktionszentrum (2), Brechzentrum (3), lokomotorisches Zentrum (4), Atemzentrum (5) und Kreislaufzentrum (6). [L190; L157]

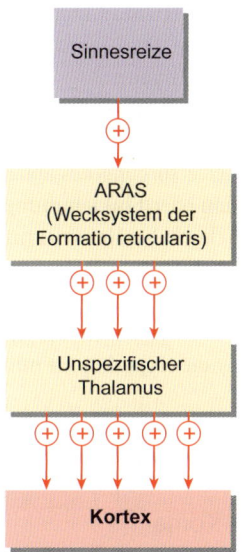

Abb. 2.18 Beziehungen zwischen ARAS, unspezifischen Thalamuskernen und Kortexaktivierung [L157]

dem z. B. mäßige Verschiebungen der Serumosmolarität (Na$^+$ < 125 mmol/l) zur Verwirrtheit und ausgeprägtere Verschiebungen (Na$^+$ < 115 mmol/l) zum Koma führen.
- Das **Delirium** ist als organische Psychose definiert, die mit motorischer Unruhe, Halluzinationen, Bewusstseins- und Orientierungsstörungen sowie vegetativen Symptomen einhergeht. Ursachen sind meist halluzinogene Drogen oder der Entzug von Alkohol bzw. Drogen.
- **Stupor** bedeutet **Erstarrung** und benennt den Zustand eines Patienten ohne jegliche erkennbare körperliche oder geistige Aktivität mit Akinese und Amimie. Das Bewusstsein ist jedoch erhalten. Teilweise besteht eine ausgeprägte innere Anspannung.

Es gibt weitere qualitative Grade wie **Bewusstseinstrübung**, **Bewusstseinseinengung** oder **Bewusstseinsverschiebung**, die allerdings im Zusammenhang nicht von Bedeutung sind.

Als **quantitative** Grade einer Bewusstseinsstörung definiert man Benommenheit, Somnolenz, Sopor und Koma:
- Die **Benommenheit** als mildeste Form ist erkennbar an einem **verlangsamten Denken** und Handeln. Die **Orientierung** ist **erschwert**.
- **Somnolenz** heißt **Schläfrigkeit**. Somnolente Patienten sind jederzeit durch äußere Reize, zumindest vorübergehend erweckbar, zeigen dann aber **verlangsamte Reaktionen** und Denkabläufe und zumindest auch ein gewisses Maß an **Verwirrtheit** und **Desorientierung**.
- **Sopor** bezeichnet einen schlafähnlichen Zustand, aus dem der Patient nur **unvollständig erweckbar** ist. Starke Reize können Reaktionen auslösen, z. B. Abwehrreaktionen auf Schmerzreize. Verbale Reaktionen sind unvollständig, ohne Zusammenhang oder sie fehlen ganz.
- Das **Koma** schließlich als gradueller Endzustand der Bewusstseinsstörung beschreibt einen Zustand, aus dem der Patient **nicht mehr erweckt** werden kann. Eine Reaktion auf Schmerzreize kann, je nach der Tiefe des Komas, noch (ungezielt) erhalten werden oder sie fehlt ganz. Mit der Glasgow-Coma-Scale kann die Tiefe eines Komas beurteilt werden (> Tab. 2.22).

Tab. 2.22 Eine Gesamtpunktezahl von weniger als 6 Punkten in der Glasgow-Coma-Scale entspricht einem tiefen Koma.

Überprüfter Parameter	Punkte
Sprache	
orientiert, klar	5
verwirrt	4
einzelne Wörter	3
einzelne Laute	2
keine	1
Augenöffnen	
spontan	4
nach Aufforderung	3
auf Schmerzreize	2
nein	1
Motorik	
befolgt Aufforderungen	6
gezielte Abwehrbewegungen	5
ungezielte Abwehrbewegungen	4
abnormes Beugen	3
abnormes Strecken	2
keine	1

Tab. 2.23 Ursachen eines Komas

Stoffwechsel-störungen	Entzündung	Trauma	Sonstige Ursachen
• diabetisches Koma • hypoglykämisches Koma • hyper-, hypo-osmolares Koma • Leberausfall-Koma • urämisches Koma • Alkalose, Azidose • Exsikkose • Hypo-, Hyperthyreose • Addison-Krise	• Enzephalitis • Hirnabszess • Sinus-thrombose	• Schädel-Hirn-Trauma I–III • Einblutung • Aneurysma • Einklemmung des Hirn-stamms	• Tumor • Metastasen • Hypo-, Hyperthermie • Intoxikation • Epilepsie • Hypoxie (Hirninfarkt)

2.18.3 Ursachen (➤ Tab. 2.23) und Komaformen

Eine **Minderung des Bewusstseins** kann verursacht werden durch:

Störungen der Großhirnrinde
- Enzephalitis
- Sauerstoffmangel (Ischämie, Hypoxie)
- Glukosemangel (Hypoglykämie)
- Leberausfall (ammoniakalische Enzephalopathie)
- Enzephalopathie bei terminaler Niereninsuffizienz (Urämie)
- Epilepsie
- Medikamentenwirkungen
- traumatische Schäden (SHT I–III, Einblutungen)
- seltene Ursachen (➤ Tab. 2.23)

Störungen der Neurone in Mittelhirn (ARAS) und Thalamus
- metabolische Schäden
- Einklemmungen des oberen Hirnstamms durch Einblutungen, Druckerhöhungen oder sonstige raumfordernde Prozesse

Störung der Verbindung des ARAS zu den Hemisphären
Verschiebungen durch raumfordernde Prozesse haben je nach ihrem Ausmaß auch unterschiedliche Grade einer Bewusstseinsstörung zur Folge. So verursacht z. B. eine mäßige Verschiebung oder Einklemmung des Zwischenhirns lediglich Schläfrigkeit oder Sopor, während ausgedehntere Verschiebungen zum Koma führen.

Koma durch Sauerstoffmangel

Das Gehirn ist von einem kontinuierlichen Blutfluss und dessen ausreichendem Gehalt an Sauerstoff und Glukose abhängig. Etwa 15 % des HZV werden über die Karotiden und die Aa. vertebrales zur Versorgung des Gehirns abgezweigt.

Die **Glukosevorräte** des Gehirns, aus dem Glykogenvorrat der Astrozyten, reichen für etwa **2–3 Minuten**. Eine **Bewusstlosigkeit** tritt jedoch bereits nach einer Unterbrechung der Blutzufuhr von lediglich **10 Sekunden** ein, weil O_2 den begrenzenden Faktor darstellt. **Bleibende Schäden** entstehen nach einer Ischämie, die **3 Minuten** überschreitet. Zum **Hirntod** kommt es nach **4–6 Minuten** ununterbrochener Ischämie. Das Gehirn besitzt damit die geringste Wiederbelebungszeit aller Organe.

Eine akute zerebrale Ischämie entsteht am häufigsten im Rahmen eines **Schlaganfalls**. **Einblutungen** (Trauma, Aneurysma) führen über die Mangelversorgung des abhängigen Gefäßbereichs hinaus zur **Kompression** oder **Einklemmung** von Hirnstrukturen.

Der O_2-Mangel im **Schock**, bei **Herzinsuffizienz** und **Lungenembolie** oder weitere Ursachen wie z. B. Medikamente führen, sofern nicht der Sauerstoffmangel selbst das Koma verursacht, zur **Laktatazidose**, die in ihren Auswirkungen der ketoazidotischen Form gleicht. Dasselbe gilt für die **Hyperkapnie** mit ihrer CO_2-Erhöhung.

Komaformen des Diabetikers

Hypoglykämisches Koma

Zum hypoglykämischen Koma kommt es, wenn eine kritische Grenze des **Blutzuckerspiegels** von **30–40 mg/dl** unterschritten wird. Zuvor (< 50 mg%) zu beobachtende Symptome sind **Heißhunger, Gereiztheit, Kopfschmerzen, Hyperreflexie** und weitere Zeichen der **Sympathikusaktivierung** (Tachykardie, blasse und feuchte Haut, Zittern). Zeichen der Exsikkose bestehen im Gegensatz zum hyperglykämischen Koma nicht. Ursache ist in der Regel die **Überdosierung von Insulin**. Sehr selten findet man ein hormonproduzierendes **Insulinom**.

Diabetisches (hyperglykämisches) Koma

Das diabetische Koma lässt sich in 2 Formen unterteilen:
- Die **ketoazidotische Form** kommt dadurch zustande, dass die **Leber** in der Folge des **Insulinmangels** nun vermehrt **kurzkettige Fettsäuren** (Ketosäuren, Ketonkörper) bildet und ins Blut abgibt. Zusätzlich erscheinen im Blut vermehrt Fettsäuren üblicher Länge. Diese Form einer metabolischen Azidose ist typisch für den Diabetiker vom **Typ 1**. Die Glukose-Serumspiegel sind häufig nur mäßig erhöht (auf 300–400 mg/dl).
- Das **hyperosmolare Koma** geht mit Blutzuckerspiegeln von bis zu > 1.000 mg/dl und einer ausgeprägten **Dehydratation** einher. Es ist typisch für den Diabetes vom **Typ 2**. Als **Grenzwert** einer zum Koma führenden Hyperosmolarität können **350 mosmol/l**, entsprechend **600 mg/dl** Glukose definiert werden. Physiologisch sind 290–300 mosmol/l.

Folgen veränderter Osmolarität

Das **hypoosmolare** Koma, z. B. bei einer **Hyponatriämie** < 115 mg%, entsteht durch Flüssigkeitseinstrom und damit durch eine Schwellung zerebraler (und weiterer) Zellen.

Beim **hyperosmolaren** Koma z. B. des **Diabetikers** findet der umgekehrte Vorgang statt: Es kommt zum Flüssigkeitsausstrom aus den Zellen ins Interstitium (und Serum) mit Schrumpfung zerebraler und weiterer Zellen. Beschleunigt werden die Vorgänge durch die entstehende Exsikkose als Folge der osmotischen Diurese.

Abweichungen des pH-Wertes

Jede Azidose (und jede Alkalose) führt, abhängig von ihrem Ausmaß und der Geschwindigkeit ihres Auftretens, zum Koma. Beim **ketoazidotischen** (z. B. diabetischen) oder **laktatazidotischen** Koma sind es **Protonen** (H^+), die aus Ketosäuren oder Milchsäure entstehen. Bei der **Hyperkapnie** und jeder weiteren Form einer **respiratorischen Azidose** entstehen die Protonen aus **Kohlensäure** ($CO_2 + H_2O \leftrightarrow H_2CO_3 \leftrightarrow HCO_3^- + H^+$). Man bezeichnet diese Form eines Komas auch als **Kohlendioxidnarkose**. Kritisch ist ein pH-Wert des Blutes, der von 7,40 auf < **7,3–7,2** gefallen ist (und sich damit nach wie vor im schwach alkalischen Bereich befindet).

Die **Hypokapnie**, die z. B. im Rahmen einer **Hyperventilation** (verstärktes Abatmen von CO_2) entsteht, mit ihrer Folge einer **respiratorischen Alkalose**, führt über Bewusstseinsstörungen bis zum Koma. Analog zur Azidose genügen für Koma und Lebensgefährdung durch eine respiratorische oder metabolische Alkalose bereits geringste pH-Wert-Verschiebungen vom physiologischen 7,40 auf > **7,50**. An die Verminderung des freien Serum-Calciums bei jeder Alkalose mit möglicher Ausbildung einer Tetanie sei erinnert.

Die **ammoniakalische Enzephalopathie** (Leberausfallkoma) wird durch die Anreicherung von Blut und Gehirn durch **Ammoniak** (NH_3) verursacht. NH_3 ist auch in der Peripherie ein starkes Zellgift, weil es den pH-Wert deutlich in Richtung alkalisch verschiebt. Im Vordergrund stehen eine Beeinträchtigung des Energiestoffwechsels, Hemmung der Natrium-Kalium-Pumpe und eine Blockade von Neurotransmittern.

Wachkoma

Das Wachkoma heißt auch **apallisches Syndrom** oder **Syndrom der reaktionslosen Wachheit (SRW)**. Es ist dadurch charakterisiert, dass der Patient mit offenen Augen, gleichzeitig jedoch ohne jede erkennbare Reaktionsfähigkeit auf äußere Reize angetroffen wird. Ursache sind schwerste Schädigungen der Großhirnrinde mit mehr oder weniger vollständigem Ausfall ihrer Funktionen und evtl. verbunden mit einem Ausfall des ARAS. Das Bewusstsein ist erloschen. Die häufigsten Ursachen sind Einblutungen oder Infektionen.

Man hat verschiedene diagnostische Kriterien definiert, die für eine unzweideutige Diagnose vorhanden sein müssen:
- vollständiger Verlust von Bewusstsein und Kommunikationsfähigkeit
- Verlust von Sprache und Sprachverständnis
- fehlende willkürliche Reaktionen auch auf extreme Stimuli
- Inkontinenz der Ausscheidungsfunktionen
- gestörter Schlaf-Wach-Rhythmus
- erhaltene Funktionen von Hirnstamm und Rückenmark (z. B. Muskeleigenreflexe)

Die eindeutige Zuordnung bereitet im Alltag größte Schwierigkeiten, weil die Diagnose längst nicht auf alle Patienten ohne erkennbare Reaktionen zutrifft. So hat man mit modernen Untersuchungsmethoden – z. B. mittels Kombinationen aus funktionellem MRT, quantitativem EEG und neurophysiologischen Verfahren – einen erheblichen Prozentsatz an Patienten gefunden, bei denen zumindest Teile des Bewusstseins erhalten sind. Das besitzt große Bedeutung u. a. hinsichtlich der Frage, ob und für welche Zeiträume man palliative Therapien durchführen möchte. Zumindest dürfte man aus medizinischer Sicht schwerlich Gründe finden, die einem entsprechenden Wunsch der Angehörigen und/oder einer Patientenverfügung entgegenstehen.

Weitere Formen

- Bei Säuglingen oder auch dehydrierten alten Menschen kommt es im Rahmen von **Durchfallerkrankungen** oder Blutverlusten sehr schnell zur massiven Exsikkose bis hin zum hypovolämischen Schock mit begleitendem Koma.
- Das **urämische** Koma im Rahmen einer fortgeschrittenen **Niereninsuffizienz** ist ursächlich ungeklärt. Eventuell hat die Anreicherung des vollkommen atoxischen Harnstoffs eine Bedeutung im Hinblick auf die Zunahme der Osmolarität (analog zur Hyperglykämie).
- Eine **Hypothermie** führt ab einer Körpertemperatur von < 31 °C zum Koma (und zwischen 28 und 22 °C zum allmählichen Tod), die **Hyperthermie** (z. B. durch Hitzschlag) ab einem Intervall von 42–44 °C. Ursächlich steht bei Hitzschlag bzw. Sonnenstich das sich ausbildende Hirnödem im Vordergrund.

- **Medikamentenintoxikationen** durch Barbiturate, Diazepamabkömmlinge oder Anästhetika, aber auch endogene Stoffe wie Glutamat, das nach Verletzungen freigesetzt wird, hemmen sowohl das Großhirn als auch das ARAS.
- Im Rahmen von **Krampfanfällen** kann es durch Erschöpfung der Energiereserven oder sekundär durch lokal angefallene, toxische Stoffwechselprodukte zum Koma kommen.
- Seltene Koma-Ursachen sind die **thyreotoxische Krise** (Basedow-Koma), das **hypothyreotische Myxödem-Koma**, eine ausgeprägte **Hypokaliämie** oder **Hyperkalzämie** (sehr selten) oder intrazerebrale **Tumoren**.

2.18.4 Diagnostik

In vielen Fällen ist die Ursache eines Komas, auch wenn keine Fremdanamnese erhoben werden kann, so offensichtlich, dass differenzialdiagnostische Erwägungen keine Rolle spielen. Dies gilt beispielsweise für Verletzungen oder ein leeres Tablettenröhrchen neben dem komatösen Patienten. Andernfalls muss über u. a. folgende Parameter eine Eingrenzung der möglichen Ursachen versucht werden:
- Blutdruck und Puls
- Auskultation von Herz und Lunge
- Hautfarbe (Rötung, Blässe, Zyanose, Ikterus)
- Hauttemperatur und -beschaffenheit (Schweiß, Turgor)
- zentraler Venendruck
- Atemtypus (Tachypnoe, Kussmaul-, Cheyne-Stokes-, Biot-Atmung) und Nebengeräusche (Stridor, Rasselgeräusche)
- Geruch der Ausatemluft (fruchtig-aromatisch, faulig-erdig, urämisch, nach Alkohol)
- Pupillen

Die Lagerung des Patienten ist abhängig von Verletzungen der Wirbelsäule und vom Blutdruck, erfolgt aber üblicherweise in der **stabilen Seitenlage**.

2.18.5 Differenzialdiagnostisch bedeutsame Befunde (➤ Tab. 2.24)

- **Fieber** deutet auf einen septischen Schock, eine (v. a. bakterielle) Meningitis, Enzephalitis oder einen Hitzschlag (ab 42 °C) als Ursache des Komas. Die Haut ist beim Hitzschlag heiß, rot und trocken.
- Eine **Hypothermie** wird nach Kälteexposition, bei Alkoholintoxikation, Hypoglykämie, Hypothyreose sowie im Schock beobachtet.
- Ein stark **erhöhter Blutdruck** könnte zu einer intrazerebralen Blutung, z. B. aus Aneurysmen geführt haben oder auch erst in der Folge eines Schädel-Hirn-Trauma entstanden sein. In diesen Fällen ist der Puls häufig nicht tachy-, sondern bradykard.
- Eine **Hypotonie** passt zu Intoxikationen durch Alkohol oder Medikamente, zu einem Blutverlust (evtl. innere Blutung?), zum Herzinfarkt, zur Sepsis oder Addison-Krise.
- **Hauteinblutungen** lassen an eine hämorrhagische Diathese mit der Folge einer intrazerebralen Blutung denken, bei Kindern auch an eine Meningokokken-Sepsis.

Tab. 2.24 Begleitsymptome von Koma-Ursachen

Erkrankung	Begleitsymptome

Hypoglykämie	• Kopfschmerzen
	• Heißhunger
	• Sympathikusreaktionen:
	  – Schweißausbrüche
	  – Tachykardie
	• Atmung normal oder leicht beschleunigt

metabolische Azidose (Laktat, Ketonkörper)	• Müdigkeit • Übelkeit, Erbrechen • Kußmaul-Atmung • keine Exsikkose
Coma uraemicum	• urämischer Fötor • Erbrechen • arterielle Hypertonie • normochrome Anämie • milde Azidose • Hyperkaliämie, Hyperkalzämie
Coma hepaticum	• Foetor hepaticus • Ikterus
hyperkalzämische Krise	• osmotische Diurese, Polydipsie • Übelkeit, Erbrechen • Bauchschmerzen • Ulkus-, Steinleiden
Hypokaliämie	• Rhythmusstörungen • Obstipation • reaktive Alkalose • evtl. Hypertonie
Addison-Krise	• Unruhe, Gereiztheit • Adynamie • Hypotonie oder Schock • Hypoglykämie • Hyperkaliämie
hyperthyreote Krise	• Unruhe • Hyperthermie • Hyperreflexie • tachykarde Herzrhythmusstörungen
Myxödem-Koma	• Müdigkeit • Kälteintoleranz, Hypothermie • Hypotonie • Bradykardie • Hypoventilation • Areflexie

- Eine auffallend tiefe, gleichmäßige und häufig eher verlangsamte Atmung wird als **Kussmaul-Atmung** bezeichnet. Sie ist die Atmung eines jeden azidotischen Komas, das nicht durch eine Hyperkapnie verursacht wird. Die häufigste Ursache eines azidotischen Komas ist das diabetische Koma des Typ-1-Diabetikers.
- Die **Cheyne-Stokes-Atmung** sowie v. a. auch die **Biot-Atmung** erlauben Rückschlüsse auf eine Schädigung des Atemzentrums in der Medulla oblongata und damit auch auf die Ursache des Komas (Einblutungen, Sauerstoffmangel, Verdrängungen bzw. Einklemmungen des Hirnstamms oder andere zerebrale Schädigungen z. B. durch eine Enzephalitis). Die Cheyne-Stokes-Atmung kann auch im Rahmen eines kardial bedingten Komas (Sauerstoffmangel bei akuter Insuffizienz oder Infarkt) gesehen werden.

- Das **Myxödem-Koma** zeigt eine flache, langsame Atmung, die trotz Hypotonie mit einer Bradykardie einhergeht. In der Regel besteht Untertemperatur. Die Reflexe sind träge oder fehlen ganz. Ausgelöst wird diese Form eines Komas durch Kälte oder Infekte bei vorbestehender schwerer Hypothyreose.
- Die **Schnappatmung** zeigt den finalen Zustand des Patienten bei schweren Hirnschädigungen.
- Die **Atemluft** riecht beim diabetischen Koma des Typ-1-Diabetikers fruchtig-aromatisch. Dieser **obstartige** Geruch wird durch Aceton und dieselben kurzkettigen, flüchtigen Ketosäuren bewirkt, die auch die Azidose des Serums verursachen. Der wichtigste begleitende Hinweis auf die Ursache dieses Komas ist die Exsikkose mit vermindertem Hautturgor und weichen, halonierten (eingesunkenen) Bulbi.
Die Ausatemluft des Patienten kann weitere, recht typische Qualitäten annehmen: Die Atemluft des urämischen Komas der terminalen Niereninsuffizienz riecht nach **Urin** (Foetor uraemicus), diejenige des Leberausfallkoma (Foetor hepaticus) nach **Lehmerde** („süßlich-faulig-erdig") bzw. nach frischer Leber.
- Von Bedeutung für die Unterscheidung eines zerebral verursachten von einem Koma, dessen Verursachung auf einer Schädigung des Mittelhirns beruht, kann die **Pupillenreaktion** dienen: Symmetrisch unauffällig reagierende Pupillen machen eine Beteiligung von Hirnstamm oder ARAS unwahrscheinlich.

Die Vielfalt neurologischer Symptome soll hier nicht weiter erörtert werden, da dieselben oft vieldeutig und für den Heilpraktiker nicht relevant sind.

2.19 Synkope

2.19.1 Definition

Die Synkope stellt eine besondere Form eines Komas dar und ist deshalb begrifflich von ihm abzugrenzen. Sie lässt sich am besten mit dem Wort **Ohnmacht** übersetzen. Definiert ist sie als **kurz dauernde**, Sekunden oder wenige Minuten anhaltende **Bewusstlosigkeit** in der Folge einer mangelhaften zerebralen Durchblutung. Diese **zerebrale Ischämie** muss vorübergehender Natur, also **selbstlimitierend** sein, weil sie andernfalls zum Koma führen würde. Sobald der Patient im Liegen (möglichst an der frischen Luft) ein nun wieder ausreichendes zerebrales Volumen zur Verfügung hat, ist die Ohnmacht beendet.

Die Patienten befinden sich in der Regel in aufrechter, stehender oder zumindest sitzender Körperhaltung. Zumeist (nicht immer) werden sie durch Symptome vor der bevorstehenden Synkope gewarnt, auch wenn die Zeitspanne nicht immer ausreicht, um sich vor einem Sturz zu schützen.

2.19.2 Ursachen

Ein **Blutdruckabfall**, der u. a. zur zerebralen Minderdurchblutung führen kann, wird durch Pressorezeptoren in Aortenbogen und A. carotis registriert und mit einer Aktivierung von Sympathikus und RAAS beantwortet. Versacken z. B. beim Aufrichten aus dem Liegen ca. 500 ml Blut in den Venen von Becken und Beinen, führt dies zunächst zum systolischen Blutdruckabfall, weil die Füllung der Ventrikel und damit ihr Schlagvolumen vermindert ist. Die umgehend einsetzende sympathische Reaktion lässt sich aus der Zunahme der Pulsfrequenz und dem leicht ansteigenden diastolischen Druck infolge einer Verengung der Widerstandsgefäße ablesen. Der systolische Druck wird nachfolgend ebenfalls stabilisiert, indem der Sympathikus eine generalisierte Verengung der venösen Kapazitätsgefäße bewirkt, sodass sich das zum Herzen zurückströmende Volumen wieder erhöht. Zusätzlich bewirkt er durch seine positiv inotrope Wirkung eine weitere Stabilisierung des systolischen Blutdrucks. Die Wirkungen des RAAS ergänzen die sympathische Funktion, doch ist das RAAS als endokrines System weit langsamer, wodurch im Akutfall weder durch Angiotensin II noch erst recht aus der kreislauffüllenden Funktion von ADH und Aldosteron Wirkungen zu erwarten sind.

Bei eigentlich kreislaufgesunden Menschen mit **familiärer Hypotonie** kann ein **Volumenmangel** (z. B. bei Oligodipsie oder unzureichender Salzzufuhr) dazu führen, dass die sympathischen Kompensationsmechanismen nicht ausreichend wirksam werden, sodass eine vorübergehende zerebrale Ischämie entsteht. Unterschreitet die zerebrale Durchblutung eine kritische Grenze von 50 %, kommt es zur Synkope. Besonders häufig entstehen zumindest deren Vorstadien bei hochgewachsenen, schlanken Frauen mit der häufig anzutreffenden Oligodipsie, weil hier der „Blutverlust" in die unteren Extremitäten in Relation zum Gesamtvolumen weiter gesteigert ist.

Ist die **Ansprechbarkeit** der **Druckrezeptoren** oder ihre **Verschaltung** mit den sympathischen Zentren in der Medulla **gestört** (angeboren oder z. B. im Rahmen einer Polyneuropathie), reicht die verbleibende Sympathikusaktivierung eventuell nicht mehr dazu aus, den Blutdruckabfall aufzufangen. Dies gilt auch für **kardiale Störungen**, die das Auswurfvolumen begrenzen. Bei der Polyneuropathie z. B. des Diabetikers kann zusätzlich die sympathische Innervation des Herzens betroffen sein, wodurch eine orthostatische Hypotonie bis hin zur Synkope möglich wird. Entsprechendes gilt für die ausgeprägte **Hypothyreose**, weil der Mangel an kardialen β_1-Rezeptoren einen funktionellen Mangel an sympathischer Stimulation zur Folge hat.

Es gibt eine ganze Reihe von definierten Ursachen für eine Synkope:
- **orthostatische (familiäre) Hypotonie**, evtl. zusätzlich verstärkt durch eine Anämie (➤ Kap. 2.19.4)
- **sekundäre Hypotonie**
- **vasovagale Synkope** (➤ Kap. 2.19.3)
- fortgeschrittene **Herzinsuffizienz**
- **Herzinfarkt**
- **Herzklappenfehler** (Aortenstenose)
- **Rhythmusstörungen**, z. B. **Adams-Stokes-Anfall** bei extremer Brady- oder selten auch Tachykardie; kritisch sind Bradykardien ab etwa 30 Schlägen/Min und Tachykardien > 180, weil dabei keine ausreichende diastolische Füllung mehr zustande kommt.
- **Karotissinus-Syndrom:** Zur Auslösung eines Karotissinus-Syndroms genügt bei prädisponierten Personen der mechanische

Druck, der z. B. durch einen engen Hemdkragen oder durch Kopfdrehungen beim Rasieren bzw. eine Reklination verursacht wird, um durch Reizung der parasympathischen Nerven des Karotissinus (Fasern aus dem N. vagus bzw. N. glossopharyngeus) Bradykardie und Blutdruckabfall zu verursachen. Mehrheitlich betroffen sind ältere Männer.

- **Valsalva-Manöver:** Bei manchen Menschen reicht dieses Manöver aus, um über die venöse Kompression der abdominellen Venen zur Synkope führende Ischämien zu erzeugen. Auslöser können dann Hustenanfälle sein, eine erschwerte Defäkation oder, v. a. bei älteren Männern, eine behinderte Miktion bei Abflussstörungen.
- **Hypoglykämie** (Insulinom, Addison-Krise, Überdosierung von Insulin): führt ab etwa 30 mg/dl in aller Regel nicht zur Synkope, sondern zum Koma.
- **Hypothyreose**
- zerebral bzw. zerebrovaskulär: **Subclavian-steal-Syndrom** (Stenose der A. subclavia), **TIA**, Stenosen der Aa. vertebrales, Epilepsie

MERKE
Die mit weitem Abstand häufigsten Formen, die als übliche „banale Ohnmacht" imponieren, sind die vagovasale bzw. **vasovagale Synkope** sowie die **(familiäre) Hypotonie** mit **orthostatischer Kollapsneigung**.

2.19.3 Vasovagale Synkope

Annähernd die Hälfte aller Synkopen entfallen auf diese Form. Betroffen sind überwiegend Menschen mit **niedrigem Blutdruck**, die in einer warmen, evtl. übervollen Umgebung (Straßenbahn, Disco u. ä.) **längere Zeit stehen** mussten, **alkoholisiert**, **hungrig** oder **erschöpft** sind oder unter **Schmerzen** leiden und in dieser Situation mit einem **emotionalen, „stressigen" Ereignis** konfrontiert werden.

Der Mechanismus, der die Ohnmacht bewirkt, ist letztlich unklar. Man denkt an eine kardiale Verursachung, indem die sympathisch stimulierten Ventrikel wegen ihrer gleichzeitig unzureichenden Füllung über Afferenzen zum Hirnstamm den Vagus aktivieren sollen, bei gleichzeitiger Suppression des Sympathikus. Diese Theorie klingt allerdings wenig glaubwürdig, weil das in aller Regel vorhandene emotionale Ereignis dabei jegliche Bedeutung verlöre. Sehr viel wahrscheinlicher ist demnach eine zerebrale, z. B. aus dem limbischen System gesteuerte Beeinflussung der Hirnstammfunktionen, wobei es ohnehin kaum zerebrale Zentren gibt, die nicht mit den vegetativen Kernen der Medulla verschaltet sind.

In der Regel geht neben **Vorboten** wie Übelkeit, Schwäche und Benommenheit eine kurze Phase der **Sympathikusaktivierung** voraus mit kaltschweißiger Haut und Tachykardie, gefolgt von einem Zeitraum, in dem der **Vagus** den Sympathikus **überstimmt** bzw. derselbe zusätzlich supprimiert ist. Dies bedeutet z. B. ein zusätzliches **venöses Pooling** mit Versacken des Blutes in Becken und Beinen sowie eine **Bradykardie**. In dieser Phase kommt es in Folge des Blutdruckabfalls zur zerebralen Minderversorgung und zur Ohnmacht. Der Puls ist kaum noch tastbar, der Blutdruck massiv erniedrigt, die Atmung langsam und oberflächlich. Das Einnehmen einer **horizontalen Körperlage** reicht als therapeutische Maßnahme vollkommen aus. Das Verbringen an die **frische Luft** beschleunigt die Regenerationsphase.

2.19.4 Orthostatische Hypotonie

Dabei handelt es sich um eine weitere besonders häufige Ursache einer Synkope. Sie ähnelt der vasovagalen Synkope und betrifft Menschen, die sich aus **liegender Position aufrichten** oder **längere Zeit stehen**. Was im Allgemeinen fehlt, ist die typische Umgebungssituation der vasovagalen Synkope sowie ihre emotionale Verursachung. Begünstigt wird sie durch „physiologische **Volumenverluste**", wie sie z. B. postprandial in Darmwand und Darmlumen oder durch weit gestellte Venen in warmer Umgebung zu erwarten sind.

Therapeutisch würde man bei dieser Form über regelmäßige körperliche Aktivitäten, Kreislauftraining nach Kneipp bzw. auch nur z. B. durch Wechselduschen sowie eine gesteigerte Zufuhr von Flüssigkeit und Salz eine ausreichende Prophylaxe erreichen. Eine begleitende Anämie sollte man nach Möglichkeit ursächlich therapieren.

Es sei daran erinnert, dass man beim Vorliegen einer symptomatischen (chronischen) Hypotonie zunächst eine sekundäre Form ausschließen muss. In Frage kommen u. a. Morbus Addison, Medikamente, neurologische Störungen oder eine länger dauernde Bettlägerigkeit.

2.19.5 Symptome

Die häufigsten Vorboten, soweit sie erscheinen, bestehen in **Schwindel**, **Übelkeit** und **„Schwarzwerden vor den Augen"**. Die Haut ist wegen der reaktiven Sympathikusaktivierung **blass** und **kaltschweißig**. Die Patienten scheinen **verwirrt**. Weitere Symptome wie z. B. **Tinnitus** sind möglich. Aus dieser Phase heraus ist eine Rückbildung der Symptome ohne nachfolgende Synkope möglich, sofern die zerebrale Ischämie sistiert.

Die sich eventuell anschließende Bewusstlosigkeit kann oberflächlich oder sehr tief sein. Der Muskeltonus ist zumeist **schlaff**, doch sind ganz zu **Beginn** auch **Muskelzuckungen** an Gesicht oder Extremitäten möglich. Dies kann im Einzelfall eine Abgrenzung gegenüber einem epileptischen Anfall erschweren, doch bleibt bei der Synkope die Kontrolle der Schließmuskel von Harnblase und Darm erhalten. Auch die üblichen Folgen eines epileptischen Anfalls wie Kopfschmerzen, Verwirrtheit und Müdigkeit gibt es bei der Synkope nicht.

ACHTUNG
Beim erstmaligen Auftreten einer Synkope muss sich eine gewissenhafte Diagnostik anschließen.

2.20 Ikterus

2.20.1 Definition

Mit Ikterus (**Gelbsucht**) wird die für das Auge erkennbare gelbliche, gelb-grünliche oder gelb-rötliche Verfärbung der Haut bezeichnet (> Abb. 2.19). Ursache ist stets das **Bilirubin** oder eines seiner Umwandlungsprodukte, die aus dem Stoffwechsel des **Häm** in der Milz, in geringerem Umfang auch in Leber und Knochenmark entstehen. Ein vergleichsweise kleiner Anteil resultiert aus dem Muskelstoffwechsel, weil Häm auch Bestandteil von Myoglobin ist.

Die durchschnittlich an einem Tag entstehende Bilirubinmenge liegt bei 300 mg, was zu einem **Serumspiegel** von maximal **1,2 mg/dl** (= Normobergrenze, üblich sind 0,2–0,9 mg/dl) führt, sofern der Stoffwechsel der Leber und die Ausscheidung über die Galle ungestört sind. Diese Serumspiegel reichen zu einer Gelbfärbung von Skleren oder Oberhaut nicht aus. Je nach Grundtönung, Dicke und sonstiger Beschaffenheit der Oberhaut wird eine **Gelbfärbung** erkennbar, wenn die Serumspiegel die **Grenze von 2 mg/dl** überschritten haben, bei besonders blasser oder dünner Haut auch einmal bereits unterhalb dieses Wertes. An den **Skleren** des Auges genügen bereits Serumspiegel **ab 1,5 mg/dl**, um eine Gelbtönung sichtbar zu machen, weil die gelb-bräunliche Eigenfarbe des Bilirubins an der weißen Lederhaut des Auges früher erkennbar wird als an der gut durchbluteten Lederhaut der Oberhaut (> Abb. 2.20).

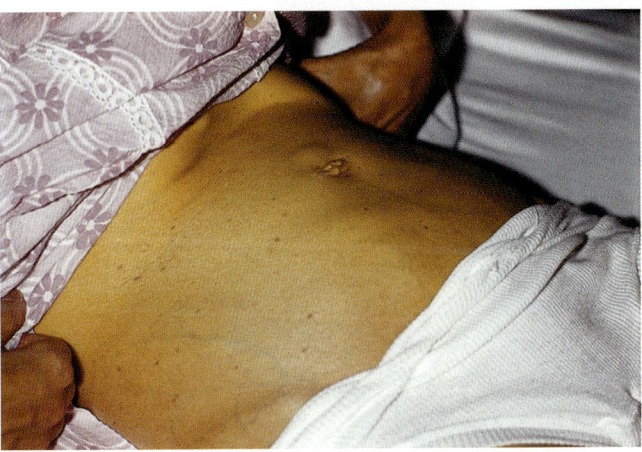

Abb. 2.19 Ikterus der Haut [R246]

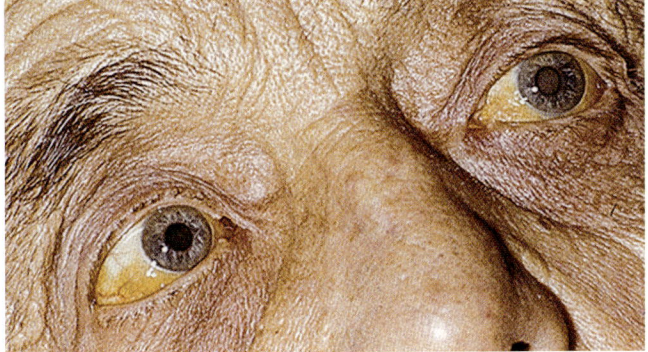

Abb. 2.20 Sklerenikterus [R246]

Außerdem besitzt Bilirubin eine besonders hohe Affinität zu dem Eiweiß Elastin, das in der Sklera umfangreicher enthalten ist als im Korium.

> **MERKE**
> Der Sklerenikterus stellt ein besonders frühes diagnostisches Zeichen dar.

Erinnert sei daran, dass ältere Menschen durch Ablagerungen und unabhängig von Bilirubin gelblich verfärbte Skleren aufweisen können. Die Gelbtönung der Oberhaut durch β-Carotin und weitere Carotinoide ist vom Ikterus dadurch abgrenzbar, dass die Skleren sich hierbei nicht anfärben.

2.20.2 Differenzialdiagnostische Überlegungen

An 3 Gegebenheiten von überragender Bedeutung sollte man sich anlässlich der Differenzialdiagnose des Symptoms Ikterus erinnern (> Fach Verdauungssystem; > Abb. 2.21):

1. Das in den Makrophagen überwiegend der Milz entstandene, **freie**, **indirekte**, nicht an Glukuronsäure gebundene **Bilirubin** ist durch seine **fehlende Wasserlöslichkeit** derart fest an das **Serumalbumin gebunden**, dass es bei seiner Nierenpassage nicht aus dieser Bindung freigesetzt wird, demnach auch **nicht im Urin** erscheinen kann. Dies bedeutet, dass der Urin bei einem Ikterus, der durch Mehranfall von Bilirubin mit Überforderung der Leberaufnahmekapazität entstanden ist, nicht braun verfärbt sein kann.

   Nur das **wasserlösliche, glukuronidierte, direkte Bilirubin** wird wegen seiner weitgehend fehlenden Bindung an Albumin über die **Niere ausgeschieden** und verfärbt, abhängig von der jeweiligen Konzentration, den **Urin hell- bis dunkelbraun**, mit **gelb gefärbtem Schaum** bei der Schüttelprobe, weil das Molekül ähnlich Seifenmolekülen amphiphil ist, Schaum erzeugt und teilweise in diesen Schaum übergeht. Auch einzelne Aminosäuren bzw. Peptide besitzen gleichzeitig hydro- und lipophile Seiten, sodass ihre pathologische Ausscheidung mit dem Urin ebenfalls Schüttelschaum erzeugt. Allerdings sind dabei weder der Urin selbst noch der Schaum verfärbt.

   Glukuronidiertes Bilirubin muss sich in der Leberzelle befunden haben, in der diese Bindung durch die Tätigkeit der Glucuronyltransferase ausschließlich entsteht. Eine **prähepatische Ursache** für einen Ikterus (z. B. hämolytische Anämie) ist dementsprechend bei einem **braun verfärbten Urin** von vornherein **ausgeschlossen**. Allerdings prädestiniert eine chronische Hämolyse zur Entstehung von Pigmentsteinen in den Gallenwegen, sodass bei ihrer Obstruktion das direkte Bilirubin zusätzlich erhöht sein kann. Diese posthepatische Ursache eines Ikterus würde sich in aller Regel durch Kolikschmerzen bemerkbar machen.

2. Die Färbungen von Stuhl und Urin werden weit überwiegend durch Bilirubin und seine Stoffwechselprodukte verursacht, indem die Dickdarmflora nicht nur Glukuronsäure abspaltet und verwertet, sondern auch kleinste Veränderungen am Grundgerüst selbst bewirkt. Die übliche **Stuhlfarbe** entsteht auf diese Weise durch **Sterkobilin** und weitere bakterielle Abbauprodukt-

te, die übliche **Urinfarbe** durch **Urobilin**. Urobilin und Urobilinogen werden in geringem Umfang (15 %) passiv, also eher „zufällig" aus dem Dickdarm rückresorbiert und überwiegend von der Leber wiederum über die Galle ausgeschieden. Ein kleinerer Anteil entgeht der Wiederaufnahme durch die Leber und erscheint im peripheren Blut, sodass sowohl farbloses Urobilinogen als auch gelbes Urobilin zusätzlich zur Galle über die Niere ausgeschieden werden.

Ist der **Stuhl entfärbt** (grau = lehmfarben = tonfarben = acholisch), kann **Bilirubin nicht in den Darm gelangt** sein, woraus auf einen **intra-** bzw. v. a. **posthepatischen Stau** geschlossen werden kann. Daneben besteht, wegen der fehlenden Gallensäuren, eine **Steatorrhö**. Der **Urin** ist **braun** verfärbt, weil glukuronidiertes Bilirubin, das aus den Gallenwegen in die Leber zurückstaut, hier nicht gespeichert werden kann, sondern aus den Gallekanälchen durch die Hepatozyten hindurch auf deren

Tab. 2.25 Ursachen eines Ikterus

Prähepatische Ursachen	Intrahepatische Ursachen	Posthepatische Ursachen (Cholestase)
• hämolytische Anämie – Erythrozytendefekte bei Thalassämie u. a. – intravasal nach Transfusionen, bei Malaria • große Hämatome • Muskelnekrosen (Myoglobin) • fehlerhafte Blutbildung im Knochenmark	• kongenital: – Crigler-Najjar-Syndrom – Rotor-Syndrom – Dubin-Johnson-Syndrom – Morbus Meulengracht • Icterus neonatorum, verstärkt und verlängert bei Hypothyreose • Hepatitis • Leberzirrhose • toxisch (Alkohol, Knollenblätterpilz, Medikamente) • Schwangerschaftsikterus	• Verschlussikterus durch Stein oder Tumor in Gallenwegen oder Pankreaskopf • zystische Fibrose (Mukoviszidose) und weitere kongenitale Formen • Atresie der Gallengänge

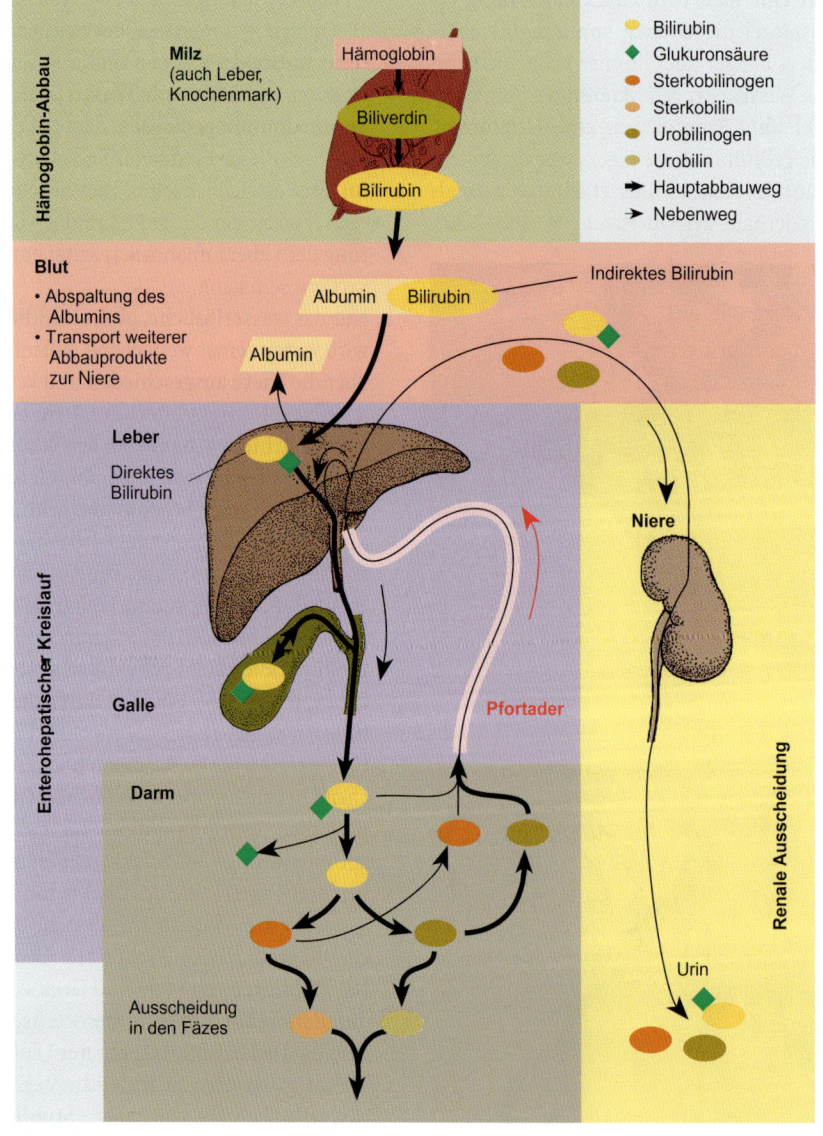

Abb. 2.21 Bilirubinstoffwechsel [L190]

"Rückseite" ins Blut der Sinusoide abgegeben wird. Gleichzeitig enthält der Urin laborchemisch kein Urobilinogen, weil die Darmbakterien nur Bilirubin abbauen bzw. verändern können, das im Darm auch ankommt.

Ist der **Stuhl** dagegen **gelb**, entsprechend der Farbe **unveränderten Bilirubins**, konnten die Darmbakterien ihrer üblichen zersetzenden Tätigkeit (Bilirubin → Sterkobilin) nicht nachkommen. Die häufigste Ursache hierfür ist eine stark **beschleunigte Darmpassage** (Diarrhö). Der **Urin** ist dabei **heller** als üblich, weil im Dickdarm weniger oder kein Urobilin entsteht und demzufolge auch keine Ausscheidung über die Nieren zustande kommen kann.

Ist der **Stuhl braun**, aber **intensiver** als üblich, muss auch mehr Bilirubin als üblich in den Darm gelangt und dort zu Sterkobilin verstoffwechselt worden sein. Die Ursache für einen solchen Ikterus ist daher **vor der Leber** zu suchen (vermehrter Bilirubinanfall z. B. bei hämolytischer Anämie). Der **Urin** ist hierbei nicht braun verfärbt, sondern erhält eine **intensivere gelbe Farbe**, weil mehr Urobilin als üblich zur Leber zurückgelangt und teilweise über die Niere ausgeschieden wird.

Ist der **Urin** bei normalen Ausscheidungsmengen **entfärbt** oder zumindest **heller** als üblich, und ist der **Stuhl** gleichzeitig ebenfalls **weniger intensiv gefärbt**, kann nur weniger Bilirubin als üblich in den Darm gelangt sowie entsprechend hierzu auch weniger Urobilin entstanden sein. Wäre ein intra- oder posthepatischer Stau die Ursache, wäre der Urin braun verfärbt. Dies scheidet also aus. Der Ikterus muss vielmehr durch indirektes Bilirubin entstanden sein. Gleichzeitig sollte die Leber eine Aufnahmestörung oder Glukuronidierungsstörung für Bilirubin aufweisen. Eine derartige Konstellation ist vorstellbar beim **Crigler-Najjar-Syndrom** (bei Kindern) oder bei einer Störung der Aufnahme und Glukuronidierung, wie dies für den häufigen **Morbus Meulengracht** gilt.

Besonders wichtig ist bei der Differenzialdiagnose eines Ikterus also zunächst die anamnestische Frage nach den Färbungen von Stuhl und Urin.

3. Die Aufnahme von Bilirubin aus dem Blut der Sinusoide erfolgt ohne seinen „Transporteur" Albumin in einem **aktiven, energieabhängigen Prozess**. Die Abhängigkeit von ATP gilt auch für die nachfolgende Glukuronidierung durch die Glucuronyltransferase sowie die aktive Ausschleusung in die Canaliculi biliferi. Dies bedeutet, dass bei einem Energiemangel der Leberzellen **alle 3 Schritte eingeschränkt** sein müssen:
   1. Derjenige Teil des wasserunlöslichen, indirekten Bilirubin, der nicht in die Hepatozyten aufgenommen wird und im Blut verbleibt, erhöht dessen laborchemisch nachweisbaren Anteil.
   2. Derjenige Anteil des in die Zelle aufgenommenen Bilirubin, der nicht glukuronidiert werden kann, staut ins Blut zurück und vergrößert den Serumspiegel des indirekten Bilirubin ein weiteres Mal.
   3. Das glukuronidierte Bilirubin, das wegen des Energiemangels nicht in die Gallenkanälchen ausgeschieden werden kann, lässt nun auch den Serumspiegel des direkten, wasserlöslichen Bilirubin ansteigen (und erscheint im Urin).

> **MERKE**
> Zusammengefasst bedeutet dies, dass bei Erkrankungen der **Leber** (Hepatitis, Zirrhose) **beide Bilirubinanteile** im Serum **erhöht** nachweisbar werden, beim **prähepatischen Ikterus** dagegen ausschließlich das **indirekte** und beim **posthepatischen** lediglich das **direkte** Bilirubin, sofern die Leber bei einem **chronifizierten Rückstau** aus den Gallenwegen noch keinen Schaden genommen hat. In diesen Fällen steigt dann zusätzlich auch der Serumspiegel des indirekten.

2.20.3 Ursachen

Es werden 3 Formen unterschieden (> Tab. 2.25), je nachdem ob der Ikterus entsteht durch
- einen vermehrten Bilirubinanfall aus dem Blutabbau, sodass die Aufnahmekapazität der Leber überschritten wird: **prähepatischer Ikterus.**
- eine Störung der Hepatozyten mit verminderter Bilirubinaufnahme, gestörter Konjugation und Ausscheidung in die intrahepatischen Gallengänge: **intrahepatischer Ikterus.**
- eine unzureichende Ausscheidung in die extrahepatischen Gallenwege: **posthepatischer Ikterus**.

2.20.4 Wegweisende Begleitsymptome

Sporadische ikterische Phasen bei einem beschwerdefreien jungen Menschen (Männer > Frauen), evtl. im Zusammenhang mit Infekten, Fastenperioden oder nach Alkoholgenuss, deuten auf einen **Morbus Meulengracht**, sofern nachfolgende Untersuchungen und Laborwerte keine weiteren Hinweise liefern.

Ein erstmaliger Ikterus bei einem Mädchen, das mit der Einnahme der **Pille** begonnen hat, ist verdächtig auf ein **Dubin-Johnson-Syndrom**.

Kolikartige Schmerzen im rechten und mittleren Oberbauch mit Ausstrahlung in die rechte Schulter deuten auf einen **Stein im Ductus choledochus**. Besteht zusätzlich Fieber, bei begleitender breiter Schmerzausstrahlung in den Bauchraum, wird eine **akute Cholezystitis** wahrscheinlich.

Übelkeit, eventuell mit Schmerzen oder Druck im rechten Oberbauch und möglicherweise begleitet von Fieber, würden an eine **Hepatitis** denken lassen.

Pruritus ist grundsätzlich nur zu erwarten, wenn der Ikterus über längere Zeit besteht. Allerdings wird er bei der Form eines cholestatischen Ikterus in der Regel deutlicher, weil sich neben Bilirubin auch noch die gestauten Gallensalze an die Juckreizrezeptoren der Haut binden.

Treten die **Schmerzen** überwiegend im **linken Oberbauch** auf, besteht die wahrscheinlichste Ursache in einer **Pankreatitis**, selbst wenn die weiteren Symptome, die als typisch gelten, (noch) nicht vorhanden sind. In Frage käme bei fehlenden Zusatzsymptomen auch eine **Splenomegalie** bei lienaler Anämie. Hier würde man die möglicherweise vorhandene Schmerzausstrahlung in der linken Schulter erwarten, bei einer milde und atypisch verlaufenden Pankreatitis eher in Thorax bis Achselhöhle oder Unterbauch.

Fieberschübe (hohes Fieber) sind wegweisend für die **Malaria**. Bestehen neben Krankheitsgefühl und meist mäßigem Fieber subjektive Symptome einer **Angina tonsillaris**, sollte man wegen deren möglicher Leberbeteiligung in erster Linie an eine infektiöse **Mononukleose** und die seltene Form einer symptomatischen **Zytomegalie** denken.

Bei der fortgeschrittenen **Leberzirrhose** wird die periumbilikale Venenzeichnung **(Caput medusae)** erkennbar.

In allen Fällen eines Ikterus mit überwiegend rechtsseitigen **Oberbauchbeschwerden** ist von einer **intra- oder posthepatischen Ursache** auszugehen. In all diesen Fällen ist der Stuhl heller als üblich, der Urin hell- bis dunkelbraun verfärbt. Allerdings wäre bei einer Malaria tropica trotz prähepatischer Ursache aufgrund einer Hämoglobinurie ebenfalls ein dunkel gefärbter Urin möglich (Schwarzwasserfieber).

Leidet ein ikterischer Patient **ohne begleitende Schmerzen** unter Müdigkeit und Appetitverlust und wird bei einer ersten Untersuchung die Gallenblase tastbar **(Courvoisier-Zeichen)**, besteht die wahrscheinlichste Ursache in einem **Karzinom von Pankreaskopf oder Gallenwegen**.

Farbnuancen der Haut

Einige Ikterusformen lassen durch Farbnuancierungen der Oberhaut weitere differenzialdiagnostische Vermutungen zu, auch wenn dies bei den modernen diagnostischen Möglichkeiten die frühere Bedeutung weitgehend verloren hat. Ursache sind chemische Veränderungen des Bilirubins, wodurch sich auch dessen Farbe ändert. Die entsprechenden Molekülveränderungen entstehen überwiegend bei chronischen Ikterusformen, bei denen das in der Haut abgelagerte Bilirubinmolekül oxidiert wird.
Man unterscheidet:
- **Rubin-Ikterus** (gelb-rötliche Hautverfärbung): v. a. bei akuter Hepatitis (evtl. mit Übergang in Verdin-Ikterus)
- **Verdin-Ikterus** (gelb-grünliche Hautverfärbung): Er entsteht bei jedem länger bestehenden Ikterus (Oxidation von Bilirubin zu Biliverdin), aber auch bei einem Rückstau aus den Gallenwegen. Je länger dieser Rückstau anhält, desto intensiver wird die grüne Färbung. Erscheint sie schließlich schmutzig-dunkelgrün, spricht man vom **Melasikterus**.
- **Flavin-Ikterus** (strohgelbe Hautverfärbung): v. a. bei hämolytischer Anämie

2.20.5 Diagnostische Abgrenzung (> Tab. 2.26)

Tab. 2.26 Differenzialdiagnostik des Ikterus. ↑ = erhöht, ↑↑ = stark erhöht

	Prähepatischer Ikterus	Intrahepatischer Ikterus	Posthepatischer Ikterus (Verschlussikterus)
Lebergröße	normal	vergrößert, weich	meist normal
Gallenblase	normal	normal	manchmal tastbar
Urinfarbe	normal	braun	dunkelbraun
Stuhlfarbe	dunkelbraun	hell	grau (entfärbt)
Direktes Bilirubin	normal	↑	↑ bis ↑↑
Indirektes Bilirubin	↑↑	↑	normal, evtl. ↑
Alkalische Phosphatase (AP)	normal	normal oder ↑	↑↑
Transaminasen (GPT, GOT)	normal	↑↑	normal oder ↑
Laparoskopie	Leber normal, häufig Splenomegalie	große rote Leber	grüne Leber
Leberbiopsie	normal	entzündliche Reaktionen	intrahepatische Cholestase
Juckreiz	eventuell	meistens	ja

2.21 Juckreiz

2.21.1 Definition

Juckreiz **(Pruritus)** ist eine äußerst unangenehme Sinneswahrnehmung der Haut, die mit dem unstillbaren Verlangen des Kratzens einhergeht. Sie ist als **physiologische Nozizeption** anzusehen, die dazu dient, schädigende Noxen wie z. B. Parasiten von der Haut zu entfernen. Andererseits ist der Juckreiz auch ein **Erkrankungssymptom**, das mit oder ohne erkennbare Ursache einfach nur zur Schädigung der Haut führen kann. Nach vorsichtigen Schätzungen sind etwa 8 % der Bevölkerung betroffen. Dies sind in Deutschland rund 6,5 Millionen Menschen. Mit zunehmendem Alter steigt der prozentuale Anteil. Beispielsweise geht man davon aus, dass unter den über 65-Jährigen rund ⅓ an chronischem oder chronisch-rezidivierendem Juckreiz leidet.

Abgetrennt werden muss vom Pruritus das Gefühl des Kitzels. **Kitzel** entsteht durch eine leichte Berührung der Haut. Er wird in der Regel nicht als unangenehm empfunden und mit lediglich kurz andauerndem, leichtem Reiben oder Kratzen beantwortet. Im Gegensatz zum Pruritus klingt der Kitzel auch von selbst wieder ab, weil die zuständigen Rezeptoren (Haarfollikelrezeptoren und freie Nervenendigungen in der Epidermis) rasch adaptieren.

Bis 1997 glaubte man, dass Pruritus bei unterschwelliger Reizung von Schmerzrezeptoren entsteht; noch heute ist dies teilweise so zu lesen. Seither weiß man allerdings, dass der Juckreiz eine **eigene Sinnesqualität** darstellt, die von **freien Nervenendigungen** in der **Epidermis** sowie im **oberen Korium** aufgenommen und von langsam leitenden C-Fasern über das Hinterhorn zum Thalamus und schließlich zum Gyrus postcentralis geleitet wird. Einzelne Nerven versorgen jeweils handtellergroße Bereiche. Da sich die Areale jedoch sehr ausgeprägt überlappen, wird die Haut an jeder Stelle von etwa 12 Nervenfasern versorgt.

2.21.2 Molekulare Ursachen

Juckreiz besteht aus **2 Komponenten**, die sich voneinander abgrenzen lassen. So führen die Inhaltsstoffe der Juckreizbohne zu reinem **Jucken**, während Senföl hauptsächlich ein **Brennen** hervorruft. In der Regel sind beide Komponenten miteinander vermischt. Histamin verursacht z. B. einen Juckreiz, der zu 60 % aus Jucken und zu 40 % aus Brennen besteht.

Eine weitere wichtige Eigenschaft des Juckreizes ist die sog. **Alloknesis**, was so viel bedeutet wie andersartige, **ungewöhnliche Reizbeantwortung:** Der Juckreiz einer durch Histamin verursachten Quaddel ist gut lokalisiert und klingt in der Regel zügig wieder ab. In der (geröteten) Umgebung der Quaddel entsteht aber gleichzeitig eine Sensibilisierung, die dazu führt, dass z. B. mechanische Reize, die normalerweise keine Reaktion erzeugt hätten, nun ebenfalls zu Juckreiz führen. Dieser Juckreiz ist schlecht lokalisierbar und anhaltend. Ausgelöst und unterhalten wird er von den beteiligten Nerven im Bereich der Quaddel. Unterdrücken lässt er sich durch Lokalanästhetika oder Kühlung der Haut. Die Alloknesis ist möglicherweise der wesentliche Grund für den anhaltenden Juckreiz beispielsweise beim atopischen Ekzem, bei Insektenstichreaktionen, Urtikaria oder auch nur der trockenen Haut (Sebostase) des Atopikers.

Im Serum wurden inzwischen Faktoren gefunden, welche die Juckreizfasern zur Vermehrung anregen. Darüber hinaus spielen sich in Rückenmark und Gehirn Lernprozesse ab, sodass es entsprechend dem Schmerzgedächtnis bei chronischen Schmerzpatienten auch ein **Juckreizgedächtnis** zu geben scheint: Der Juckreiz bleibt bestehen, obwohl der ursprüngliche Auslöser gar nicht mehr vorhanden ist.

2.21.3 Juckreizmediatoren

Man hat inzwischen eine riesige Anzahl von körpereigenen Faktoren und körperfremden Substanzen identifiziert, die teilweise über spezifische Bindungsstellen an den freien Nervenendigungen Juckreiz auszulösen vermögen. Gerade diese nahezu unüberschaubare Zahl führt dazu, dass es im therapeutischen Alltag häufig schwierig bis unmöglich wird, bei fehlenden oder unspezifischen Hauterscheinungen und unklarer Anamnese die Ursache eines Pruritus herauszufinden. Auch die Therapie wird dann oftmals unbefriedigend, denn obwohl z. B. Histamin einen besonders häufigen Verursacher darstellt – direkt oder indirekt, sodass Antihistaminika in solchen Fällen gute Wirkungen erzielen, ist es eben längst nicht der einzige Mediator.

Unter den zahlreichen, bisher bekannten Substanzen und Faktoren, die Juckreiz auslösen können, sollen nur die für den Alltag wichtigsten aufgelistet werden:
- **Kinine** wie **Histamin**, **Bradykinin** und **Serotonin**
- **eiweißspaltende Enzyme** (Proteasen) wie **Papain**, **Trypsin** und **Kallikrein**
- **Neuropeptide** wie Substanz P und MSH
- **Interleukin-2**
- **Acetylcholin**
- einzelne **Prostaglandine**
- **eosinophile Granulozyten** bzw. Inhaltsstoffe ihrer Granula
- **Morphinabkömmlinge**
- **Wassermangel der Epidermis**

Morphinabkömmlinge wirken sehr ausgeprägt analgetisch, erzeugen aber häufig auch Juckreiz. Entsprechend besteht ein weiterer Therapieansatz bei Juckreiz neben den Antihistaminika in Opiat-Antagonisten, die die Juckreizweiterleitung im Rückenmark blockieren.

2.21.4 Folgen des Pruritus

Chronischer Juckreiz wird als störend, oft genug aber geradezu als qualvoll empfunden. **Schlafmangel**, **Erschöpfungszustände** oder **Entwicklungsstörungen** bei Kindern sind möglich. Lebensqualität und Leistungsfähigkeit der Patienten können in ähnlichem Umfang beeinträchtigt sein wie bei chronischen Schmerzpatienten. Im Extremfall entwickelt sich eine **suizidale Gefährdung**.

Der Juckreiz kann anhaltend sein. Häufiger jedoch kommt es zu rezidivierender Verschlimmerung bzw. zu regelrechten Juckreizkrisen, die z. B. durch Temperaturwechsel, Schwitzen oder auch mechanische Reize wie Abfrottieren nach dem Duschen ausgelöst werden. Die Skabies juckt häufig tagsüber relativ wenig, um in der Bettwärme fast unerträglich zu werden. Manchmal korreliert der Juckreiz mit dem Hormonzyklus.

Die **Reizbeantwortung** eines Pruritus besteht üblicherweise in **Kratzen**. Dies kann zur Zerstörung der oberflächlich gelegenen No-

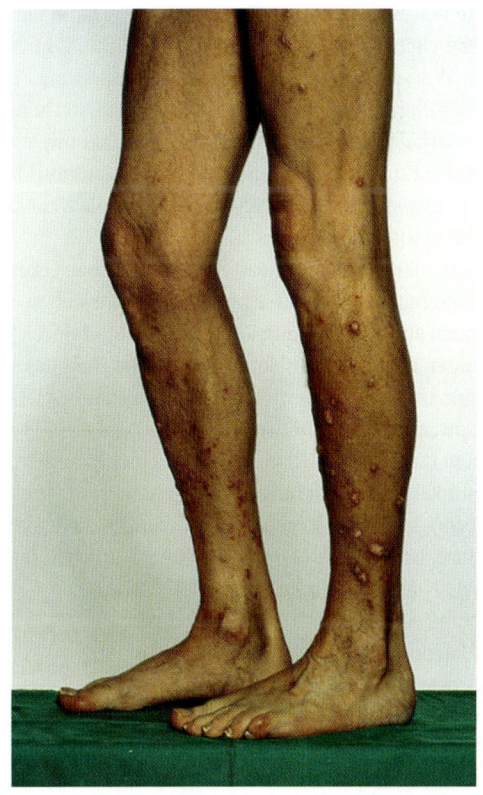

Abb. 2.22 Prurigo nodularis [E273]

ziozeptoren führen, sodass der Reiz deswegen nachlässt. Wichtiger ist die Überlagerung des Juckreizes durch den entstehenden Schmerz. Es scheint aber auch so zu sein, dass mechanische (Reiben, Kratzen), thermische (Kälte) oder elektrische Reize über nervale Verschaltungen den Juckreiz unterdrücken. Andererseits ist es auch möglich, v. a. bei Ekzemen, dass die mechanisch verursachte zusätzliche Entzündung den Juckreiz eher noch verstärkt, sodass es zu regelrechten Juck-Kratz-Zyklen kommt.

Nicht so selten wird Juckreiz nicht mit Kratzen, sondern durch **Reiben**, **Drücken** oder **Kühlen** beantwortet. Dies scheint teilweise von der Juckreizursache abhängig zu sein. Beispielsweise werden Quaddeln nicht gekratzt, sondern intensiv gerieben. Die Ursache ist unklar.

Sehr heftiger Juckreiz führt zu **Kratzspuren**, die von **hämorrhagischen Krusten** bedeckt sind. **Bakterielle Sekundärinfektionen** (Impetiginisierungen) sind immer möglich, sodass davon evtl. sogar die eigentliche dermatologische Ursache überdeckt werden kann. Bei chronischem Kratzen können **Vernarbungen**, **Hyper-** oder **Depigmentierungen** oder sogar **knotige Effloreszenzen** (Prurigo nodularis) entstehen (➤ Abb. 2.22).

2.21.5 Ursachen des Pruritus

Juckreiz kann durch zahllose dermatologische Erkrankungen verursacht werden – auch durch sog. Minimaldermatosen, die kaum oder überhaupt keine Effekte an der Haut zeigen. **Arzneimittel** können allergische Reaktionen verursachen, aber auch Juckreiz an unveränderter Haut. Dasselbe gilt für **innere Erkrankungen**. Während **Kälte** den Juckreiz oft zu lindern vermag, kann sie andererseits bei manchen Patienten sogar zu Juckreiz führen. Entsprechendes gilt für **Wasser** (aquagener Pruritus). Der aquagene Pruritus ist ätiologisch völlig unklar. Charakteristisch ist ein stechender Juckreiz, der innerhalb von Minuten nach dem Kontakt mit Wasser jedweder Temperatur entsteht. Manchmal findet man myeloproliferative Erkrankungen wie eine Polycythaemia vera als Ursache. Mehrheitlich tritt er idiopathisch auf.

Besonders häufig entsteht Juckreiz bei **trockener Haut** oder im **Alter**, wo degenerative Prozesse im Vordergrund stehen. Andererseits kommen aber gerade beim älteren Patienten zahlreiche innere Erkrankungen oder Medikamente in Frage. Die Haut des Atopikers ist nicht nur trocken, sondern auch in der Zusammensetzung verändert, bspw. an γ-Linolensäure verarmt.

Bei einem (zunächst) unklaren Juckreiz eines Patienten, bei dem an der Haut keine Veränderungen zu erkennen sind (sog. **Pruritus sine materia**), ist v. a. an folgende Erkrankungen zu denken:
- Cholestase, Leberzirrhose (mit oder ohne deutlichen Ikterus)
- terminale Niereninsuffizienz (Urämie)
- Lymphome einschließlich Morbus Hodgkin
- Polycythaemia vera
- unentdeckte Neoplasien
- HIV-Infektion
- Hyperthyreose
- Diabetes mellitus
- Medikamente (u. a. Opiate)
- Menopause
- Eisenmangel
- Darmparasiten, Eosinophilie
- psychische Störungen – z. B. Parasitophobie
- neurologische oder psychiatrische Erkrankungen
- Exsikkose
- Minimaldermatosen
- Atopie

Dabei muss man zur Kenntnis nehmen, dass die eigentliche Ursache des Juckreizes mehrheitlich völlig unklar ist. Beispielsweise ist bei der **terminalen Niereninsuffizienz** weder die Ursache für das möglicherweise entstehende Koma (urämisches Koma) bekannt, noch hat man die „Stoffwechselschlacken" identifiziert, die offensichtlich durch Einlagerung in die Haut für den Juckreiz zuständig sind. Dies scheint auch von Patient zu Patient verschieden, denn es kommt überhaupt nur bei rund der Hälfte der Dialysepatienten zu Juckreiz.

Der **cholestatische Pruritus** bei Leberzirrhose oder anderweitig verursachter Cholestase wird häufig auf die **Gallensäuren** zurückgeführt, die sich in die Haut einlagern und dort zur Freisetzung von Histamin oder lysosomalen Enzymen bzw. zur Bindung an Juckreizrezeptoren führen sollen. Allerdings korrelieren die Gallensäurenspiegel nicht mit dem Schweregrad der Symptome. Auch beim **Bilirubin** ist bekannt, dass es sich in die Haut einlagert und dort mit großer Affinität an elastische Fasern bindet. Es scheint die Juckreizrezeptoren direkt reizen zu können. Bis sich die „Gelehrten" einig sind, sollte man also Gallensäuren *und* Bilirubin als Verursacher des Juckreizes bei chronischem Ikterus und Cholestase benennen.

Eine **hormonell** induzierte Cholestase erklärt Juckreiz in der Schwangerschaft, der dann auch keine Hautsymptome zeigen muss. Entsprechendes gilt für eine Therapie mit Sexualhormonen bzw. Anabolika.

Bei **lymphoproliferativen Erkrankungen** scheint ein erhöhter Histaminspiegel von ursächlicher Bedeutung zu sein. Besonders häufig (70 %) kommt es bei der **Polycythaemia vera** zu Juckreiz. Die Qualität des Juckreizes ist typischerweise stechend. Häufig besteht bei den Patienten gleichzeitig ein aquagener Pruritus.

Ebenfalls häufig kommt es beim **Morbus Hodgkin** zu Juckreiz. Dieser erscheint zumeist lokalisiert im Hautbereich der befallenen Lymphknoten. Sind die mediastinalen Lymphknoten betroffen, ist der Juckreiz generalisiert. Wichtig ist, dass der Juckreiz der (erkennbaren) Manifestation der Erkrankung um Jahre vorausgehen kann. Bei **Leukämien**, **Non-Hodgkin-Lymphomen** oder **multiplem Myelom** (Morbus Kahler) ist Juckreiz ein deutlich selteneres Symptom, aber im Einzelfall durchaus möglich. Bei sonstigen malignen Erkrankungen (Karzinomen usw.) ist Juckreiz kein Symptom. Wenn er auftritt, findet sich zumeist eine andere Ursache.

Juckreiz bei **endokrinen Störungen** betrifft hauptsächlich Patienten mit **Hyperthyreose** und **Diabetes mellitus**. Beim Diabetiker sind wohl die Exsikkose sowie v. a. die mangelhafte Versorgung der Haut mit Atrophie einzelner Strukturen verantwortlich. Die unzureichende Zellerneuerungsrate muss beim Juckreiz des **Eisenmangels**, der bereits vor dem Entstehen einer Anämie beobachtet werden kann, als Ursache angesehen werden. Dieser Zusammenhang gilt bekanntlich auch für weitere Symptome des Eisenmangels wie Haarausfall oder Kältegefühl (Insuffizienz der Atmungskette), woraus abgeleitet werden sollte, dass für eine klare Diagnose weder Hämoglobin noch Serumeisen dienen können, sondern **ausschließlich das Ferritin**. Seltener kommt es beim **Hyperparathyreoidismus** zu Juckreiz. Der Juckreiz in der Schwangerschaft ist nicht direkt auf hormonelle Einflüsse, sondern z. B. auf die Cholestase zurückzuführen.

MERKE
Zu beachten ist, dass wohl die Hyperthyreose, jedoch in der Regel nicht die Hypothyreose zu Juckreiz führen kann.

Medikamente, die besonders häufig Juckreiz verursachen, sind z. B. Antibiotika, Diuretika, Antimalariamittel, Opiate, Zytostatika und Hydroxyethylstärke (HAES), die häufig als Infusion zur Behandlung eines Tinnitus eingesetzt wird.

Hautkrankheiten, die mit besonders ausgeprägtem Juckreiz einhergehen, sind:
- Urtikaria
- Skabies
- Insektenstiche
- Neurodermitis
- allergische Kontaktekzeme
- seborrhoisches Ekzem
- Lichen ruber
- Prurigo
- Candidavulvitis
- polymorphe Lichtdermatose

Urtikaria, Skabies, Neurodermitis, Kontaktekzeme, seborrhoisches Ekzem und polymorphe Lichtdermatose werden im ➤ Fach Dermatologie besprochen, die Candidavulvitis im ➤ Fach Gynäkologie.

2.21.6 Lichen ruber

Lichen heißt Flechte. Man benutzt diese Diagnose in der Dermatologie als **Oberbegriff** für eine Gruppe **stark juckender**, mit **Knötchenbildung** einhergehender Hautkrankheiten. Durch Aggregation der Papeln entsteht eine „flechtenartige" Wachstumstendenz.

Der wesentliche Vertreter dieser Gruppe ist der **Lichen ruber planus**, der v. a. im mittleren Lebensabschnitt vorkommt und wahrscheinlich eine Autoimmunkrankheit gegen die basalen Keratinozyten der Epidermis darstellt. Die Erkrankung betrifft etwa 0,5 % der Bevölkerung. Besonders häufig besteht gleichzeitig eine chronische **Hepatitis B** oder **C** oder eine **Leberzirrhose**. Oft beginnt der Lichen ruber auch im Anschluss an massive psychische Traumen oder Stresssituationen.

Die zunächst einzeln stehenden Papeln sind nicht wie üblich gewölbt, sondern plan (➤ Abb. 2.23). Durch ihre Einbindung in die Felderung der Haut erhalten sie eine polygonale Begrenzung. Die Farbe ist zunächst entzündlich-rot, später oft rötlich-bläulich. Die Auslösung eines Köbner-Phänomens wie bei der Psoriasis ist möglich.

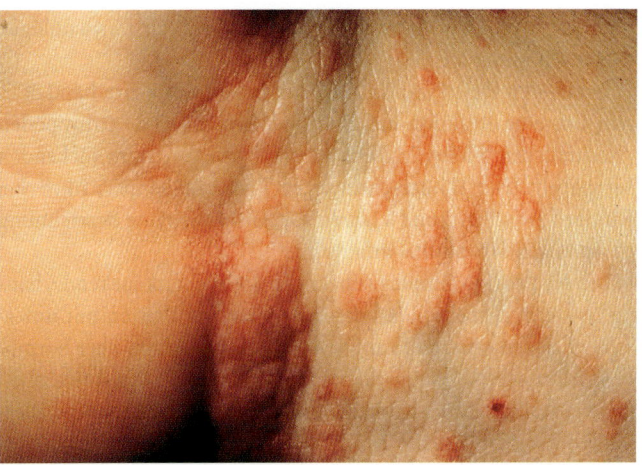
Abb. 2.23 Lichen ruber planus [E273]

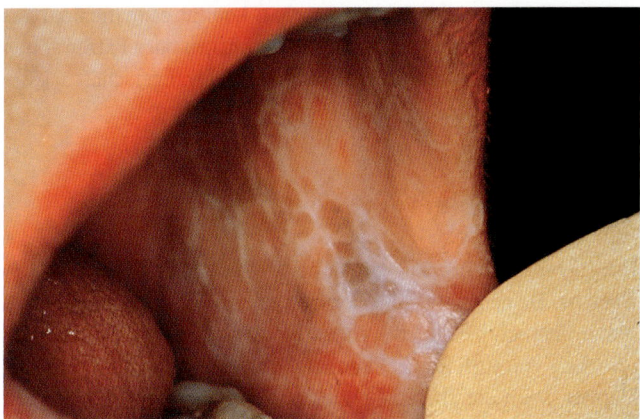
Abb. 2.24 Wickham-Phänomen [E273]

In rund 50 % der Fälle sind die **Schleimhäute** oral, genital oder anal mitbefallen. Manchmal bestehen aber auch lediglich Schleimhautherde ohne Beteiligung der Oberhaut. Typisch für die Herde v. a. der Schleimhaut ist eine netzförmige, streifige Zeichnung, die als **Wickham-Phänomen** (➤ Abb. 2.24) bezeichnet wird.

Aus Schleimhautherden kann sich nach langem Bestand ein **Spinaliom** entwickeln. Üblicherweise aber ist der Lichen ruber **selbstlimitierend** – in > 90 % der Fälle ist die Erkrankung nach spätestens 2 Jahren abgeheilt.

2.21.7 Prurigo

Entsprechend dem Begriff des Lichen ist auch die Diagnose Prurigo eine **Sammelbezeichnung** für **stark juckende** Hautkrankheiten, die mit **Seropapeln**, **Knötchen**- oder **Knotenbildungen** einhergehen (Prurigo bedeutet eigentlich nur Juckreiz). Teilweise entstehen diese Knoten erst als Hautreaktion auf ständige Juck-Kratz-Zyklen wie bei der **Prurigo nodularis** mit ihren bis zu 3 cm großen Knoten und Narbenbildungen, bei der die Juckreizursache z. B. in Erkrankungen innerer Organe besteht. In der Regel findet man auch eine **Erhöhung des IgE-Serumspiegels**, sodass man einen Therapieversuch mit Walnussöl unternehmen sollte (➤ Fach Dermatologie, ➤ Fach Immunologie).

In anderen Fällen wie bei der **Prurigo simplex acuta** handelt es sich um eine Reaktion auf **Bisse** oder **Stiche** von Arthropoden (Stechmücken, Flöhe, Milben) in der Form von stark juckenden Seropapeln. Die Hauterscheinungen kommen hauptsächlich bei **Kindern** zwischen 2 und 8 Jahren vor. Eine synonyme Bezeichnung ist deswegen **Strophulus infantum**.

Bei der **Prurigo simplex subacuta** bestehen stark juckende, häufig zerkratzte Papeln. Besonders betroffen sind **Frauen** mit unterschiedlichsten **inneren Krankheiten** – von der Atopie über hormonelle Störungen, HIV oder lymphoproliferative Erkrankungen bis hin zu psychiatrischen Krankheiten. Häufig bleibt die Ursache allerdings unklar. Auffallend ist, dass lediglich die Papeln selbst zerkratzt werden, sodass hämorrhagische Krusten entstehen, während die umgebende Haut nicht juckt und deswegen frei bleibt.

Im 1. Trimenon der Schwangerschaft kommt es manchmal aus unklarem Zusammenhang zu Papeln an Rücken oder Extremitäten **(Prurigo gestationis)**, die sich nach der Schwangerschaft wieder zurückbilden.

2.21.8 Therapie

Die Therapie des Pruritus erfolgt im Idealfall durch **Sanierung der Ursache**. Da genau das üblicherweise aber nicht möglich ist, muss symptomatisch behandelt werden. Sofern wenigstens die Juckreizursache – v. a. auch im Hinblick auf die beteiligten Mediatoren – geklärt ist, kann die Therapie gezielt erfolgen. Beispielsweise werden **Antihistaminika** bei histaminverursachten Effloreszenzen helfen. Grundsätzlich sind hierbei ältere, sedierende Antihistaminika wie z. B. Fenistil® wirksamer als die moderne Generation wie z. B. Cetirizin. Systemisch kommt man, sofern Antihistaminika nicht oder nicht ausreichend helfen, oft genug um **Opiat-Antagonisten**, **Cortisol**, **Neuroleptika** oder **Antidepressiva** nicht herum, die allesamt mit erheblichen Nebenwirkungen verbunden sein können.

Bei der topischen Behandlung der Haut muss hinsichtlich der Galenik der Hautzustand berücksichtigt werden. Bewährt haben sich Zusätze wie **Harnstoff**, **Menthol**, **Kampfer**, **Salicylsäure**, **Polidocanol**, **Hamamelis**, **Omegafettsäuren**, **Glyzerin**, **Johanniskraut** oder **Gerbstoffe** – selbstverständlich auch **Cortisol**. Harnstoff führt nicht nur zur Feuchtigkeitsanreicherung der Haut, sondern wirkt auch direkt juckreizhemmend. Besonders hilfreich ist häufig der Zusatz von **Capsaicin**, das über eine Sekretionshemmung von Neurotransmittern in Hautnerven wirkt.

MERKE
Besonders häufig findet man Atopiker unter den Juckreizpatienten. Es lohnt sich also immer, nach der Höhe des IgE-Serumspiegels zu schauen, um bei Bedarf mit **γ-Linolensäure** zu substituieren.

Bestrahlungen mit **UV-B** helfen in bis zu 50 % der Fälle. **Feuchte Umschläge** oder **Kälte** können versucht werden. Sehr häufig müssen verschiedene Therapien ausprobiert werden, bis eine geeignete gefunden ist.

Hilfreich sind luftige Kleidung (möglichst aus Baumwolle), **rückfettende** Bade- bzw. Duschzusätze, Entspannungstechniken wie autogenes Training, Verhaltenstherapien bzw. ganz allgemein das Vermeiden von Stress. Beim Atopiker, in jedem Fall aber auch bei umschriebenem anogenitalem Pruritus, der bei fehlender Hautveränderung meist der Psyche zugeordnet wird, sollte an eine **Darmsanierung** gedacht werden. Entsprechend der Windeldermatitis des Säuglings kann beim perianalen Pruritus zusätzlich lokal mit Zinkpaste behandelt werden, eventuell unter Zusatz eines Antimykotikums.

ACHTUNG
Unbedingt zu vermeiden sind entfettende Maßnahmen (Seifen, Alkoholumschläge, zu intensives Duschen), heiße Bäder, hohe Umgebungstemperaturen oder niedrige Luftfeuchtigkeit, manche Genussmittel (Gewürze) oder weitere, dem Patienten evtl. bekannte Provokationsfaktoren. Beispielsweise sollte darauf geachtet werden, dass Externa wie Salben, Badezusätze, Duschgele usw. weder Parfüms noch Konservierungsmittel enthalten.

Juckreizpatienten haben lange Jahre hindurch nicht dieselbe Aufmerksamkeit und Hilfe erfahren wie z. B. Schmerzpatienten, obwohl ihr Leiden oft genug durchaus vergleichbar ist. Auch Ursachenforschung und Therapiemöglichkeiten blieben unzureichend. Inzwischen gibt es hoffnungsvolle Ansätze. So wurde vor wenigen Jahren (2002) an der dermatologischen Klinik der Universität Münster eine **Juckambulanz** eingerichtet – die erste ihrer Art in Deutschland. Hier gelingt es häufig, auch in zuvor hoffnungslosen Fällen zu helfen.

2.22 Gynäkomastie

2.22.1 Definition

Gynäkomastie bedeutet Wachstum der **Brust beim Mann**, das ungeachtet der jeweiligen Ursache ein- oder beidseitig erfolgen kann (➤ Abb. 2.25). Dies ist teilweise harmlos und stellt dann auch ein prinzipiell reversibles Ereignis dar. In anderen Fällen jedoch ist es

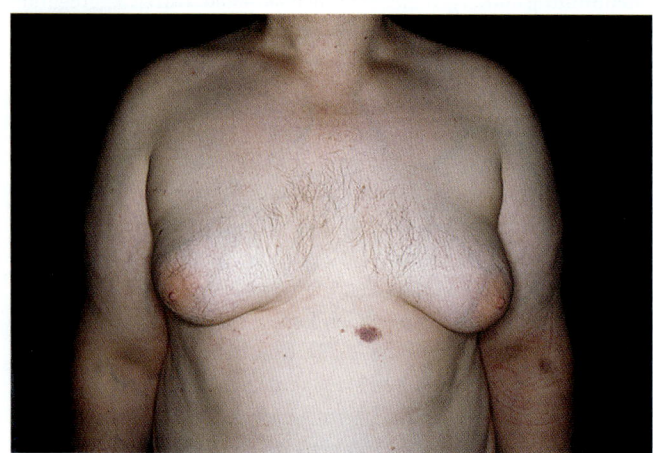

Abb. 2.25 Gynäkomastie [R246]

Begleitsymptom oder auch ein früher Hinweis auf eine ernsthafte Störung. Es gilt also grundsätzlich, dass man zunächst Tumoren von Mamma, Hoden oder Hypophyse gewissenhaft ausschließen sollte, bevor man einen scheinbar klaren Zusammenhang (Pubertät, Leberzirrhose, Medikamente) als bewiesen annimmt.

Die apparative Diagnostik entspricht der weiblichen Mamma. Je nach vermutetem Zusammenhang wird man im Serum nach **Hormonstörungen** oder **Tumormarkern** suchen bzw. über **CT** oder **MRT** das Zwischenhirn einschließlich Sella turcica abklären.

2.22.2 Ursachen

Als Ursache einer Gynäkomastie kommen in Betracht:
- plazentare Hormone (z. B. Östrogene, Prolaktin), die bei Neugeborenen beiderlei Geschlechts zur Vergrößerung der Brustdrüse führen
- Pubertät
- Leberzirrhose
- Medikamente
- Adipositas
- benigner Mammatumor (Fibroadenom, Lipom)
- Hypophysentumor
- Störungen des Hypothalamus
- maligner Hodentumor (nur Leydig-Zell-Tumoren)
- Mammakarzinom

Pubertät

Bei mindestens 50 % der Jungen kommt es in den Jahren der Pubertät zu einem mehr oder weniger deutlichen, ein- oder beidseitigen Wachstum der Brust. Ursache sind die Hoden, die bis zur stabilen Testosteronproduktion auch in wechselndem Umfang Östrogene bilden. Eine vergleichbare Situation besteht bei den Ovarien des pubertierenden Mädchens, die ebenfalls in gewissem Umfang Androgene wie DHEA oder sogar Testosteron produzieren, erkennbar u. a. an einer Acne vulgaris und notwendig für Pubarche und Achselbehaarung. Bei adipösen Jungen kann die Gynäkomastie verstärkt in Erscheinung treten, weil sich zur Produktion im Hoden die Östronproduktion des Fettgewebes gesellt.

Im Gegensatz zur anderweitig verursachten Gynäkomastie ist die Vergrößerung in der Pubertät in aller Regel **reversibel**, sodass abgewartet werden kann. Selbstverständlich gilt auch für die Pubertät, dass man v. a. eine einseitige Gynäkomastie zunächst penibel abklärt, um das (seltene) Mammakarzinom des Mannes nicht zu übersehen.

Leberzirrhose

Eine der ungezählten Aufgaben der Leber besteht im Abbau zirkulierender Hormone. Dies betrifft auch die in geringen Mengen bei beiden Geschlechtern gebildeten gegengeschlechtlichen Sexualhormone aus Nebennierenrinde, Hoden und Ovar. Bei einer Insuffizienz der Leberfunktion erhalten diese **Hormone** ein absolut und v. a. **relativ größeres Gewicht**, sodass dann ihre Wirkungen erkennbar werden. Der Virilisierung weiblicher Patienten stehen beim Mann Gynäkomastie und Bauchglatze mit weiblicher Schambehaarung gegenüber.

Medikamente

Spironolacton ist ein nicht allzu häufig eingesetztes Diuretikum, das beim männlichen Patienten zur Gynäkomastie führen kann. Noch mehr gilt dies für **Antiandrogene** (oder Östrogene), die z. B. beim Prostatakarzinom oder auch bei Pubertas praecox verwendet werden. Das Antipsychotikum **Risperdal**® führt über eine Erhöhung des Prolaktin-Serumspiegels ebenfalls in einem Teil der Fälle zur Gynäkomastie.

Adipositas

Im **Fettgewebe** entstehen bei beiden Geschlechtern Östrogene v. a. in Form des eigentlich nicht allzu wirksamen **Estrons**. Erreicht die Menge dieses Östrogens allerdings bei zunehmender Adipositas ein gewisses Ausmaß, werden die Wirkungen erkennbar. Bei adipösen Frauen in der Menopause kann der Ausfall der ovariellen Hormone soweit kaschiert sein, dass keine oder nur geringe Wechseljahresbeschwerden entstehen. Bei sehr adipösen Männern entsteht eine Stimulation der (rudimentären) Brustdrüse, die im Verein mit der zusätzlichen Fetteinlagerung zur Ausbildung von Mammae führt.

Fibroadenom

Fibroadenome sind die häufigsten gutartigen Mammatumoren, entstehen jedoch selten auch in der männlichen Brustdrüse (und in der Prostata) – am häufigsten im mittleren Lebensabschnitt. Sie sind streng einseitig lokalisiert und müssen v. a. gegen ein Mammakarzinom abgegrenzt werden. In beiden Fällen handelt es sich um derbe, eventuell höckerige, nicht druckschmerzhafte knotige Veränderungen.

Thorakale Lipome könnten in Abhängigkeit von ihrer Lage mit einer Gynäkomastie verwechselt werden, sind dann allerdings palpatorisch (weich und gelappt) meist gut abzugrenzen.

Hypophysentumor

Benigne Tumoren des Hypophysenvorderlappens betreffen relativ häufig die Zellen der Prolaktinsynthese. Das **Prolaktinom** führt beim Mann zur Gynäkomastie und bei der Frau evtl. zur Galaktorrhö.

Der STH-Überschuss der Akromegalie stimuliert nicht nur die Akren, sondern zusätzlich nahezu alle Drüsen einschließlich Schild- und Brustdrüse oder Weichteilgewebe wie z. B. die Zunge (Makroglossie).

Selten sind Hypophysentumoren, die **Gonadotropine** wie LH oder FSH produzieren, wodurch im Hoden neben Testosteron auch verstärkt Östrogene gebildet werden können. Auch Störungen des übergeordneten **Hypothalamus** können im Einzelfall ursächlich sein.

Beim **Morbus Basedow** kommt es ebenfalls im Einzelfall zur Vergrößerung der Brustdrüse. Der Mechanismus ist wahrscheinlich autoimmun und entspricht damit der retrobulbären oder prätibialen Gewebevermehrung.

Hodentumor

Die weit überwiegende Mehrzahl maligner Hodentumore sind **Seminome**, entstammen also den Keimzellen und produzieren in diesen Fällen keine Hormone, sodass auch **keine Gynäkomastie** entsteht. Eher selten entsteht jedoch das Tumorwachstum aus **entarteten Leydig-Zwischenzellen**, woraus dann manchmal anstatt des physiologischen Testosterons eine **Östrogenproduktion** mit hohen Serumspiegeln resultiert.

Angeborene oder erworbene Störungen, die die Testosteronproduktion begrenzen oder zur Hodenatrophie führen, sind neben der angeborenen Atrophie u. a. das Klinefelter-Syndrom und Organresistenzen gegenüber Testosteron.

Mammakarzinom

Den jährlich rund 70.000 weiblichen Mammakarzinomen stehen in Deutschland etwa 620 Karzinome der männlichen Brustdrüse gegenüber (Stand 2012). Obwohl es sich demnach beinahe schon um eine Rarität handelt, sollte dieser schlimmstmögliche Fall einer Gynäkomastie zunächst zuverlässig ausgeschlossen werden.

2.23 Ödeme

2.23.1 Definition

Der Wassergehalt des Körpers liegt beim Mann bei einem Anteil von etwa 60 % des Gesamtkörpergewichts, während er bei der Frau wegen des größeren Fett- und geringeren Muskelanteils rund 50 % beträgt. ⅔ des Körperwassers befinden sich intra-, ⅓ extrazellulär. Der extrazelluläre Anteil verteilt sich im Verhältnis 3 : 1 auf Interstitium und den Raum der Gefäße. Ein Mann mit einem Gewicht von 100 kg besitzt nach diesen Relationen 20 l (= kg) extrazelluläre Flüssigkeit, von denen sich 15 l auf das Interstitium des Organismus verteilen.

Während Verschiebungen der intrazellulären und intravasalen Flüssigkeit von außen und ohne Messungen bzw. Umrechnungen nicht erkennbar sind, kann dies bei der **interstitiellen Flüssigkeit** sehr wohl **bemerkbar** werden. Eine ausgeprägte Abnahme des Körperwassers und damit des interstitiellen Raums wird am nachlassenden Turgor mit stehenden Hautfalten diagnostisch verwertbar. Eine Zunahme dieses Flüssigkeitsanteils führt dagegen in Abhängigkeit vom Körpergewicht und der zusätzlichen Flüssigkeitsmenge zu Einlagerungen an abhängigen Körperpartien, die mit bloßem Auge erkannt werden. Man kann davon ausgehen, dass eine Zunahme um 2–3 l beim Erwachsenen auffällig werden. Bereits vorher würde man die Gewichtszunahme auf der Waage ablesen können. Gerade bei Patienten, die aus pathologischen Ursachen heraus (z. B. Herz- oder Niereninsuffizienz) zu Wassereinlagerungen tendieren, ist deswegen die regelmäßige Kontrolle des Körpergewichts von großer Bedeutung.

Die Diagnose **Ödem** bleibt den **peripheren, mit den Augen erkennbaren** Flüssigkeitsansammlungen vorbehalten. Das Ödem der Lunge ist kein Ödem, sondern ein Lungenödem. Aszites (Bauchwassersucht) bedeutet eine Flüssigkeitsansammlung in der freien Bauchhöhle und ist begrifflich ebenfalls vom Ödem abzugrenzen. Der Aszites hat teilweise dieselben Ursachen wie die peripheren Ödeme, doch gibt es Krankheiten, die nur zu Ödemen, und andere, die hauptsächlich oder ausschließlich zum Aszites führen. Das Lungenödem wiederum hat in aller Regel eigenständige Ursachen, die in der Peripherie keine Ödeme und im Bauchraum keinen Aszites verursachen. Entsprechendes gilt für das Hirnödem.

> **MERKE**
> Lungenödem, Aszites und Hirnödem sind keine Ödeme.

2.23.2 Grundlagen und wegweisende Begleitsymptome

Der Fließdruck des Blutes beträgt im systemischen Kreislauf am Beginn der Kapillaren 30 mmHg und an deren Ende 12–15 mmHg. Der onkotische Druck der Plasmaproteine liegt mit etwa 20–25 mmHg ziemlich genau dazwischen, sodass seröse Flüssigkeit mit allen Bestandteilen bis knapp unter Albumingröße am Beginn der kapillären Strecke ins Interstitium abgepresst wird, um an deren Ende wieder zurückzugelangen. Die **im Interstitium verbleibende Flüssigkeit** ist hierdurch so gering (10 % des abfiltrierten Volumens = ca. **2 l/Tag**), dass das Lymphsystem keine Mühe mit dem Abtransport hat.

Eine Zunahme interstitieller Flüssigkeit ist vorstellbar durch **entzündliche Vorgänge** oder durch Bedingungen, bei denen am **Beginn** oder am **Ende der Kapillaren höhere intravasale Drücke** herrschen, wodurch nicht nur größere Flüssigkeitsmengen abgepresst werden, sondern die Reabsorption am Ende der kapillären Strecke vermindert oder aufgehoben ist (➤ Abb. 2.26). Dies ist bei endkapillären Drücken oberhalb 20 mmHg der Fall. Mäßig erhöhte intrakapilläre Drücke verursachen keine Ödeme, weil der Abtransport einer geringen Menge zusätzlicher Lymphflüssigkeit durch ein gesundes Lymphsystem problemlos möglich ist.

Lokale Entzündungen führen zu lokalen Ödemen, verursacht durch die üblichen Mediatoren wie z. B. Histamin, Anaphylatoxine als Faktoren des Komplementsystems, Interleukine (Il-1, TNF-α u. a.), Leukotriene und weitere Faktoren. Dabei spielt es keine Rolle, ob dem Flüssigkeitsaustritt eine traumatische, infektiöse, autoimmune oder allergische Veranlassung zugrunde liegt. Werden die Mediatoren wie z. B. bei der Anaphylaxie oder im septischen Schock

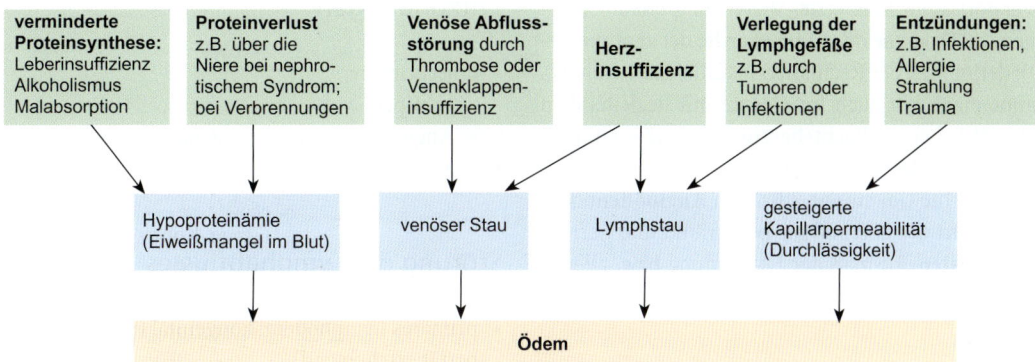

Abb. 2.26 Pathogenese der Ödembildung [A400]

generalisiert in den Kreislauf ausgeschwemmt, müssen auch die Ödeme generalisiert erscheinen.

Eine deutliche Zunahme des hydrostatischen Drucks in den Kapillaren entsteht durch einen Rückstau aus dem Bereich des venösen Abflusses. Einen derartigen **Stau in peripheren Venen** findet man umschrieben im Bereich insuffizienter Klappen an den Beinen (**CVI** = chronisch venöse Insuffizienz) oder bei der **tiefen Beinvenenthrombose** (Phlebothrombose) und generalisiert bei der **Rechtsherzinsuffizienz**. In diesem Zusammenhang sollte man sich zweierlei in Erinnerung rufen:

- Die Erhöhung von Blutvolumen und systolischen Drücken verursacht keine Vermehrung des Fließdrucks in den Kapillaren, weil die **Autoregulation** der Arteriolen diesen zusätzlichen Druck abfängt. Ein **systolischer Hochdruck** stellt damit **keine mögliche Ursache** für Ödeme dar.
- Während die fortgeschrittene Rechtsherzinsuffizienz oder Trikuspidalisfehler durch ihren Rückstau in die gesamte Peripherie zum erhöhten zentralen Venendruck und zu Ödemen, abhängig von der Ausprägung über den Stau in die Leber auch zum Aszites führen, entsteht bei der **Linksherzinsuffizienz** sowie **Mitralisfehlern** ein Rückstau in die Lunge, mithin also ein **Lungenödem** und kein Ödem. Erst bei einer massiv eingeschränkten Auswurfleistung des linken Ventrikels werden zusätzlich infolge des sekundären Hyperaldosteronismus auch Ödeme möglich.

Eine **Hypervolämie**, die v. a. aufgrund **vermehrter Natriumanreicherung** des Extrazellulärraums zustande kommt, betrifft beide extrazellulären Räume. Sie führt daher intravasal zur Anhebung des systolischen Blutdrucks und im Interstitium zu Ödemen, soweit die Gesamtmenge retinierter Flüssigkeit hierfür ausreicht. Dies ist die Ödemursache bei der **Niereninsuffizienz**, beim **Hyperaldosteronismus** sowie (seltener) auch beim **Cushing-Syndrom**, bei dem die mineralokortikoide Wirkung großer Cortisolmengen zum Tragen kommt.

Ist bei zunächst normalen intravasalen Drücken der **onkotische Druck** durch **Eiweißmangel herabgesetzt**, führt dies nach denselben Mechanismen ebenfalls zu Ödemen, je nach Ausprägung begleitet von Aszites und weiteren Flüssigkeitsansammlungen z. B. in der Pleurahöhle. Ödeme aufgrund einer Minderung des onkotischen Drucks sind generalisiert, aber in besonders weichen Geweben wie z. B. **periorbital** in Anfangsstadien deutlicher zu erkennen. Zusätzlich erscheinen sie beim morgendlichen **Erwachen** verstärkt, während die generalisierten Ödeme der **Rechtsherzinsuffizienz** infolge des hydrostatischen Drucks an den Unterschenkeln besonders auffallen und dort **bis zum Abend zunehmen**, um über Nacht wieder abzuklingen. Dazu gehört dann auch notwendigerweise eine **Nykturie**. Ist der Herzinsuffiziente bettlägerig, findet sich der abhängige Bereich v. a. lumbosakral.

Ein primäres oder sekundäres Lymphödem entsteht, wenn die **Lymphgefäße** unzureichend angelegt sind oder durch pathologische Ursachen **zugrunde gehen**. Im Vordergrund stehen hier die bakterielle **Lymphangitis**, die tropische **Filariose** sowie das **rezidivierende Erysipel**, das zu Vernarbungen oberflächlich gelegener Strukturen einschließlich ihrer Lymphgefäße führt. Der Mechanismus gilt auch für die entzündliche oder **tumoröse** Zerstörung bzw. **operative Entfernung** regionärer Lymphknotenstationen, weil damit gleichzeitig die zuführenden Lymphgefäße ihres Abflusses beraubt werden.

Einseitige Ödeme einer Extremität beruhen in aller Regel auf **venösen, entzündlichen** oder **lymphatischen Abflussstörungen** (> Tab. 2.27). Bei der **CVI** der Beine können sie auch weitgehend **symmetrisch** erscheinen, sofern die Klappen beider Beine in ähnli-

Tab. 2.27 Differenzialdiagnostik von überwiegend asymmetrischen Beinödemen

Ursache	Symptome
chronisch venöse Insuffizienz	• Varikosis • Stauungsdermatitis • Hyperpigmentierung • Ulcera cruris • meist derbes, eindrückbares Ödem
tiefe Beinvenenthrombose	• Druck- und Kompressionsschmerz • lokale Zyanose • vermehrte Venenzeichnung
Erysipel, Phlegmone	• Rötung • Überwärmung • Schmerzen • akuter Beginn • Fieber • Krankheitsgefühl
statische Ödeme	• Beinödem bei längerem Stehen, v. a. in warmer Umgebung oder beim Sitzen, zusätzlich begünstigt durch Medikamente wie Nifedipin • Besserung durch Hochlagerung

chem Umfang zerstört sind. Eine erste Abgrenzung erlaubt dann neben Symptomen wie **Dyspnoe** oder **Tachykardie** der zentrale Venendruck (ZVD), der nur bei der **Rechtsherzinsuffizienz** erhöht ist.

Dieser Zusammenhang gilt auch für Ödeme mit begleitendem **Aszites**, wobei der ZVD bei der **Rechtsherzinsuffizienz** erhöht ist, nicht jedoch bei der **Leberzirrhose**.

Entzündlich verursachte Ödeme wie z. B. beim **Angioödem** oder **Erysipel** sind auf den Ort der Entzündung **beschränkt** und harmonieren mit dem sichtbaren Ausmaß der Entzündung bzw. allergischen Ausprägung.

2.23.3 Ursachen

Ursachen von Ödemen können demzufolge sein:

Rückstau in die Kapillaren

- umschrieben:
  - tiefe Venenthrombose
  - chronisch venöse Insuffizienz (CVI), postthrombotisches Syndrom
- generalisiert:
  - Rechtsherzinsuffizienz
  - Trikuspidalisfehler
  - Pericarditis constrictiva

Hypervolämie

- Niereninsuffizienz
- Herzinsuffizienz (links, rechts, global)
- endokrin

Eiweißmangel

- Mangelernährung (Kwashiorkor, Anorexia nervosa)
- Malabsorption:
  - Zöliakie (einheimische Sprue, gluteninduzierte Enteropathie)
  - Morbus Whipple
  - Morbus Crohn (sehr selten)
  - Pankreasinsuffizienz: chronische Pankreatitis, zystische Pankreasfibrose (Mukoviszidose), Pankreaskarzinom (extrem selten – wird meist nicht mehr erlebt)
  - Zollinger-Ellison-Syndrom
  - Kurzdarmsyndrom
- Leberzirrhose
- nephrotisches Syndrom
  - Glomerulonephritis
  - diabetische Glomerulosklerose
  - hypertone Nierenschäden
  - Amyloidose
  - Nierenvenenthrombose

Entzündungen

- umschrieben:
  - Erysipel
  - Angioödem (Quincke-Ödem)
- generalisiert: Sepsis

Störung des Lymphabflusses

- primäres Lymphödem: kongenital (meist zum Zeitpunkt der Pubertät erscheinend)
- sekundäres Lymphödem:
  - Filariose (Hauptursache weltweit)
  - rezidivierendes Erysipel (Hauptursache in den westlichen Ländern)
  - entzündliche Einschmelzung von Lymphknotenstationen (Bubonenpest, Lymphogranuloma inguinale, Ulcus molle)
  - operative Entfernung von Lymphknotenstationen (Mammakarzinom, malignes Melanom)
  - nach Strahlentherapie
  - maligne Infiltration von Lymphknotenstationen

Endokrine Ödeme

- umschrieben: prätibiales Myxödem bei Morbus Basedow
- generalisiert:
  - primärer Hyperaldosteronismus (Conn-Syndrom)
  - sekundärer Hyperaldosteronismus (Herzinsuffizienz, Leberzirrhose)
  - Morbus Cushing, Cushing-Syndrom, iatrogener Cushing
  - Myxödem bei Hypothyreose

Medikamente

- Calciumantagonisten wie Nifedipin
- Immunsuppressiva wie Tacrolimus oder Sirolimus

Schwangerschaft

- überwiegend wegen der hohen Östrogenspiegel

2.23.4 Folgen

In Flüssigkeitsansammlungen lassen sich mit dem Finger oder einem Gegenstand **Dellen eindrücken** – besonders deutlich erkennbar an Geweben, die über oberflächlich gelegenen Knochen wie z. B. der Tibiavorderkante liegen. Sobald die abgepresste Flüssigkeit innerhalb von Sekunden oder wenigen Minuten zurückgeströmt ist, ist damit auch die erzeugte Delle verschwunden. Dieser Mechanismus ist sehr hilfreich, weil er Zweifelsfälle verdeutlicht und weil aus der Tiefe der erzeugten Delle die Flüssigkeitsmenge abgelesen werden kann.

Ödeme, die z. B. an den Unterschenkeln durch den hydrostatischen Druck der langen Blutsäule tagsüber ständig weiter zunehmen, werden **nachts im Liegen** wieder in den Kreislauf **resorbiert**, sofern es sich um eine CVI handelt oder das Ausmaß der z. B. zugrunde liegenden Rechtsherzinsuffizienz dies noch erlaubt. Länger (über Monate) bestehende Ödeme, die sich nicht mehr wenigstens zeitweise zurückbilden, werden **organisiert**. Dies bedeutet, dass die anfangs reine Flüssigkeitsvermehrung durch Einsprossen von Bindegewebe und eine vermehrte Bildung von Grundsubstanz ersetzt wird. Die Dellen, die man anfangs in periphere Ödeme hineindrücken kann, sind mit zunehmender Organisation immer weniger zu erkennen. Das Gewebe wird derb und unelastisch, darüber hinaus auch **de-** oder **hyperpigmentiert**.

In das generalisierte **Myxödem** der **Hypothyreose** lassen sich von Anfang an **keine Dellen** eindrücken, weil es sich hierbei im eigentlichen Sinn um kein Ödem, sondern um eine Vermehrung von Zuckerstrukturen der Grundsubstanz handelt, die lediglich adäquate, also zu den Polysacchariden passende Flüssigkeitsansammlungen aufweist. Dagegen handelt es sich beim **prätibialen Myxödem des Morbus Basedow** um eine entzündliche Flüssigkeitsvermehrung, die man deswegen problemlos **wegdrücken** kann.

Primäre Lymphödeme finden sich meist an den Beinen. Sie sind teigig, nur mäßig eindrückbar und hinterlassen dann auch nur wenig sichtbare Dellen. Durch ihre Ausschließlichkeit v. a. an den Beinen lassen sie sich problemlos vom Myxödem der Hypothyreose unterscheiden.

Der Stau in die betroffene Extremität führt zu einem **Schweregefühl**. Bedeutsamer sind die Folgen hinsichtlich mangelhafter Ernährung der durch Rückstau betroffenen Gewebe, die zu trockener, anfälliger **Haut mit Ekzemneigung** und letztendlich zum **venösen Ulkus** führt.

2.24 Fieber

Fieber (Febris) wurde in der Evolution sehr frühzeitig entwickelt. Fische erhöhen ihre Körpertemperatur bei einer bakteriellen Infektion oder wenn man ihnen Endotoxine injiziert u. a. dadurch, dass sie in wärmeres Wasser schwimmen, Echsen dadurch, dass sie sich in die Sonne legen.

Zahlreiche Bakterien werden in ihrer Vermehrungsfähigkeit durch hohe Körpertemperaturen nicht gehemmt. Dies gilt erst recht für Viren, die von ihren Wirtszellen vermehrt werden. Es gibt aber einzelne Bakterienarten, die oberhalb 40 °C im Wachstum gehemmt bzw. dabei sogar geschädigt werden. Dies gilt z. B. für Pneumokokken bei Temperaturen um 41 °C, besonders deutlich auch für die Treponemen der Syphilis. Zahlreiche Bakterien wiederum fühlen sich bei Temperaturen oberhalb 40 °C besonders wohl, sodass die Hemmung von Mikroorganismen durch Fieber wohl nicht das primäre Ziel der Evolution dargestellt haben dürfte.

Zusätzlich bedeutet Fieber für den Wirtsorganismus eine erhebliche Belastung. Mit jedem Grad Temperaturerhöhung steigt der Sauerstoffbedarf um 13 %. Kalorien- und Flüssigkeitsbedarf steigen an.

Die Skelettmuskulatur wird wegen einer verstärkten Glukoneogenese in der Leber abgebaut (Cortisol-Wirkung). Die geistige Wachsamkeit wird herabgesetzt; manchmal führt hohes Fieber zu Delirien und Somnolenz. Begleitend kommt es zu Schmerzen in Rücken, Gelenken und Muskulatur (über PGE_2) und zur Inappetenz (TNF-α). Das Herz wird durch Tachykardie und Hypervolämie belastet.

2.24.1 Definition

Die normale Körpertemperatur liegt mit ihrem **tiefsten Wert** gegen **6 Uhr** morgens durchschnittlich bei 36,6 °C (offiziell: 36,4–37,4 °C) und mit ihrem **höchsten Wert** gegen **18 Uhr** bei etwa 37,1 °C, jeweils rektal gemessen. Axilläre Temperaturen liegen etwa 0,5 °C darunter. Die Differenz von 0,5 °C zwischen dem Morgen- und dem Nachmittagswert gilt für ruhende Patienten, kann aber bei entsprechenden körperlichen Aktivitäten leicht auf 1 Grad oder darüber hinaus ansteigen. Die Aufwachtemperaturen werden von Frauen in der ersten Zyklushälfte unterschritten, und in der zweiten Zyklushälfte bis zur Menstruation überschritten. Die Differenz zwischen den beiden Zyklushälften beträgt etwa 0,4–0,5 °C. Da der Anstieg durch Progesteron verursacht wird, ist die Basaltemperatur auch in der Schwangerschaft erhöht.

Abweichungen basaler Temperaturen in beide Richtungen sind häufig, sodass es keinen allgemein gültigen Grenzwert gibt, der noch eindeutig als normal anzusehen ist. Jedes hypothalamische Temperaturzentrum scheint diesbezüglich sein eigenes Optimum zu definieren. Man spricht jedoch in einem Graubereich zwischen etwa **37,5 °C** und **38 °C** von **subfebrilen** Temperaturen, während ein Wert **oberhalb 38 °C** als **mäßiges Fieber** und **oberhalb 39 °C** als **hohes Fieber** bezeichnet wird. Dabei scheint evolutionär für den Erwachsenen eine **Obergrenze** von etwa **41 °C** zu gelten, weil diese Temperatur kaum jemals überschritten wird.

> **MERKE**
> - **Normaltemperatur**: 36,4–37,4 °C
> - **erhöhte = subfebrile Temperatur**: 37,5–38,0 °C
> - **mäßiges Fieber**: 38,1–39,0 °C
> - **hohes Fieber**: 39,1–40,0 °C
> - **sehr hohes Fieber**: ab 40,1 °C
> - **übliche physiologische Obergrenze**: ca. 41 °C (bei Kindern auch höher)
> - **Lebensgefahr**: etwa ab 42 °C, abhängig von Alter, Vorerkrankungen und Begleitumständen

2.24.2 Physiologische Grundlagen

Bedeutung des Fiebers

Der tiefere Sinn des Fiebers liegt in seiner **Aktivierung des Immunsystems**. Neutrophile Granulozyten werden hinsichtlich Phagozytoseaktivität und bakteriziden Eigenschaften aktiviert. Dieselbe Aktivierung wurde für Killerzellen nachgewiesen. Wahrscheinlich gilt dies auch für die weiteren Bestandteile des Immunsystems, z. B. für T- und

B-Lymphozyten einschließlich deren Immunglobulinproduktion, sodass eine Erhöhung der Körpertemperatur ganz allgemein die Überlebenschancen eines Organismus im Rahmen von Infektionen erhöht. Wie wichtig dieser Mechanismus ist, zeigt sich an der großen Anzahl endogener und exogener **Pyrogene** (fiebererzeugender Substanzen).

Einstellung der Körpertemperatur

Die Körpertemperatur wird vom **Temperaturzentrum im Hypothalamus** vorgegeben und konstant gehalten. Meldungen an dieses Zentrum erfolgen über Nerven, die ihre Reize von peripheren Warm- und Kaltrezeptoren überwiegend in der Haut erhalten. Die zweite bedeutsame Meldefunktion übernimmt das Blut, dessen Temperatur registriert und mit dem eingestellten Sollwert verglichen wird. Dadurch, dass die Blut-Hirn-Schranke im Hypothalamus teilweise aufgehoben ist, können Faktoren des Blutes (Pyrogene) das Wärmezentrum erreichen und dort den Sollwert verstellen.

Die **Beeinflussung** der Körperkerntemperatur durch den Hypothalamus erfolgt durch Verschaltungen mit **Sympathikus** und **Großhirnrinde** sowie Abgabe von **Prostaglandin E_2** (PGE_2). Die Verschaltung mit **α-Motoneuronen**, die für eine Temperaturerhöhung durch **Muskelzittern** sorgen, erfolgt über Sympathikus und extrapyramidales System. Zur Bildung zitterfreier Wärme sezerniert der Hypothalamus zusätzliches **TRH** zur Adenohypophyse. Die eigentliche Temperaturverstellung erfolgt ausschließlich durch PGE_2, das unter dem Einfluss von Pyrogenen in einem Teil des Wärmezentrums entsteht und in einem weiteren Anteil, im vorderen Bereich des Hypothalamus, zur Sollwertanhebung führt.

> **HINWEIS DES AUTORS**
>
> Hier findet sich die Erklärung, warum Menschen, bei denen es zu Störungen des Arachidonsäure-Stoffwechsels gekommen ist, aus dem u. a. PGE_2 entsteht (bevorzugt Atopiker durch deren Mangel an γ-Linolensäure), kein nennenswertes Fieber entwickeln können. Werden die Betroffenen ausreichend hoch mit Nachtkerzen- oder Walnussöl substituiert, wird diese Fähigkeit wiedererlangt.
>
> Auch eine im Lauf der Jahre entstehende Starrheit des Systems ist möglich, die ganz unabhängig von atopischen Gegebenheiten Fieberreaktionen verunmöglicht. Damit wird den Patienten nicht nur die Fähigkeit genommen, sich adäquat mit Infektionen bzw. ihren Erregern auseinanderzusetzen, es bedeutet darüber hinaus auch eine gesteigerte Gefährdung hinsichtlich der Neubildung von Malignomen. Aus diesem Grund sollte es eines der vorrangigen Ziele einer jeden therapeutischen Tätigkeit darstellen, betroffene Patienten aus dieser Regulationsstarre herauszuführen. Dies ist beim Atopiker durch γ-Linolensäure und bei den übrigen durch spezifische und testgestützte Ausleitungen problemlos möglich.

Abgabe von Wärme

In einer temperaturneutralen Umgebung wird vom menschlichen Stoffwechsel zumindest während körperlicher Aktivität mehr Wärme erzeugt, als zur Aufrechterhaltung der Körpertemperatur benötigt wird. Dieser Überschuss muss nach außen (über die Haut) abgeleitet werden. Die Abgabe erfolgt durch **Strömung** (Konvektion), **Strahlung** und Bildung von **Schweiß** (➤ Fach Dermatologie). **Wärmeträger** ist das **Blut**. Es kommt also zur Mehrdurchblutung der Haut, die überwiegend durch Freisetzung von Kininen (z. B. Bradykinin) gesteuert wird, aber auch durch Hemmung des Sympathikus. Gleichzeitig entsteht durch Meldung des Hypothalamus ans Großhirn der Wunsch, kühlere Plätze aufzusuchen oder auf andere Weise für Abkühlung zu sorgen.

Erzeugung von Wärme

Ist der Sollwert im Hypothalamus nach oben verstellt oder kühlt der Körperkern unter den Sollwert ab, wird über den Sympathikus die **Hautdurchblutung gedrosselt**. Die sympathische Aktivierung der Mm. arectores pilorum lässt die Haare „zu Berge stehen", was im Tierreich sinnvoll ist, beim Menschen allerdings jegliche Bedeutung verloren hat. Die Meldung ans Großhirn führt zu **Fieberfrost**, also einem Gefühl der Kälte trotz eventuell bereits erhöhter Körpertemperatur, und veranlasst den Betroffenen, durch zusätzliche Kleidung oder Aufsuchen wärmerer Umgebungstemperaturen die Wärmeabgabe zu vermindern.

Über das **TRH** des Hypothalamus und das **TSH** der Hypophyse wird in der Schilddrüse eine Mehrproduktion von Hormonen und damit Grundumsatz und sog. **zitterfreie Wärmebildung** gesteigert. Hauptmechanismus ist die Entkopplung der Wärme- von der ATP-Produktion in der Atmungskette. Die **Leber** beteiligt sich (sympathisch und durch T_3 stimuliert) durch Aktivierung ihres Stoffwechsels an diesem Mechanismus. Schließlich sorgt das ebenfalls sympathisch induzierte **Muskelzittern** (Frösteln, **Schüttelfrost**) für eine Erwärmung des Körperkerns. Im Extremfall wird sogar die Muskulatur des Kopfes (**Zähneklappern**) zur Wärmeerzeugung genutzt. Das Muskelzittern wird erst beendet, wenn der Körperkern und damit das Blut, das auch den Hypothalamus erreicht, dem neuen Sollwert entspricht.

Daraus geht hervor, dass man z. B. bei einem fiebernden Kind, das durch kalte Füße und Zittern anzeigt, dass die angestrebte Temperatur noch nicht erreicht worden ist, das Fieber keinesfalls senken darf, sondern sein Bemühen beispielsweise durch Wärmflaschen unterstützen sollte, auch wenn die Temperatur vielleicht schon oberhalb 39 °C liegt. Dies gilt natürlich nicht für Kinder, die zu Fieberkrämpfen neigen.

Pyrogene

Fiebererzeugende Stoffe werden als Pyrogene (Pyr = Feuer) bezeichnet. Sie verstellen den Sollwert im Temperaturzentrum auf höhere Werte, woraufhin dieser neue Wert durch die beschriebenen Mechanismen angestrebt und schließlich erreicht wird. Man unterscheidet die endogenen (körpereigenen) Pyrogene von den exogenen (von außen kommenden).

Exogene Pyrogene

Zu dieser Gruppe gehören in erster Linie **Exo-** und **Endotoxine** von Bakterien, aber auch **Polysaccharide** (z. B. als Bestandteile von bekapselten Bakterien), daneben **Peptide** ohne eigentliche Toxinwirkung. Zusätzlich und ohne nähere Zuordnung stellen **Zerfallsprodukte** von Bakterien, weiteren Mikroorganismen und Viren Pyrogene dar, die über den Blutweg auch zum Hypothalamus gelangen und dort den Sollwert verstellen. Die potentesten Pyrogene dieser Gruppe sind wahrscheinlich die beim Zerfall gramnegativer Bakterien freigesetzten Endotoxine (Lipopolysaccharide) der bakteriellen Zellwände, die darüber hinaus auch für den septischen Schock verantwortlich sein können. Virale Zerfallsprodukte oder Exotoxine grampositiver Bakterien (z. B. aus Staphylo- und Streptokokken) erzeugen mehrheitlich nur mäßige Temperaturerhöhungen.

Endogene Pyrogene

Körpereigene Pyrogene sind ausnahmslos **Interleukine (Zytokine)** des Immunsystems und werden deshalb auch als pyrogene Zytokine bezeichnet. Besonders effektiv wirken **IL-1** und **TNF-α**. Weitere, etwas schwächer wirksame Pyrogene sind **IL-6** und **Interferon-α**. Schließlich können auch **Antigen-Antikörper-Komplexe** als „Mischungen" aus körpereigenen und körperfremden Stoffen Fieber erzeugen. Die Wirkungen exogener und endogener Pyrogene sind kaum auseinanderzuhalten, weil z. B. Endotoxine auch sehr potente Stimulatoren der Makrophagen darstellen, sodass das Temperaturzentrum sowohl von den Endotoxinen als auch von den Makrophagen-Interleukinen IL-1 und TNF-α erreicht wird.

Auch zerebrale **Gliazellen produzieren** pyrogene Zytokine. Dies ist der Grund dafür, dass eine Meningitis oder Enzephalitis, aber auch zerebrale Traumata bzw. Einblutungen zu hohem Fieber führen können.

Cortisol als Hormon, das v. a. bei Stressreaktionen, zu denen auch Infektionen oder Operationen zählen, vermehrt aus der Nebennierenrinde sezerniert wird, hemmt u. a. auch die gesamte Makrophagentätigkeit, mithin auch deren Sekretion von Interleukinen wie Il-1 und TNF-α. Durch die Verringerung des Serumspiegels dieser Pyrogene bewirkt Cortisol eine mäßige Fiebersenkung.

2.24.3 Fiebersenkung

Nach erfolgreicher Arbeit des Immunsystems wird mit dem Verschwinden der Pyrogene aus dem Blut wieder auf den Ausgangswert heruntergeregelt. Zu diesem Zeitpunkt liegt demnach eine **Überwärmung** des Körpers vor, sodass die Körpertemperatur über eine Mehrdurchblutung der Haut unter gleichzeitiger Schweißbildung dem neuen Sollwert angepasst wird. **Entfieberung** bedeutet also grundsätzlich **Schweißbildung** bei **warmer** und **geröteter Haut**.

Fieberhafte Infekte werden im medizinischen Alltag regelmäßig **symptomatisch** durch Antipyretika wie **ASS**, **Ibuprofen** oder **Paracetamol** therapiert. Man nimmt hierdurch dem Immunsystem des Betroffenen das wichtigste unterstützende Element, das sich in Hunderten von Millionen Jahren evolutionärer Entwicklung herausgebildet hat, um den Organismus vor Mikroorganismen zu schützen. Das kann kaum sinnvoll sein.

Es entspricht allerdings den weiteren Therapieformen, die bei Infekten angewendet werden: Wenn die Nase läuft als Hinweis auf die Mehrdurchblutung, Ödematisierung und lokale Abwehraktivierung, wird dieser einzig sinnvolle Mechanismus durch gefäßverengende Nasentropfen unterbunden, die lokale Immunabwehr gelähmt, eine Selbstreinigung verunmöglicht. Wenn der Husten als Reinigungsmechanismus der Atemwege in Gang kommt, wird er durch Antitussiva unterdrückt. Schließlich wird durch Antibiotika selbst bei eindeutig viralen Infekten dem eingedrungenen Virus nicht gerade Angst eingejagt, aber dafür das physiologische Keimspektrum an inneren und äußeren Körperoberflächen geschädigt und resistente Bakterien gezüchtet.

Eine Fiebersenkung sollte, abgesehen von **krampfgefährdeten Kleinkindern**, nur dann erfolgen, wenn es durch seine Höhe eine **zusätzliche Schwächung** oder **Gefährdung** des Patienten darstellt, oder wenn die **Nachtruhe** dadurch entscheidend **gestört** wird, weil dieselbe eigene immunstimulierende Mechanismen in Gang setzt. Eine Ausnahme von diesem Grundsatz bilden schwangere Frauen im **ersten Trimenon**, weil Fieber hier eine gewisse Gefahr von Neuralrohrdefekten des Kindes beinhaltet. Auch bei Patienten mit **Vorschädigungen von Herz oder Lunge** sollte man eine Fiebersenkung eher erwägen, weil die Belastungen durch die fieberinduzierte Tachykardie und Tachypnoe eine zusätzliche Gefährdung dieser Patienten bedeuten.

Wadenwickel sind zur Fiebersenkung **keinesfalls sinnvoller** als ASS (bei Erwachsenen) bzw. Ibuprofen oder Paracetamol (bei Erwachsenen und Kindern): Eine Fiebersenkung durch Wadenwickel bewirkt keine Veränderung des hypothalamischen Sollwertes, sodass der Körper erneut gezwungen wird, Fieber zu entwickeln. Im Gegensatz dazu verstellen NSAR den erhöhten Sollwert in Richtung normal, indem sie die Bildung von PGE_2 hemmen, sodass die Körpertemperatur nun oberhalb des neu eingestellten Wertes liegt, woraufhin das Temperaturzentrum aktiv über Schwitzen und Mehrdurchblutung der Haut das Fieber senken kann. Dieser Mechanismus ist also eigentlich der weit „physiologischere", doch kann er gut durch äußerliche Kühlung, z. B. Wadenwickel, unterstützt (nicht ersetzt) werden.

2.24.4 Hyperthermie

Fieber bedeutet grundsätzlich eine Verstellung des hypothalamischen Sollwertes nach oben, unter gleichzeitigem Bemühen des Organismus, diesen eingestellten Wert zu erreichen. Im Gegensatz dazu ist bei der Hyperthermie die **Körpertemperatur über den eingestellten Sollwert hinaus erhöht**, weil die Mechanismen der Temperaturregelung versagen. Dies geschieht überwiegend dann, wenn der Körper von außen Wärme zugeführt bekommt oder durch Muskelarbeit erzeugt, die er dann nicht mehr los wird, weil entweder die Umgebungstemperaturen zu hoch sind und/oder die Luftfeuchtigkeit so hoch ist, dass eine Senkung der Körpertemperatur durch Schwitzen nicht mehr erreichbar ist.

Ein besonders anschauliches Beispiel liefert die Dampfsauna, bei der durch hohe Umgebungstemperaturen und eine wasserdampfgesättigte Luft eine Wärmeabgabe unmöglich geworden ist. Es kommt zur Hyperthermie, zum Aufheizen des Körperkerns innerhalb kürzester Zeit.

Einzelne **Medikamente** wie z. B. trizyklische Antidepressiva, MAO-Hemmer, Amphetamine oder Neuroleptika unterbinden durch ihre Einflussnahme auf Neurotransmitter oder deren Rezeptoren eine adäquate Reaktion des Temperaturzentrums und können auf diese Weise ebenfalls zur Hyperthermie führen.

Da bei der Hyperthermie der thalamische Sollwert nicht nach oben verstellt ist, kann sie **durch Antipyretika nicht beeinflusst** werden. Es verbleibt demnach ausschließlich die Abkühlung des Körpers durch **äußere Abkühlung** oder **kalte Getränke**. Kritisch wird die Hyperthermie bei Temperaturen ab 42 °C, weil der nun beginnende Hitzschlag über ein Hirnödem zu Koma und zum Tod führen kann.

2.24.5 Fieberverlauf

Es lassen sich verschiedene Fieberverläufe voneinander unterscheiden, die jeweils sehr typisch für verschiedene Krankheiten sein können und dadurch die jeweilige Diagnose erleichtern. Am häufigsten bleibt das physiologische Temperaturmuster (abends höher als morgens) auch im Fieber erhalten oder wird sogar weiter verstärkt. In Einzelfällen kommt es, z. B. bei Typhus oder Tuberkulose, zu einer Umkehr.

Charakteristische Verläufe der Temperaturkurve sind (➤ Abb. 2.27):
- **Fieberkontinua:** Fieber, das nur kleine Schwankungen zeigt, wird als anhaltend bezeichnet.
- Beim **intermittierenden** Fieber wechseln sich Fieberschübe und normale Temperaturen im Tagesverlauf ab.
- **Remittierend** wird ein Muster benannt, bei dem es zu erheblichen Temperaturschwankungen kommt, jedoch im Gegensatz zum intermittierenden Fieber keine normalen Werte erreicht werden.
- **Febris recurrens (rekurrierendes Fieber):** Bei manchen Erkrankungen wechseln Fieberphasen und fieberfreie Zeiten in jeweils längeren Intervallen.
  - Eine Unterform dieses wiederkehrenden Fiebers stellt das **undulierende** Fieber dar, bei dem eine Wellenform dadurch entsteht, dass sich das Fieber nach den fieberfreien Intervallen jeweils nur allmählich wieder aufbaut, um dann auch nur allmählich (lytisch) wieder abzufallen (Brucellose).
- **biphasisches = zweigipfliges Fieber:** Einem ersten Fieberschub mit lytischem oder kritischem Abfall folgt ein zweiter Anstieg. Typisch ist dieses Fieber für Polio, Masern, Gelbfieber, FSME und Leptospirose (Morbus Weil) (➤ Abb. 2.28).

Typische Fieberverläufe finden sich bei einigen Erkrankungen:
- Eine Sonderform eines rekurrierenden Fiebers findet man bei der **Malaria**, bei der je nach Erregerart im 3- oder 4-Tage-Rhythmus hohes Fieber entsteht. Man bezeichnet diese Malariaformen entsprechend als Malaria tertiana bzw. quartana.
- Das sog. **Pel-Ebstein-Fieber** entsteht beim **Morbus Hodgkin** und anderen **Lymphomen**. Es zeichnet sich durch anhaltendes Fieber über 3–10 Tage aus, dem ein ebenso langes fieberfreies Intervall folgt.
- Fiebrige und fieberfreie Phasen von etwa 4–7 Tagen Dauer (= Febris recurrens) wechseln sich beim **Rückfallfieber** ab, das von Borrelien (Borrelia recurrentis) verursacht wird (➤ Abb. 2.29).
- Eine weitere, sehr typische Fieberform zeigt sich beim **Typhus abdominalis**, bei dem das Fieber im Verlauf einer Woche treppenförmig ansteigt (Stadium I), um dann im Stadium II bei etwa 40 °C zu verharren (Fieberkontinua) (➤ Abb. 2.30).
- Ein typischer Fieberverlauf ist auch bei der **Lobärpneumonie** gegeben, bei der das Fieber nach steilem Anstieg eine Kontinua über 1 Woche zeigt, um dann zumeist kritisch abzufallen (➤ Abb. 2.31).

> **MERKE**
> **Typischer Fieberverlauf**
> - **intermittierend:** Malaria quotidiana, Sepsis aus lokalen Herden
> - **remittierend:** Organabszess, Empyem, Sinusitis
> - **rekurrierend:** Rückfallfieber, Malaria tertiana oder quartana
> - **undulierend:** Brucellose
> - **biphasisch:** Poliomyelitis, Masern, Gelbfieber, Morbus Weil, FSME
> - **treppenförmig ansteigend:** Typhus abdominalis (Stadium I)
> - **Kontinua:** Lobärpneumonie, Typhus (Stadium II), Fleckfieber, Brucellose

Fieberabfall

Während es für Beginn und nachfolgenden Anstieg bzw. weiteren Verlauf eines Fiebers zahlreiche, zum Teil außerordentlich typische Alternativen gibt, bestehen für den zwischenzeitlichen oder abschließenden Fieberabfall lediglich 2 Möglichkeiten:
- **lytischer Fieberabfall:** Dies ist der übliche, weit überwiegende und auf die allermeisten Infektionskrankheiten zutreffende Fall. Der Zeitraum der ganz allmählichen Entfieberung reicht hierbei von einem bis hin zu mehreren Tagen.
- **kritische Entfieberung:** Ein Fieberabfall innerhalb weniger Stunden wird *kritisch* genannt. Er ist vergleichsweise derart selten, dass er diagnostische Rückschlüsse erlaubt, sofern die Diagnose zu diesem Zeitpunkt noch nicht gestellt worden sein sollte. Gleichzeitig stellt eine derart abrupte Entfieberung eine sehr ausgeprägte Belastung des Kreislaufs dar – schon deshalb, weil für das erforderliche Schwitzen mehrere Liter aus dem Extrazellulärraum verloren gehen können, verbunden mit Blutdruckabfall und Sympathikusaktivierung. Besonders typisch ist die kritische Entfieberung z. B. für eine Lobärpneumonie oder die Malaria.

2.24.6 Ursachen für Fieber

Es gibt unzählige Krankheitsbilder, die mit mehr oder weniger hohem Fieber einhergehen oder einhergehen können. Zu Gruppen zusammengefasst sind dies:
- **systemische Infektionskrankheiten**
- **zerebrale Infektionen oder Druckerhöhungen**
- **Autoimmunkrankheiten**
- **Malignome**
- **lokale Entzündungsherde** an den verschiedensten Organen
- **Folgen von Medikamenten**

2.24 Fieber

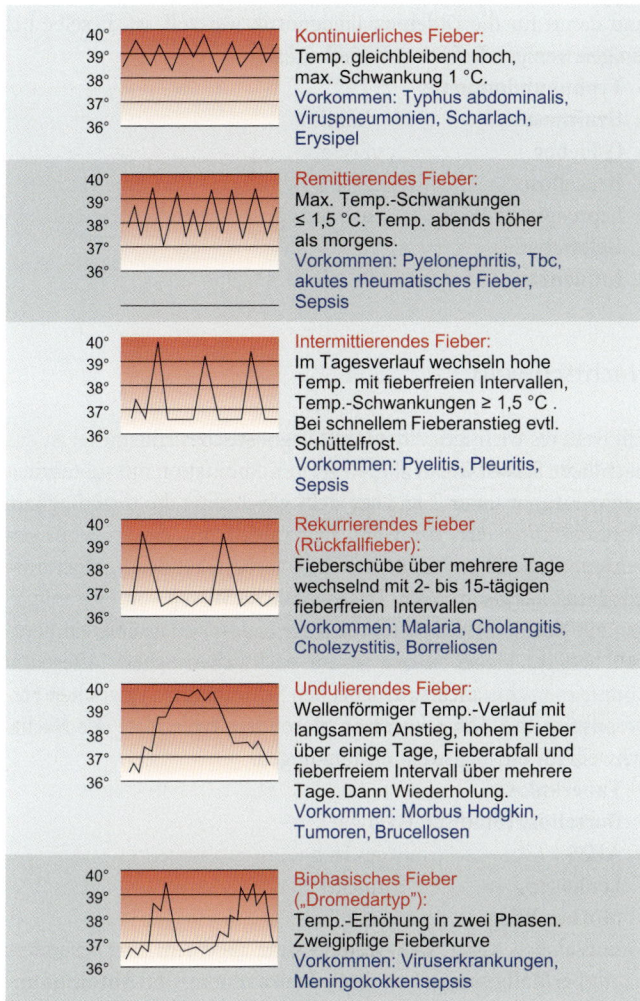

Abb. 2.27 Typische Fieberverlaufskurven [L215]

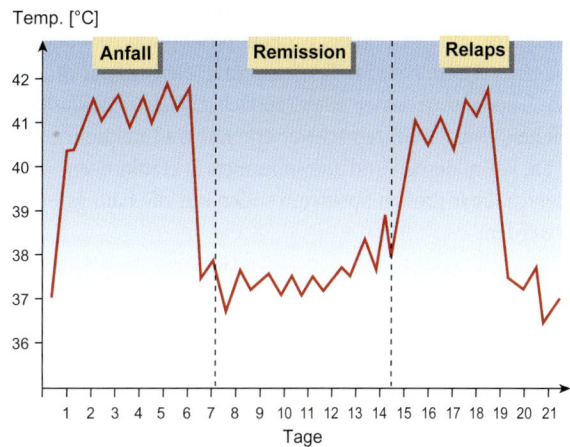

Abb. 2.29 Fieberverlauf bei Rückfallfieber [L157]

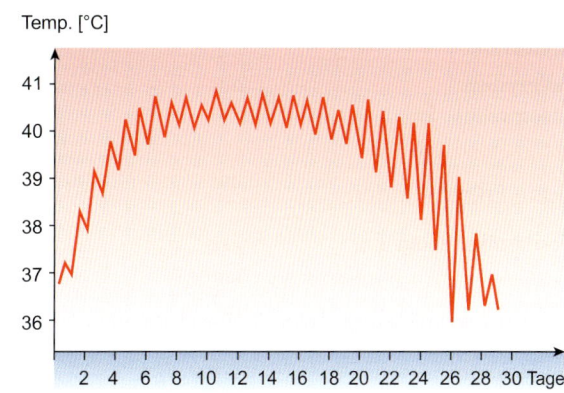

Abb. 2.30 Fieberverlauf bei Typhus [L157]

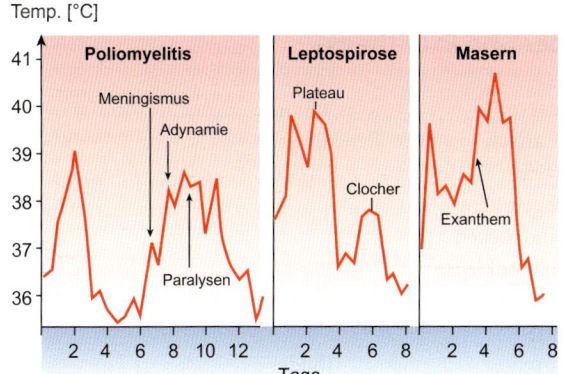

Abb. 2.28 Biphasische Fieberkurven [L157]

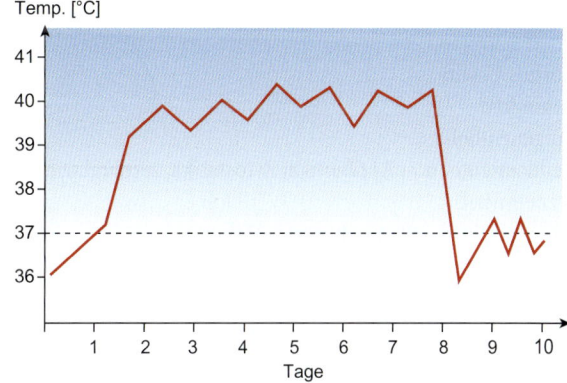

Abb. 2.31 Fieberverlauf bei Lobärpneumonie [L157]

Fieber unklarer Genese

Nicht so selten trifft man auf Patienten mit anhaltendem Fieber, bei denen anlässlich zunächst ambulanter und schließlich klinischer Abklärung keine Ursachen gefunden werden. Während dies in früheren Jahren sozusagen zum medizinischen Alltag gehörte, hat die moderne Diagnostik mit ihren umfassenden apparativen und serologischen Möglichkeiten dazu geführt, dass der Anteil solcher Patienten sich inzwischen drastisch reduziert hat. Man könnte dies mit der Diagnose einer essenziellen arteriellen Hypertonie vergleichen, die in früheren

Jahren einen Anteil von > 90 % an allen Hypertonien aufwies, während sie sich heute „nur noch" in der Größenordnung von 70 % bewegt.

Aus einer Anzahl von Studien kann man die Größenordnung zugrunde liegender Ursachen eines (zunächst) Fiebers unklarer Genese ableiten. Danach führen schwer erkennbare Infektionen die Statistik an, vor malignen und autoimmunen Erkrankungen. Aus dem unüberschaubar großen Spektrum sollen nur die häufigsten aufgelistet werden:

Infektionen

- extrapulmonale Tuberkulose
- abdominelle oder retroperitoneale Abszesse
- Mononukleose, Zytomegalie
- Malaria nach lange zurückliegendem Auslandsaufenthalt
- Brucellose
- Hepatitis
- Zahnabszess
- Sinusitis
- Endokarditis
- Cholezystitis
- Osteomyelitis

Maligne Erkrankungen

- Dickdarmkarzinom u. a.

Autoimmunkrankheiten bzw. Kollagenosen

- Still-Syndrom
- systemischer Lupus erythematodes
- Arteriitis temporalis
- Polymyalgia rheumatica

Sonstige

- Morbus Crohn
- Sarkoidose
- Lungenembolie
- Medikamente (u. a. Antibiotika, Zytostatika, zerebral wirksame Arzneimittel)
- vorgetäuschtes, selbst induziertes Fieber

2.24.7 Wegweisende Begleitsymptome fieberhafter Erkrankungen

Pulsveränderungen

Fieber erzeugt eine Pulsbeschleunigung. Man kann pro **1 °C** Temperaturerhöhung eine Steigerung von gut **10 Schlägen/Minute** erwarten. Bleibt diese Steigerung, teilweise oder vollständig aus, spricht man von einer **relativen Bradykardie**. Besonders typisch, und damit für die Differenzialdiagnostik wertvoll, ist dieselbe bei einigen wenigen Infektionskrankheiten:

- **Typhus abdominalis**
- **Ornithose**
- **Q-Fieber**
- **Brucellose**
- **Leptospirose Weil**
- **Gelbfieber**
- **Influenza**

Nachtschweiß

Ein weiteres wichtiges differenzialdiagnostisches Hilfsmittel ist das nächtliche Schwitzen, in aller Regel in Kombination mit subfebrilen Temperaturen unter Tag. Dies stellt gleichzeitig die unabdingbare Voraussetzung dar, denn ein Fieberabfall mit den zugehörigen Schweißausbrüchen ist nur aus einer vorbestehenden Temperaturerhöhung heraus möglich. Das eigentliche Wesen von Erkrankungen mit Nachtschweiß besteht also darin, dass sie tagsüber ein deutlich höheres Fieber zeigen als im nächtlichen Schlaf. Alternativ könnte es nachts auch zu erheblichen Schwankungen zwischen Fieberanstieg und Abfall kommen. Besonders typisch ist der Nachtschweiß für die folgenden Erkrankungen:

- **Tuberkulose**
- **Borreliose (Stadium II)**
- **AIDS**
- **Leukosen**
- **Morbus Bang**

Grundsätzlich kann Nachtschweiß ganz allgemein und besonders häufig bei **Malignomen** (z. B. Bronchialkarzinom) und **Autoimmunerkrankungen** (chronische Polyarthritis, Arteriitis temporalis) beobachtet werden.

Fieber und Exantheme

- Masern
- Scharlach
- Röteln
- Ringelröteln
- Windpocken
- Mononukleose
- Zytomegalie
- AIDS
- Borreliose
- Typhus
- Fleckfieber
- Tuberkulose
- Sarkoidose
- Morbus Crohn
- Meningokokken-Sepsis
- Hepatitis B

- Dreitagesfieber
- Lues (Stadium II)
- Leptospirose
- systemischer Lupus erythematodes
- Still-Syndrom
- Purpura Schoenlein-Henoch und weitere Vaskulitiden
- Medikamente

Fieber und Gelenkschmerzen

- chronische Polyarthritis
- Gicht
- Borreliose
- Hepatitis B
- Röteln
- bakterielle Arthritis (einschl. Gonorrhö)
- Morbus Reiter
- rheumatisches Fieber

Fieber und Lymphknotenschwellungen

Lokal

- grippaler Infekt
- Röteln
- Masern
- Scharlach
- Angina tonsillaris
- Diphtherie
- Lues I
- Lymphogranuloma inguinale
- Ulcus molle
- Sarkoidose
- Tuberkulose
- Pest
- Toxoplasmose

Generalisiert

- Röteln
- Mononukleose
- Zytomegalie
- Toxoplasmose
- Lues II
- AIDS
- Sarkoidose
- Leukosen

Fieber und Husten

- Pneumonie
- Bronchitis
- Ornithose
- Tuberkulose
- Bronchialkarzinom
- Lungenembolie

Fieber und Ikterus

- Hepatitis A, B, C
- Mononukleose
- Zytomegalie
- Gelbfieber
- Q-Fieber
- Morbus Weil
- Cholangitis
- Pankreatitis

Fieber und Splenomegalie

- Ornithose
- Hepatitis
- Mononukleose
- Röteln
- Brucellose
- Leukosen
- hämolytische Anämie

Fieber und Durchfall

- Morbus Crohn
- Colitis ulcerosa
- Enteritis infectiosa
- pseudomembranöse Kolitis
- Amöbenruhr
- Hyperthyreose

Fieber und Karditis

- Staphylokokken
- Streptokokken
- Borreliose
- Brucellose
- rheumatisches Fieber
- Coxsackie-Viren

2.24.8 Anamnese

Akut entstandenes Fieber bei einem Patienten mit Halsschmerzen, Husten oder Durchfällen ist problemlos einzuordnen. Anders verhält es sich, wenn die Temperaturerhöhung das einzige wesentliche Symptom darstellt oder wenn zusätzliche Symptome kein schlüssiges

Gesamtbild zulassen. Hier bedarf es umfassender Anamnesen und Zusatzuntersuchungen, um die Fieberursachen zu erkennen. Ganz besonders in Fällen, bei denen die Ursache zunächst unklar bleibt, ist eine extrem genaue und umfassende Anamnese unerlässlich. Hierzu gehören:
- Krankheiten in der Familie
- Tierkontakte (Haustiere?)
- Auslandsaufenthalte, auch wenn diese länger zurückliegen
- Medikamente
- Operationen oder zahnärztliche Eingriffe
- Verletzungen
- Zeckenbiss
- Essensgewohnheiten (halbrohes Fleisch?)
- Stuhlgewohnheiten (Änderungen?)
- besondere Hobbys
- sexuelle Vorlieben, Partnerwechsel
- Drogenabhängigkeit
- bekannte Allergien

Besonders wichtig sind alle erinnerlichen Schmerzen oder Befindlichkeitsstörungen im zeitlichen Zusammenhang mit der Temperaturerhöhung.

2.24.9 Untersuchung

Der sich an die Anamnese anschließende **Ganzkörperstatus** sollte auch mit einschließen:
- Zähne
- Nasennebenhöhlen
- Reflexe
- sämtliche Lymphknotenstationen
- Haut und Schleimhäute
- bei Bedarf eine rektale Untersuchung

Besonders wichtige **Laborparameter** sind:
- **BSG** (bei Autoimmunerkrankungen häufig extrem beschleunigt)
- **großes Blutbild** mit Differenzierung der Leukozyten (Linksverschiebung, Eosinophilie, Monozytose, Neutropenie?)
- **CRP** zur Unterscheidung von bakteriellen bzw. mykotischen Infektionen von viralen
- **Transaminasen**
- **Blutkulturen** sollten im Fieber*anstieg* angelegt werden.
- Bei Verdachtsdiagnosen ist an die **spezifischen Antikörper** zu denken.
- **Urin-** und **Stuhlproben** (einschließlich okkultem Blut) dürfen nicht vergessen werden.
- bei entsprechendem Verdacht **Sputumuntersuchungen**

An **apparativer Diagnostik** stehen Ultraschall und Röntgen im Vordergrund, ergänzt durch CT, MRT, Szintigraphie und PET-CT oder spezifische und **invasive Untersuchungen** wie Bronchoskopie, Gastroskopie, Koloskopie, Laparotomie bzw. Biopsien z. B. von Leber und Knochenmark.

2.24.10 Leitsymptome fieberhafter Erkrankungen

In > Tab. 2.28 werden die für die Heilpraktikerprüfung wesentlichen Krankheiten mit ihren wichtigsten Leitsymptomen aufgelistet, die mit Fieber (oder subfebrilen Temperaturen) einhergehen (können) und differenzialdiagnostische Überlegungen erfordern, also häufig nicht auf Anhieb zu erkennen sind.

Tab. 2.28 Leitsymptome fieberhafter Erkrankungen

Erkrankung	Fakultative Leitsymptome
Organ-Abszess	• Symptome des Organs • intermittierendes Fieber
Sepsis	• hohes Fieber, im septischen Schock auch Hypothermie • Tachypnoe • Tachykardie • Bewusstseinsstörung • Hypertonie, im septischen Schock Blutdruckabfall
Osteomyelitis	• Knochenschmerzen • Weichteilschwellung
Meningitis	• Kopf-, Nackenschmerzen • Meningismus • Übelkeit, Erbrechen • Lichtscheu • zerebrale Anfälle
Zahnherd	• Zahnschmerzen • Kopfschmerzen
Sinusitis	• Kopfschmerzen • behinderte Nasenatmung • eitriges Nasensekret
Thyreoiditis	• Struma • BSG beschleunigt • Hormonveränderungen
Hyperthyreose	• Hypertonie • Tachykardie • Unruhe • Durchfall
Phäochromozytom	wie Hyperthyreose, aber mit Obstipation statt Durchfall
Infektion des Respirationstrakts	• katarrhalische Symptome • Husten • Auswurf • Dyspnoe • Thoraxschmerzen bei Tracheitis, Pneumonie oder Pleuritis
Endokarditis	• Müdigkeit • Tachykardie • Dyspnoe • Herzgeräusche
atypische Pneumonie	• Husten • Krankheitsgefühl • Dyspnoe
Hepatitis	• Übelkeit • Inappetenz • Ikterus

Tab. 2.28 Leitsymptome fieberhafter Erkrankungen *(Forts.)*

Erkrankung	Fakultative Leitsymptome
Gastroenteritis	• Bauchschmerzen • Übelkeit, Erbrechen • Durchfall
entzündliche Gallenwegserkrankung	• rechtsseitige Bauchschmerzen • Ikterus • Hepatomegalie • Übelkeit
Morbus Crohn, Colitis ulcerosa	• Durchfall • Bauchschmerzen • Gewichtsabnahme
Adnexitis	• Schmerzen • Fluor vaginalis • Dysmenorrhö
oberer Harnwegsinfekt	• Dysurie • Pollakisurie • Flankenschmerzen • Übelkeit
Phlebothrombose	• Schmerzen • Ödem • Überwärmung
Tuberkulose	• Husten • bei extrapulmonaler Manifestation evtl. lediglich Nachtschweiß • Müdigkeit • Gewichtsabnahme
Ornithose	• Kopfschmerzen • Husten • relative Bradykardie
Borreliose Stadium II	• Arthralgien • Neuritis, Fazialisparese • Karditis • Nachtschweiß • Kopfschmerzen • Depressionen
Brucellose	• undulierendes Fieber • Nachtschweiß • relative Bradykardie

Tab. 2.28 Leitsymptome fieberhafter Erkrankungen *(Forts.)*

Erkrankung	Fakultative Leitsymptome
Listeriose	• Pusteln • Pharyngitis • Meningitis (bei Immunschwäche)
Toxoplasmose	• Lymphadenopathie • Kopfschmerzen
Trichinose	• Myalgie • Ödeme • Eosinophilie
Malaria	• rekurrierendes Fieber • Ikterus • hämolytische Anämie
Sarkoidose	• Lymphadenopathie • Erythema nodosum
HIV-Infektion	• Lymphadenopathie • „Mononukleose"
rheumatoide Arthritis	• Morgensteifigkeit (Finger) • BSG stark beschleunigt • Still-Syndrom: intermittierendes Fieber, Myalgien, Arthralgien, Exanthem, Lymphadenopathie
Arteriitis temporalis	• Kopfschmerzen • BSG beschleunigt • Sehstörungen
systemischer Lupus erythematodes	• Exanthem • Arthritis • Nephritis • Pleuritis
Karzinom	• Leistungsknick • Gewichtsabnahme
Lymphom	• Lymphadenopathie • Nachtschweiß • Juckreiz
Sarkom	• lokale Schmerzen • lokale Schwellungen

Register

A

Abdomen, akutes 35
– s.a. Abdominal- bzw. Ober-/ Unterbauchschmerzen 42
– Adnexitis 41
– Pankreatis 41
– Pleuritis 41
– Pyelitis/Pyelonephritis 41
– Ulkusperforation 40
– Ursachen 39
Abdominalorgane, nervale Versorgung 36
Abdominalschmerzen
– Differenzialdiagnose 45
– diffuse 43
– Erbrechen 45
– linker Oberbauch 42
– linker Unterbauch 43
– Lokalisation 40
– Oberbauchmitte 42
– rechter Oberbauch 40
– rechter Unterbauch 42
– Unterbauchmitte 43
– Wirbelsäulenblockaden 42
Abwehrspannung, Abdomen, akutes 36
Achalasie 52
– Husten 27
Achlorhydrie 29
Achylie 29
Adams-Stokes-Anfall 71
Addison-Krise
– Koma 70
– Synkope 72
Adipositas
– Gynäkomastie 81
Adnexitis
– Abdomen, akutes 41
– Thoraxschmerz 24
akutes Abdomen s. Abdomen, akutes
Alkalose, metabolische 45
Allgemeinschwindel 63
Alloknesis 77
Alveolitis, exogen-allergische 27
Ammoniak 69
ammoniakalische Enzephalopathie 69
Amöben, Diarrhö 50
Amöbenruhr 53
Analfissur 53
Analgetika-Kopfschmerz 57, 60
Anämie
– Blut im Stuhl 52
– Hypertonie 13
– Synkope 71
– Zyanose 32
Anamnese 1
– Beschwerden, jetzige 3
– erste Hinweise 2
– Modell 3

– Patientenerwartungen 1
Angina pectoris, Thoraxschmerz 17
Angioödem 84
Antihistaminika 80
Antipyretika, Fiebersenkung 87
Aortenaneurysma
– Ruptur 39
– Thoraxschmerz 21
Aortendissektion, Thoraxschmerz 21
Aortenklappeninsuffizienz, Hypertonie 12
apallisches Syndrom 69
Aphonie 26
Appendizitis 39
– Abdomen, akutes 41
ARAS (aufsteigendes retikuläres aktivierendes System) 66
Arteriitis temporalis 4, 60
Arteriosklerose, Hypertonie 13
Arthralgien 53
– Anamnese 54
– Begleitsymptome 55
– Diarrhö 49
– Differenzialdiagnose 55
– Fieber 91
– Immunkomplexe, zirkulierende 56
– Infektionen 53
– körperliche Untersuchung 54
– Laboruntersuchungen 54
– Ursachen 53
Arthritis 54
– saltans 55
– Ursachen 55
Arthrose 53, 54
– aktivierte 55
Asbestose, Lungenödem 34
Asthma bronchiale
– Husten 27
– Zyanose 33
Aszites 46
– Begleitsymptome 48
– Diagnostik 46
– Differenzialdiagnose 47
– Exsudat 46, 47
– Ödeme 48, 82, 84
– Symptome 48
– Transsudat 46, 47
– Ursachen 47
Ataxie 64
Atelektasen, Zyanose 33
Atemgeruch, obstartiger 71
Atemzentrum 30
Atherosklerose des Windkessels 12
Atlasblockade, Menière-Syndrom 65
Augenmuskelparesen, Schwindel 64

B

Bandscheibenvorfall, Thoraxschmerz 22
Basedow-Koma 70
Basedow-Syndrom, Gynäkomastie 82
Bauchfellreizung, diffuse 43
Bauchschmerzen 35
– Erbrechen 45
Bauchwassersucht 46
Bechterew-Syndrom 55
– Arthralgien 53
Befunderhebung 5
Beinödeme 83
Beinvenenthrombose, tiefe, Ödeme 83
Belastungskopfschmerzen 9
Benommenheit 67
Bewusstlosigkeit 71
Bewusstseinseinengung 67
Bewusstseinstrübung 67
Bewusstseinsverschiebung 67
Bilirubin 32, 73
Bilirubinstoffwechsel 73
Biliverdin 32
Biot-Atmung 70
Blockaden
– Migräne 59
– Thoraxschmerz 22
– Wirbelgelenke 39
Blutdruck
– diastolischer 9
– systolischer 9
Blutdruckamplitude 15
Blutdruckmessung 9
– Thoraxschmerz 18
Blut im Stuhl 51, 52
Blutungen
– Gastrointestinaltrakt, oberer 52
– Gastrointestinaltrakt, unterer 53
– okkulte 53
Bogengänge 64
Borreliose
– Arthralgien 55, 56
– Thoraxschmerz 22
Bradykardie, relative 90
Brechzentrum 37, 43
– Verschaltung 43
Bronchialkarzinom, Hämoptyse 28
Bronchiektasen
– Hämoptyse 28
– Husten 29
Bronchitis
– Hämoptyse 28
– Husten 27
Brust beim Mann 80
Bursitis 55
BWS-Blockaden
– Dyspnoe 30
– Kopfschmerzen 57

C

Caput medusae 76
Chemorezeptor-Zone, Erbrechen 45
Cheyne-Stokes-Atmung 70
Cholestase
– Ikterus 74
– Juckreiz 78
Cholezystitis
– Ikterus 75
– Kolitisschmerz 41
– Thoraxschmerz 24
Clostridium difficile, Diarrhö 49
Cluster-Kopfschmerz 57, 59
Coli-Bakterien, Diarrhö 49
Colitis ulcerosa 53
– Diarrhö 50
– Differenzialdiagnose 51
Colon irritabile 43
Courvoisier-Zeichen 76
Crigler-Najjar-Syndrom 75
Crohn-Krankheit 53, 56
– Diarrhö 50
– Differenzialdiagnose 51
Cushing-Syndrom, Ödeme 83
CVI (chronisch venöse Insuffizienz), Ödeme 83

D

DaCosta-Syndrom 22
Dauerschwindel 65
Delirium 67
Dermatome 36, 37
Diabetes mellitus
– Abdomen, akutes 43
– Diarrhö 51
– Koma 68
Diarrhö 49
– akute 49
– Begleitsymptome 49
– chologene 50
– chronische 50
– Darmmotilität, veränderte 51
– entzündliche 50
– Fieber 91
– Koma 69
– osmotische 50
– paradoxe 49
– sekretorische 50
– Stuhluntersuchungen 49
– Ursachen 49, 50
Dickdarmkarzinom, Diarrhö 51
Differenzialdiagnose 2
Divertikelblutungen 53
Drehschwindel 65
Dubin-Johnson-Syndrom 74, 75
Ductus Botalli, offener, Hypertonie 13
Dyspepsie, funktionelle 45
Dysphagie 24
Dysphonia puberum 26

Dysphonie 26
Dyspnoe 29
– akute 30
– Begleitsymptome 31
– chronische 30
– Husten 29
– Hypertonie 10
– in-/exspiratorische Ursachen 30
– kardiorespiratorische Ursachen 31
– Lungenödem 35

E
Effort-Syndrom 22
Eiweißmangel
– Aszites 47
– Ödeme 83, 84
Emesis 43
endolymphatischer Hydrops 65
Entamoeba histolytica 49
Enterobakterien, Diarrhö 49
Entfieberung 88
Enzephalopathie, ammoniakalische 69
Erbrechen 43
– abdominale Ursachen 44
– Begleitsymptome 45
– Chemorezeptor-Zone 45
– Differenzialdiagnose 45
– morgendliches 46
– stark anhaltendes 45
– Symptomentstehung 43
– Ursachen 43
– Vorerkrankungen 45
– Zeitpunkt 46
– zentrale Ursachen 44
– zerebrale Symptome 45
Erstarrung 67
Erysipel, Ödeme 83
Erythema nodosum, Diarrhö 49
Exantheme, Fieber 90
Exsudat, Aszites 46, 47

F
Facies mitralis 14, 31
Familienanamnese 3, 4
Farmerlunge 27
Fastenkur, Diarrhö 50
Febris recurrens 88
Fibroadenome, Mamma 81
Fieber 70, 85
– Anamnese 91
– Autoimmunerkrankungen/Kollagenosen 90
– Bedeutung 85
– Begleitsymptome 90
– biphasisches (zweigipfliges) 88
– Definition 85
– Diarrhö 91
– Exanthem 90
– Gelenkschmerzen 91
– Husten 91
– Ikterus 91
– Infektionen 90
– intermittierendes 88
– Karditis 91
– Laborparameter 92
– Lymphknotenschwellungen 91
– maligne Erkrankungen 90
– Nachtschweiß 90
– Pulsveränderungen 90
– Pyrogene 86
– rekurrierendes 88
– remittierendes 88
– Splenomegalie 91
– treppenförmiges 88
– undulierendes 88
– unklarer Genese 89
– Untersuchung 92
– Ursachen 88
– Verlauf 88
– Wärmeabgabe/-erzeugung 86
Fieberabfall, lytischer 88
Fieberfrost 86
fieberhafte Erkrankungen, Leitsymptome 92
Fieberkontinua 88
Fieberkrämpfe 87
Fiebersenkung 87
– Antipyretika 87
– Wadenwickel 87
Filariose, Ödeme 83
Flavin-Ikterus 76
Formatio reticularis 66
Fremdkörperaspiration, Husten 27
funikuläre Myelose
– Thoraxschmerz 22

G
Gallenkolik 39, 41
– Thoraxschmerz 24
Gangataxie 62
Gastrinom 52
Gastritis, erosive 52
Gastrointestinalblutungen
– obere 52
– untere 53
Gefäßverletzungen, Aszites 47
Gefäßverschluss, Schmerzen, viszerale 39
Gelbsucht 73
Giardia lamblia 49
Gicht 54
Gicht-Arthritis 55
Glasgow Coma Scale 67
– Koma 68
Gleithernie, axiale 52
Globusgefühl 26
Globus hystericus 26
Globussyndrom 26
Gonorrhö, Arthralgien 55
Gürtelrose 41
Gynäkomastie 80, 81

H
Halsvenenstauung 18
Häm 73
Hämatemesis 29
Hämatin 52
Hämatochezie 52
Hämoglobin 32
– reduziertes 32
hämolytisch-urämisches Syndrom 49
Hämoptyse 28
– Lungenödem 35
hämorrhagische Diathese, Koma 70
Hämorrhoiden 53
Harnsäure, Arthralgien 54
Hauteinblutungen 70
Hauterkrankungen, Juckreiz 79
Head-Zonen 17, 37, 39
– Organzuordnung 39
Heberden-Arthrose 55
Heiserkeit 26
Helicobacter pylori 52
Hepatitis
– Arthralgien 55, 56
– Ikterus 75
Hernien, Inkarzeration 42
Herpes zoster 41
Herpes Zoster
– Thoraxschmerz 21, 22
Herzbeschwerden, funktionelle 22
Herzinfarkt
– Hinweise 20
– Thoraxschmerz 20
– Zyanose 33
Herzinsuffizienz
– Dyspnoe 30
– Koma 68
Herzneurose 15, 17, 22
Hiatusgleithernie, axiale
– Thoraxschmerz 22
Hirnödem 82
Hirntumoren
– Koma 70
– Kopfschmerzen 61
HLA-B27, Arthralgien 54
Hodentorsion 42
Hodentumoren, Gynäkomastie 82
Hodgkin-Lymphom, Juckreiz 78
Höhenlungenödem 34, 35
Horner-Syndrom 59
Hörsturz, Schwindel 65
Horton-Krankheit 60
Husten 27
– akuter 27
– Anamnese 28
– bellender 28
– chronischer 27
– Differenzialdiagnostik 29
– Fieber 91
– Lungenödem 35
– medikamenteninduzierter 27
– pharyngealer 29
– produktiver 29
– Sputumvermehrung 27
– trockener 29
– unterdrückter (kupierter) 29
– Ursachen 28, 29
HWS-Blockaden
– Kopfschmerzen 57
– Migräne 59
Hydrops, endolymphatischer 65

Hyperaldosteronismus
– Aszites 47
– Ödeme 83
Hyperästhesie 36
Hyperkapnie, Koma 68
Hyperthermie 87
– Koma 69
Hyperthyreose
– Diarrhö 51
– Hypertonie 11
Hypertonie 70
– Anämie 13
– Anamnese 9
– arterielle 8
– Arteriosklerose 13
– Belastungskopfschmerzen 10
– Blutdruckamplitude 15
– endokrine 10
– Fallbeispiele 10
– Klassifikation 9
– klassische 14
– milde 14
– Nierenarterienstenose 14
– primäre (essenzielle) 10
– pulmonale 13, 21
– renale 10
– Risikofaktoren 10
– sekundäre 10
– systolische 14
– Ursachen 10
– vaskulär bzw. kardial bedingte 10
Hyperventilation, Koma 69
Hypervolämie
– Hypertonie 14
– Ödeme 83, 84
Hypoglykämie
– Hypertonie 13
– Synkope 72
Hypogonadismus, Heiserkeit 26
Hypokaliämie, Erbrechen 45
Hypokapnie, Koma 69
Hyponatriämie, Koma 69
Hypothermie 70
– Koma 69
Hypothyreose
– Heiserkeit 26
– Hypertonie 11
– Koma 70
– Synkope 71, 72
Hypotonie 70
– familiäre 71
– orthostatische 72
– sekundäre 71
– Synkope 71
– systolische 11

I
Icterus neonatorum 74
Ikterus 73, 76
– Begleitsymptome 75
– Cholestase 74
– Differenzialdiagnose 73, 76
– Fieber 91
– Formen/Ursachen 75
– Hautfarbnuancen 76

Register

– intrahepatischer 75, 76
– Laborbefunde 76
– posthepatischer 75, 76
– prähepatischer 75, 76
Ileus, mechanischer 39
Impetiginisierung 78
Infektionen
– Arthralgien 53
– Fieber 90
Inkarzeration, Hernie 42
Inspirationshemmung, Thoraxschmerz 22
Interkostalneuralgie, Thoraxschmerz 22
Invagination 42
ISG-Blockade 55

J
Juckreiz 76
– Definition 76
– endokrine Störungen 78
– Folgen 77
– Hautkrankheiten 79
– Mediatoren 77
– molekulare Ursachen 77
– Therapie 80
– Ursachen 78
Juckreizgedächtnis 77

K
Kaffeesatzerbrechen 29
Kahler-Syndrom, Juckreiz 78
Kapselspannungen
– Perihepatitis 41
– Schmerzen, viszerale 38
Karditis, Fieber 91
Karotissinus-Syndrom 71
Kehlkopftuberkulose, Heiserkeit 26
Kehlkopftumoren, Heiserkeit 26
Keuchhusten 27
Kinetosen 63
Kohlendioxidnarkose 69
Kolik, Schmerzen, viszerale 38
Kolitis, pseudomembranöse 49
Kollagenosen, Fieber 90
Kolonkarzinom, Blutungen 53
Koma 66, 67
– ARAS-/Thalamus-Störungen 68
– diabetisches 69
– Diagnostik 70
– Differenzialdiagnose 70
– Einteilung 66
– entzündliche Prozesse 68
– Glasgow Coma Scale 68
– Großhirnrinde, Störungen 68
– hepatisches 70
– hyperglykämisches 69
– hyperkalzämisches 70
– hyperosmolares 69
– hyperthyreotisches 70
– hypoglykämisches 68, 70
– hypokaliämisches 70
– hypoosmolares 69
– ketoazidotisches 69
– laktatazidotisches 69

– pH-Wert, Abweichungen 69
– Sauerstoffmangel 68
– Stoffwechselstörungen 68
– Trauma 68
– urämisches 69, 70
– Ursachen 68
Kopfgelenkblockaden, Migräne 59
Kopfschmerzen 56
– akute 58
– Alarmzeichen 62
– Anamnese 61
– Blutdruck, systolischer 9
– Charakter/Zeitachse 57
– chronische 58
– Hirntumoren 61
– posttraumatische 61
– primäre 57
– sekundäre 57
– subakute 58
– Ursachen 57, 58
koronare Herzkrankheit (KHK), Thoraxschmerzen 20
Körpertemperatur 86
– Sollwertverstellung 87
Krampfanfälle, Koma 70
Krampfhusten 29
Kreuzschmerzen, morgendliche 55
Krupp-Husten 29
Kurzdarmsyndrom, Diarrhö 50
Kussmaul-Atmung 70

L
Labyrinthitis, Schwindel 65
Lagerungsschwindel 66
Lageschwindel 65
Lähmungen, Schwindel 64
Laktase-Mangel, Diarrhö 50
Laktatazidose, Koma 68
Lamblien, Diarrhö 50
Laryngitis
– Heiserkeit 26
– Husten 28
Lebensmittelvergiftung, Diarrhö 49
Leberausfallkoma 68, 69, 70
Leberzirrhose
– Aszites 47
– Gynäkomastie 81
– Ikterus 76
– Ödeme 84
Leitsymptome 1
Leukämie, Juckreiz 78
Lichen ruber 79
– planus 79
Liftschwindel 62, 65
Linksherzinsuffizienz
– Husten 27
– Lungenödem 34
– Zyanose 33
Lippenzyanose 14
Lobärpneumonie
– Fieber 88
– Hämoptyse 28
– Husten 29
– Lungenödem 34
– Thoraxschmerz 21

Löfgren-Syndrom 55
Lumbalpunktion, Kopfschmerzen 58
Lungenembolie
– Dyspnoe 30
– Hämoptyse 28
– Husten 27, 29
– Koma 68
– Lungenödem 34
– Thoraxschmerz 21
– Zyanose 33
Lungenemphysem, Zyanose 33
Lungenfibrose
– Husten 27
– Zyanose 33
Lungenkarzinom, Husten 27, 29
Lungenödem 34, 82
– Hämoptyse 28
– Husten 29
– neurogenes 35
– Symptome 35
Lupus erythematodes, systemischer
– Arthralgien 56
Lymphangitis, Ödeme 83
Lymphknotenschwellungen, Fieber 91
Lymphödem 84
Lymphome, Fieber 88
Lymphstau, Aszites 47

M
Magenperforation, Thoraxschmerz 23
Magenprolaps, Thoraxschmerz 23
Malabsorption, Diarrhö 50
Malaria
– Fieber 88
– Ikterus 76
Maldigestion, Diarrhö 50
Mallory-Weiss-Syndrom 52
– Thoraxschmerz 23
Malnutrition, Diarrhö 50
Mamma, Fibroadenome 81
Mammakarzinom, Gynäkomastie 82
Maschinengeräusch 13
Meckel-Divertikel 42
Medulla oblongata, Brechzentrum 43
Meläna 51
Melasikterus 76
Menière-Syndrom 65
Methämoglobin 32
Meulengracht-Syndrom 74, 75
Migräne 57, 59
Milzinfarkt 42
– Thoraxschmerz 24
Milzruptur 42
– Thoraxschmerz 24
Mitralklappeninsuffizienz
– Hypertonie 14
– Lungenödem 34
Mitralklappenstenose
– Lungenödem 34
Monarthritis 55

Morbus Bechterew 55
– Arthralgien 53
Morbus Crohn 53, 56
– Diarrhö 50
– Differenzialdiagnose 51
Morbus Hodgkin
– Fieber 88
– Juckreiz 78
Morbus Menière 65
Morbus Meulengracht 74, 75
multiples Myelom, Juckreiz 78
Murphy-Zeichen 41
Muskelzittern 86
– Fieber 86
Myogelose 31
Myotome 36
Myxödem 85
– prätibiales 84, 85
Myxödem-Koma 70, 71
– hypothyreotisches 70

N
Nachtschweiß, Fieber 90
Nasenbluten, Hypertonie 10
Nausea 43
Nervus
– trigeminus 56
– vestibulocochlearis 64
Nierenarterienstenose, Hypertonie 14
Niereninsuffizienz
– Juckreiz 78
– Ödeme 83
Niereninsuffizienz, Koma 69
Nierenkolik 41
Nierenlager, Schmerzen, dumpfe 41
Nitrate 18
Non-Hodgkin-Lymphome, Juckreiz 78
Noroviren, Diarrhö 49
Nykturie, Hypertonie 10
Nystagmus 62
– Menière-Syndrom 65
– Schwindel 65, 66

O
Oberbauchschmerzen
– in der Mitte 42
– linke 42
– rechte 40
Ödeme 82
– Aszites 48, 82, 84
– Begleitsymptome/Pathogenese 82
– Differenzialdiagnose 83
– Eiweißmangel 84
– endokrine 84
– Entzündungen 84
– Folgen 84
– Hypertonie 10
– Hypervolämie 84
– Lymphabflussstörungen 84
– medikamenteninduzierte 84
– Schwangerschaft 84
– statische 83
Ohnmacht 71

Oligoarthritis 55
Organabszesse, Schmerzen 40
Ornithose 27
Orthopnoe, Lungenödem 35
orthostatische Hypotonie 72
Ösophagitis
– Blutung 52
– Thoraxschmerz 20, 22
Ösophaguskarzinom, Husten 27
Ösophagusvarizenblutung 52
Osteochondrose, Thoraxschmerz 22
Otolithen 64

P
Palpitationen 15
Panikattacken, Schwindel 65
Pankreaskarzinom, Ikterus 76
Pankreatitis 39
– Abdomen, akutes 41
– Ikterus 75
– Thoraxschmerz 24
Parästhesien, Schwindel 64
Paterson-Kelly-Syndrom 25
Pel-Ebstein-Fieber 88
Periarthropathia
   humeroscapularis 4
Perihepatitis 41
Perikarditis, Thoraxschmerz 20
Peritoneum
– parietale 36
– viscerale 36
Peritonitis, generalisierte 39
Pfortaderthrombose, Aszites 47
Phlebothrombose
– Husten 29
– Ödeme 83
Pleuraerguss, Thoraxschmerz 21
Pleuritis
– Abdomen, akutes 41
– Husten 27
– sicca 21
Plummer-Vinson-Syndrom 25
Pneumokoniosen
– Husten 27
– Lungenödem 34
Pneumonie, Thoraxschmerz 21
Pneumothorax
– Thoraxschmerz 21
– Zyanose 33
Polyarthritis 55
Polycythaemia vera, Juckreiz 78
Polyglobulie, Zyanose 31, 32, 33
Polymyalgia rheumatica 60
Polyneuropathie, Diarrhö 51
Polypen, Blutung 53
Polyposis, Diarrhö 50
portale Hypertension, Aszites 47
Prinzmetal-Angina 15, 20
Prolaktinom, Gynäkomastie 81
Propriozeptoren 62
Protozoen, Diarrhö 49
Prurigo 79
– gestationis 80
– nodularis 78, 79
– simplex acuta/subacuta 80

Pruritus 76
– aquagener 78
– cholestatischer 78
– Ikterus 75
– Niereninsuffizienz 78
– sine materia 78
– Therapie 80
Pseudodiarrhö 49
Pseudokrupp-Husten 29
pseudoradikuläre Schmerzen 5
Psoasabszess 42
Psoriasis-Arthritis 55
Pubertätsgynäkomastie 81
Pulsveränderungen, Fieber 90
Pupillenreaktion, Koma 71
Purpura Schoenlein-Henoch 56
Pyelitis, Abdomen, akutes 41
Pyelonephritis, Abdomen, akutes 41
Pyrogene 86
– exo-/endogene 86

Q
Quincke-Ödem 84

R
radikuläre Schmerzen 5
Rechtsherzhypertrophie 13
Rechtsherzinsuffizienz
– Aszites 47
– Ödeme 83
Reisediarrhö 49
Reiter-Syndrom
– Arthralgien 56
Reizdarmsyndrom (RDS) 43
– Diarrhö 51
Retropatellararthrose 56
Rheumafaktor, Arthralgien 54
rheumatisches Fieber 55
– Arthralgie 56
– ASL-Titer 54
rheumatoide Arthritis 54, 55
Rippenfrakturen, Thoraxschmerz 21
Rotaviren, Diarrhö 49
Rotor-Syndrom 74
Rubin-Ikterus 76
Rückfallfieber 88
Ruhedyspnoe 30

S
SAAG (Serum-Aszites-
   Albumingradient) 46
Sarkoidose 55
Schlafstörungen, Spannungskopf-
   schmerz 60
Schlaganfall, Koma 68
Schmerzen
– Art/Stärke 4
– äußere Einflüsse 5
– Ausstrahlungen 4, 5
– Dauer 5
– Differenzierung 4
– diffuse 4, 43
– epigastrische 4
– fortgeleitete 39

– Lokalisation 4, 40
– Organabszesse 40
– pseudoradikuläre 5
– radikuläre 5
– somatische 38
– übertragene 37, 39
– viszerale 38
Schnappatmung 71
Schock
– Koma 68
– Lungenödem 34
Schulterschmerzen 4
Schüttelfrost, Fieber 86
Schwäche 63, 66
– Ursachen 63
Schwangerschaft
– Juckreiz 80
– Ödeme 84
Schwangerschaftsikterus 74
Schwankschwindel 65
Schwarzwerden vor den Augen 72
Schwerhörigkeit, einseitige,
   Menière-Syndrom 65
Schwindel 62
– asystematischer 63, 66
– Hypertonie 9
– kortikaler 63
– paroxysmaler 65
– pathologischer 64
– peripherer 62
– physiologischer 63
– psychogener 65, 66
– rezidivierender 65
– Spannungskopfschmerz 60
– Synkope 72
– Systematik 63
– systematischer 63, 66
– Ursachen 65
– vestibulärer 63, 64
– visueller 63, 64
– zentraler 62
– zerebellärer 63
– zerebrale Ischämie 63
Seekrankheit 63
Serum-Aszites-Albumingradient
   (SAAG) 46
Silikose, Lungenödem 34
Sklerenikterus 73
somatische Schmerzen 38
Somnolenz 67
Sopor 67
Sozialanamnese 4
Spannungskopfschmerz 57, 60
Splenomegalie
– Fieber 91
– Ikterus 75
– Thoraxschmerz 24
Spondylitis, Thoraxschmerz 22
Spontanpneumothorax
– Dyspnoe 30
– Husten 27
– Thoraxschmerz 21
Sputum, blutiges 28
Staphylococcus aureus
– Diarrhö 49
Steatorrhö 50, 51, 74

Sterkobilin 32, 73
Stridor, Husten 27
Strophulus infantum 80
Stuhlgewicht 48
Stuhlunregelmäßigkeiten 53
Stuhlverfärbung
– rötliche 53
– schwärzliche 53
Stupor 67
Subclavian-steal-Syndrom 72
Sulfhämoglobin 32
Syndrom der reaktionslosen
   Wachheit (SRW) 69
Synkope 63, 71
– Hypotonie, orthostatische 72
– Ursachen 71
– vasovagale 71, 72

T
Tabes dorsalis, Thoraxschmerz 22
Tachyarrhythmie 16
Tachykardie 15
– Blutdruckmangel 16
– Glukosemangel 16
– Lungenödem 35
– medikamenteninduzierte 16
– psychogene 16
– Sauerstoffmangel 16
– Ursachen 15, 16
Tachypnoe, Lungenödem 35
Teerstuhl 51
Temperaturzentrum 86
Tendovaginitis 55
Th3-Blockade 15
Th6-Blockade 4, 15
Thoraxschmerz 17
– Anamnese 18
– Angina pectoris 17
– Begleitsymptome 24
– kardialer 20, 21
– nicht-kardialer 24
– ösophageal bedingter 22
– pleural-/pulmonal- bzw.
   thorakal-bedingter 21
– Ursachen 18, 19, 24
– vaskulärer 21
– von den Oberbauchorganen
   ausstrahlender 23
– Wirbelsäule/Spinalnerven 22
Thrombose, Zyanose 33
thyreotoxische Krise, Koma 70
TIA (transitorisch-ischämische
   Attacke) 72
Tietze-Syndrom 22
Tinnitus
– Hypertonie 10
– Menière-Syndrom 65
– Schwindel 65
– Synkope 72
Tracheitis
– Husten 28
– Thoraxschmerz 19
Transsudat, Aszites 46, 47
Trigeminusneuralgie 60

Trommelschlägelfinger 33
Tuberkulose
– Aszites 47
– Hämoptyse 28
– Husten 27, 29
Typhus abdominalis, Fieber 88

U
Übelkeit 43
– Begleitsymptome 45
– Morbus Menière 65
Uhrglasnägel 33
Ulkusblutungen 52
Ulkusperforation, Abdomen, akutes 40
Unterbauchschmerzen
– in der Mitte 43
– linke 43
– rechte 42

Untersuchung 5
Urämie
– Koma 68
– Lungenödem 35
Urobilin 32, 74

V
Valsalva-Manöver 72
vasovagale Synkope 72
vegetative Anamnese 4
Verdin-Ikterus 76
Verschlussikterus 74, 76
Verstopfungsdurchfall 49
Vertigo 63, 64
Verwirrtheit 66
Vestibularapparat 64
Vestibulariskerne 64
Vestibulopathie, periphere 65
– Schwindel 65

Virchow-Drüse 48
visuelles System 62
viszerale Schmerzen 38
Volumenhochdruck 14
Volumenmangel, Synkope 71
Vomitus 43
Vorhofflimmern 16

W
Wachkoma 69
Wärme
– Abgabe 86
– Erzeugung 86
Wickham-Phänomen 79
Widerstandsgefäße 9
– Verengung 14
Wirbelsäulenblockaden
– Abdominalschmerzen 42
Wurmbefall, Hämoptyse 28

Y
Yersiniose, Diarrhö 49

Z
Zenker-Divertikel 52
– Husten 27
zerebrale Ischämie 71
– Schwindel 63
Zollinger-Ellison-Syndrom, Diarrhö 50
Zyanose 31
– Begleitsymptome 34
– chronifizierte 33
– Diagnostik 34
– Hypertonie 10
– Lungenödem 35
– periphere 32, 33
– Ursachen 32
– zentrale 32